高等医学职业教育“十二五”重点图书

健康评估

主　　编　陈宜刚　罗惠媛　赵远芳

副主编　姚　阳　蒋华平　胡兰英　王　燕　付少平

编　　者（以姓氏笔划排序）

王　燕　付少平　朱文娟　刘　静　杨　靖

张　舰　陈冬桂　陈宜刚　罗惠媛　赵远芳

胡兰英　姚　阳　蒋华平　贾娟娟　韩本谊

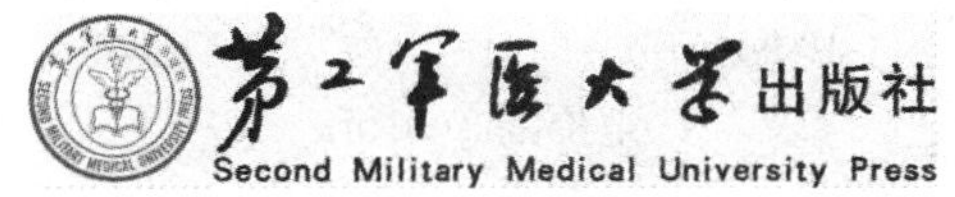

内 容 简 介

本书是高等职业教育护理专业核心技能教材，是根据“三年制高等职业教育护理专业领域技能紧缺人才培养指导方案”编写的，编写中，尤其注重职业能力和岗位技能培训的内容。本教材内容包括健康评估方法、常见症状评估、身体评估、心电图检查、实验室检查及其他辅助检查，护理病例书写及举例等。教学目标是培养学生以人为中心，利用各种评估方法，全面了解病人的健康状况，提出护理诊断及在临床护理中评判性思维能力。

本教材可作为高等职业院校，高等专科院校、成人高校护理专业的教材或学习参考书。

图书在版编目(CIP)数据

健康评估/陈宜刚，罗惠媛主编. —上海：第二军医大学出版社，2010.11

ISBN 978-7-5481-0167-3

Ⅰ. ①健… Ⅱ. ①陈… ②罗… Ⅲ. ①健康-评估-高等学校：技术学校-教材 Ⅳ. ①R471

中国版本图书馆 CIP 数据核字(2011)第 010823 号

出 版 人 陆小新
责任编辑 高 标

健 康 评 估

主 编 陈宜刚 罗惠媛

第二军医大学出版社出版发行

http://www.smmup.cn

上海市翔殷路 800 号 邮政编码：200433

发行科电话/传真：021-65493093

全国各地新华书店经销

江苏省句容市排印厂印刷

开本：787×1092 1/16 印张：15 字数：403 千字

2010 年 11 月第 1 版 2015 年 1 月第 4 次印刷

ISBN 978-7-5481-0167-3/R·972

定价：32.00 元

高等职业教育护理专业实用教材
丛书编委会

前　言

为适应我国护理专业教学改革和发展的需要，加大教材建设与改革力度，我们编写护理专业系列新教材，《健康评估》教材是其中之一。

目前，全国护理的专业建设与改革发展迅速，很多教育理论引入护理教育，如源自20世纪70年代德国的行动导向理论，强调培养学生的职业能力。《健康评估》是护理专业的必修课和桥梁课，即作为专业基础课与专业技术课之间的桥梁。学习这门课程时，学生尚缺乏临床护理的感性认识，故难以认知本课程学习的重要性，再有临床思维能力对一个合格的护士非常重要，培养学生的临床思维能力，同样是《健康评估》教与学的必要目标。如何使《健康评估》教材解决上述难点，实现教学目标，我们吸收先期出版的同类教材的优势，并征求临床一线护士的意见，在教材中尝试病例导入，将基本知识叙述与病例分析相结合，以培养学生临床思维能力。

本教材对教学内容作了适当调整，如心理与社会评估是《健康评估》的重要内容之一，但与《心理与精神护理》课程重复，故未选入。未编写实训指导书，留给教师教学改革的余地。

本教材编写中，得到了出版社、编者所在学校领导、泰州市人民医院、扬州市第一人民医院等的大力支持和关心，在此表示万分感谢。

因编者能力所限，本教材难免有欠妥之处，敬请广大师生和读者惠予指正，以便再版时予以修正。

编　者

2010年12月10日

目　录

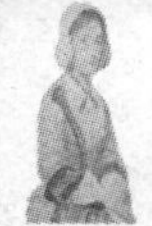

绪　论

【教学目标】

1）掌握症状和体征概念及两者区别。

2）了解护理诊断的诊断依据。

护理程序（nursing process）是系统地、科学地为护理对象确立问题和解决问题的工作方法，其步骤如下：健康评估→护理诊断→制定护理计划、护理措施→实施护理措施→评价护理效果→确定下一阶段的护理计划等。第一步的健康评估非常重要。通过评估，护士了解患者的健康史、体征等，得出护理诊断，方可制定、实施护理计划。故健康评估是护理工作的基础。

临床诊断是医务人员对人体的健康或疾病状况所作出的概括性判断，是医生要解决的健康问题，包括病因诊断、病理解剖诊断、病理生理诊断、并发症和伴发症等。而护理诊断（nursing diagnosis）是关于个人、家庭、社区对现在的、潜在的健康问题或生命过程反应的判断，是护士制定护理计划、选择护理措施的基础，也是护士所能解决的健康问题。无论临床诊断，还是护理诊断，均需作健康评估。

健康评估（health assessment）是研究诊断健康问题的基本理论、基本知识、基本技能和临床思维方法的一门学科，是护理专业的主要课程之一，也是学习临床护理的桥梁。

一、护理诊断依据与评估方法

1. 健康史采集与症状

健康史采集也叫病史采集（history taking），其评估方法为问诊，病史是患者或知情者叙说的现病史、既往史等健康史，而分析健康史的线索关键是症状。症状（symptom）指患者主观感觉到的自身异常感觉或某些直观的病态改变，如头痛、右手背红肿等。右手背红肿是体征，也可以作为症状，因为患者能直接观察到这一异常变化。

2. 心理、社会评估与精神障碍

心理因素、社会因素与精神健康的密切关系越来越受到临床护理的重视。心理活动过程包括认知、情感、意志等方面，其评估方法有观察法、会谈法、心理测试法等，其中心理测试法最为常用，测试工具有 SCL-90、SAS、SDS 等。社会因素与健康关系的评估可以与心理评估相结合，测试工具可选用 LES、PSSS 等。心理评估与社会评估方法详见《护理心理学》和《心理与精神护理》等课程。

3. 身体评估与体征

身体评估即体格检查（physical examination），系医护人员利用自己的感官或借助工具（听诊器、叩诊锤、血压计、体温计等），对患者进行检查和观察而发现患者的客观异常变化的诊断方法。所察觉到患者的客观变化叫体征（sign）。体征是分析体格检查结果的关键线索。身体评估方法有视诊、触诊、叩诊、听诊和嗅诊等。

4. 实验室检查与辅助检查

随着科学技术的发展，一些能检测机体结构和功能变化的技术、仪器设备用于临床诊断。实验室检查（laboratory examination）是将物理、化学、生物学的理论和技术方法，应用于诊断的实验评估方法，如对血液、体液、分泌物、排泄物等的实验检查。辅助检查（assistant examination）则主

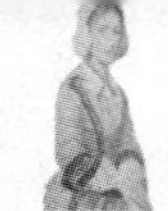

要是利用 EKG、UCG、X 线等仪器设备来诊断疾病的方法。临床上，常将“实验室检查”与“辅助检查”概念通用，因为它们通常是借助仪器设备诊断疾病，而且检查结果在诊断疾病中主要发挥辅助作用，而非决定性作用。

二、健康评估的发展简史

健康评估在护理发展中始终占有着重要的地位。Lydia Hall 首先提出护理程序的概念，1967 年 Yara 和 Walsh 完善了护理程序，突出了健康评估的重要性。

健康评估的理论与技术随科学技术、护理文化的发展而发展，但经典的理论与技术依然是护士的基本技能。早期，人们就重视问诊、视诊、触诊和嗅诊，Florence Nightingle 强调对疾病的观察。病理解剖学的创始人 Morgagni 把“病灶”与症状联系起来，引导评估寻找病灶，这一思想影响至今，推动评估技术的研究。早在 18 世纪中，奥地利医生 Auenbrugger 发明并改进叩诊法，却没有引起重视，法国医生 Corrisart 不间断地研究了 20 年，于 19 世纪对叩诊法加以推广，并且发明了间接叩诊法，这时临床上才采纳了这一诊法。1814 年法国医生 Laennec 发明单管听诊器，被尊为“胸腔医学之父”。

物理、化学、生物学、生理学、生物化学等学科的理论和技术在健康评估中得到广泛的应用。如 1898 年 Cannon 用铋和钡配合 X 线检查食管。1969 年 Hounsfield 设计第一台头部 CT，将 X 线技术与计算机技术结合了起来。再如 Einthoven 1903—1906 年研究出 EKG，成为诊断心律失常等疾病的重要工具。可以预见未来各项新技术在健康评估中将发挥更大的作用。

随着人们对“健康”认识的深入，心理评估、社会评估得到重视。

护理学的发展也影响了健康评估的发展。1967 年，Black 提出护理评估的重点为患者需要的评估，提议以 Maslow“人的需要理论”为评估框架。1982 年，Gordon 提出功能性健康形态(functional health patterns，FHPs)，使具有护理特征的资料系统和标准化收集与分析成为可能。这些新理论已引起国内护理界的重视。未来，护理健康评估的框架一定会发生变革。

三、学习要求

本教材依症状评估、身体评估、心电图检查、影像学检查、临床实验室检查等顺序编写。身体评估以视诊、触诊、叩诊、听诊、嗅诊等诊断方法，按解剖顺序叙述诊断疾病的理论和方法。

1) 应注重基础医学理论在健康评估中应用，尤其在实验室检查、辅助检查结果的判读方面。要真正理解各项评估的临床意义，必须具有扎实的基础医学理论知识。如对病毒性肝炎标志物临床意义的准确判读，必须熟悉肝炎病毒的结构特征。

2) 病史采集和体格检查是学习重点，除了要掌握相应的理论之外，更要重于实践，方能掌握相应的操作技能。只有同学间反复训练评估方法，才能掌握正常人的身体特征。

3) 密切与临床护理课程的结合，善于将评估理论用于临床学习，反过来又巩固了《健康评估》知识点，促进评估技能的掌握。

【思考题】

1) 解释症状与体征的概念。

2) 本专业的学生为什么要学习《健康评估》?

3) “手背红肿”是客观变化，为什么可以归为症状?

(陈宜刚)

第一章　健康史评估

【教学目标】

1）掌握问诊的方法和内容。
2）熟悉问诊的注意事项。

患者到医院就诊，医护人员首先通过问诊进行健康史评估。

问诊(inquiry)是医护人员询问患者或知情人，了解患者的健康状况、疾病发展过程、社会心理等病史的诊法，这一过程又称为病史采集。

案例 1－1

患者到内科病区住院，护士通知医生后引患者到病室并进行健康史评估。

护士：同志，请您躺好，床舒适吗？好。你身体哪里不适？
患者：腹痛（手指向腹部右侧）半天了……
护士：等一等。（用手压患者的麦氏点）是这里痛吗？
患者：嗯一，是吧。我觉得腹上部也……
护士：好，知道了。门诊病历说你患的是阑尾炎，我们会好好给你治疗、护理的，放心吧。
患者：哎……

讨论：这位护士做对了什么，不当之处在哪里？

第一节　问　诊

一、问诊的重要性

随着新技术在健康评估中的应用，一些仪器设备在疾病诊断中发挥了重要作用，如 EKG 对心律失常的诊断，但不能因此而轻视问诊的作用。

1）疾病的病理过程是组织器官结构与功能发展变化的过程，有时两者的变化并不平行，往往疾病早期处于功能变化时，结构改变尚不明显，此时患者临床表现往往有症状而无体征或辅助检查异常。问诊能了解患者早期的临床异常，获得诊断依据，如肝炎初期可有“厌油”的症状，而无明显体征。

2）部分疾病的症状具有特征性，如消化性溃疡、慢性支气管炎，仅作问诊就能较准确地作出诊断。显然，问诊不失为一种经济的诊断方法。

3）良好的护患关系是实施有效护理的基础。通过问诊，耐心倾听患者的痛苦，有助于提高患者的心理素质、增进护患之间的感情、相互信任和患者的安全感。

二、问诊的方法与技巧

问诊即通过询问患者或知情者，采集病史。在问诊的同时，提供了观察患者的机会。这一诊法难以言传，关键在于实践。问诊的成功与否既取决于专业知识，更重要的是掌握与患者的沟通技巧。

1）尊重患者，尤其要注意保护患者的隐私权。

2）医务人员具有端庄的仪表、温和的态度、同情的语言。

3）专心倾听。随意打断患者的叙述，会引起患者的不愉快。案例中的护士没有做到这一点。

4）善于启发、提示与引导。

5）重视非语言的交流作用，如表情、姿势、手势等。

6）保持一定的专业敏感性和稳定的情绪。

三、问诊的注意事项

1）建立良好的护患关系、取得患者的信任非常重要。患者不信任时叙述病情会简化或遗漏。

2）尽可能询问患者本人，患者本人不能叙述时则询问知情者。

3）对于危重患者应简问主要症状，立即组织抢救，待病情稳定后再补充采集其他详细病史。

4）语言需通俗易懂，忌用具有特定含义的术语，如问"是否有里急后重?"，普通患者不懂"里急后重"的含义。

5）切忌逼问和诱问，从而造成误诊。案例中护士存在诱问，患者告诉她"腹上部也……"护士打断患者的话不予理睬，这样会误诊的。

6）患者陈述的病名，要根据病史予以证明、验证。如"曾有3天即愈的脑膜炎史"，显然是伪病史。

7）外单位病历等资料，仅供参考，不能以此取代本单位的问诊。上述护士对待门诊病历的态度是不正确的，该护士坚信不疑，同样易误诊，而且未对有关护理的资料作评估。

第二节　问诊的内容

案例 1－1中护士对患者所作健康史评估过于简单，不可能收集到完整的资料。完整的问诊除了以下8个方面，还应评估心理、社会状况（详见相关课程）。

一、一般资料

一般资料(general data)包括姓名、性别、年龄、民族、婚姻、住址、工作单位、职业、病史陈述者、可靠程度、入院时间及记录时间等。记录职业要具体，不同职业会导致不同疾病。入院时间和记录时间要细化到几时几分，两者相隔不得超过24小时。病史陈述者不是患者本人应注明与患者的关系以说明病史陈述的可靠性。

二、主诉

主诉(chief complaint)是患者就诊的主要原因。要对患者叙述的现病史作分析、概括后记录。如果把现病史比作一篇文章，主诉就是文章的题目。记录的格式为主要症状加症状出现的时间（即从发病至就诊之间的时间），如"活动后心悸2年余"。

三、现病史

现病史(history of present illness)是病史采集的主体部分，记述患者患病后的全部过程，即

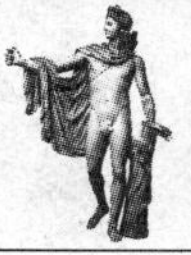

疾病发生、发展的演变和诊治过程。

1）起病时间与患病的情况，尤其要关注与发病相关的因素。

2）各症状的特点，这是记录的重点，是分析、判断，作出诊断的线索，要详细记述。

3）病情的发展与演变过程，出现的新症状同样要详细记录。

4）诊治经过，患者所述药名均须记录在引号内。

5）精神、饮食、尿便等一般情况。

整理记录现病史时，起病时间要与主诉时间一致；不得混入既往史。某些疾病病程时间长，但均须记入现病史，如风湿性心瓣膜病的发病过程通常先患风湿热，后发展为风湿性心瓣膜病，再发展到心功能不全，病程可长达 20 年，但这是同一疾病演化而来，故这一疾病发展过程均在现病史中一并记载。而另一些疾病却不能全部记入现病史，在一段时间内多次患“上呼吸道感染”，虽患同一种疾病，但数次患病之间相关性小，所以最近一次发病过程记入现病史，其他发病过程录入既往史，以说明患者体质较差，免疫力低，易患上呼吸道感染。

四、既往史

既往史(past history)反映患者既往的健康状况和曾患疾病史等，尤与现病关系密切的疾病。既往史包括以下 4 个方面。

(1) 既往健康状况　包括预防接触史。

(2) 既往疾病状况　包括各种传染病及外伤手术等，尤其要关注与现病关系密切的疾病。

(3) 过敏史　包括药物过敏史。

(4) 系统回顾(review of systems)　是病史采集不可缺少的部分，甚至可与既往史并列记录。为避免护患双方忽略或遗漏既往发生的疾病，按机体系统逐一系统回顾曾发生过疾病的症状，包括已经治愈或尚未治愈的疾病，尤其要关注这些疾病与本次疾病之间是否存在因果关系。在现病史中已经叙述过的疾病无须在此重复记录。所采集到症状应详细描述，而描述症状的评估要点，是下一章学习的内容。系统回顾的主要内容包括以下内容。

头颅五官　视力、耳聋、耳鸣、鼻出血、咽痛、牙龈出血等。

神经系统　头痛、头昏、感觉障碍、语言障碍等。

精神状态　错觉、幻觉、妄想、思维奔逸、情感高涨、意向倒错等。

呼吸系统　咳嗽、咳痰、咯血、呼吸困难、胸闷等。

循环系统　心悸、胸痛、端坐呼吸、劳力性呼吸困难、水肿等。

消化系统　恶心、呕吐、腹泻、呕血、便血、黄疸、腹痛等。

泌尿系统　腰痛、尿频、尿急、尿痛、尿失禁、尿潴留等。

造血系统　乏力、头昏、皮肤和黏膜出血点等。

内分泌系统与代谢　怕热、多汗、多饮、多尿、食欲异常等。

肌肉与骨关节系统　疼痛、骨骼发育、骨折、关节肿痛及畸形、肌肉疼痛等。

五、个人史

个人史(personal history) 包括：①出生地、居住地及时间、疫水接触史；②职业与工作条件；③习惯与嗜好，尤其是烟酒嗜好等；④冶游与性病史。

六、婚姻史

婚姻史(marrital history)记载是否已婚、结婚年龄、配偶的健康状况。

七、月经史与生育史

月经史与生育史(menstrual history and child bearing history)分述如下。

1. 月经史记录格式

初潮年龄 $\frac{\text{月经期(天)}}{\text{月经周期(天)}}$ 末期月经日期(LMP)或绝经年龄。

例如：

15 $\frac{5\sim7\text{天}}{28\sim30\text{天}}$ 2008年2月12日(或52岁)。

2. 生育史

生育史包括妊娠与生育次数、人工或自然流产次数等。

八、家族史

家族史(family history)采集父母双亲家族及子女的健康与疾病史，但不包括配偶的情况。可以绘制家系图以记录疾病的遗传特征。

【思考题】

1) 如何理解问诊的重要性?
2) 主诉与现病史的关系如何?
3) 试述现病史和既往史的内容。
4) 目前存在的药物过敏史记在何病史中?
5) 肝硬化患者的现病史如何记录?
6) 母亲的病史与妻子或丈夫的病史记入何病史中?
7) 问诊时要注意什么?

(陈宜刚　刘　静)

第二章　常见症状评估

【教学目标】

1）掌握常见症状的病因。
2）熟悉常见症状的评估要点。
3）了解常见症状的发生机制。

患者叙述的健康史，是重要的诊断依据。分析病史要从症状着手。只有掌握了症状发生的病因、发生机制和评估要点，才能分析病史，提出初步诊断。

第一节　发　　热

案例 2-1

患者，王某，下乡支农回城 2 天后发热，体温达 39.5℃，大汗后退热，隔天又发热，体温仍高达 39℃。偶咳嗽，无痰，全身无力，食欲下降。口服抗生素无效，来医院就诊。

讨论：该患者主要症状是什么，作为护士，观察病情时应注意什么？

一、基本概念

在**案例** 2-1 中患者主要症状显然是发热。

机体在致热源等因素作用下，体温调节中枢功能紊乱时，体温高出正常，称为发热(fever)。

体温测量方法有口测法、肛测法和腋测法，其中直肠温度最为准确。正常人口温温度36.2～37.2℃，腋下温度较口腔温度低 0.4℃，而直肠温度比口腔温度高 0.5℃。生理状态下，体温 1 天内变化范围不超过 1℃，上午 2～6 点钟最低，下午 2～8 点钟最高。妇女在月经前及妊娠期体温稍高于正常，老年人体温低于青壮年。运动、进食后或处于高温环境，体温均可稍升高。

二、病因及发生机制

1. 致热源性发热

多数发热患者中发热是由致热源引起机体体温升高这一机制产生的。

(1) 感染性发热　感染性发热为最常见的发热原因。各种病原体(如细菌、病毒、支原体、立克次体、螺旋体、真菌、寄生虫、衣原体等)引起的感染，均可出现发热。

(2) 非感染性发热

1)无菌性损伤或坏死组织吸收，见于物理、化学、机械和疾病等因素所致组织器官的损伤或坏死。

2)变态反应性疾病，如风湿热、结缔组织疾病等。

各种病原体及其代谢产物、炎症性渗出物、无菌性坏死组织、抗原抗体复合物等为外源性致热源(exogenous pyrogen)，在体内激活血液中的中性粒细胞、嗜酸性粒细胞和单核-巨噬细胞系统等，使其释放内源性致热源(endogenous pyrogen)，如白细胞介素 1(IL-1)、干扰素、肿瘤坏死因子(TNF)等。内源性致热源作用于下丘脑体温调节中枢的体温调定点。体温调节中枢再作用于垂体(代谢增加)和运动神经(骨骼肌阵缩，即寒战)致产热增加。另一方面交感神经兴奋，体表皮肤血管和竖毛肌收缩(表现为皮肤苍白)、排汗停止致散热减少。产热大于散热，体温升高而发热。

2. 非致热源性发热

(1) 体温调节中枢功能异常

1) 物理、化学、机械等因素导致体温调节中枢损伤,如颅骨骨折、脑震荡、脑出血等,通常表现为高热无汗。

2) 感染后发热,原有感染已治愈,但低热仍不退,系体温调节中枢功能尚未完全恢复所致。

3) 夏季低热,多见于幼儿,连续数年后自愈。与体温调节中枢功能不完善有关。

(2) 产热过多　见于内分泌代谢疾病(如甲亢)和生理性低热(如精神紧张、剧烈运动)。

(3) 散热减少　见于广泛性皮炎、慢性心衰及自主神经紊乱(如原发性低热),通常表现为低热。

三、评估要点

在**案例** 2-1 中患者发热的原因应与下乡有关,夏季农村易染疟原虫等,那么所患何种疾病的可能性大?应从"发热"这一症状分析。对发热患者应注意观察以下 3 个方面。

1. 发热的程度

以口腔温度为标准,将发热分为:低热,37.3～38℃;中度发热,38.1～39℃;高热,39.1～41℃;超高热,41℃以上。

2. 热型

发热过程可分为体温上升期、高热持续期和体温下降期。体温单上体温曲线的不同形态叫做热型(fever type)。不同疾病往往具有特征性的热型,故根据热型有助于诊断疾病。热型可受到用药和患者体质的影响。

(1) 稽留热　是指持续高热数天至数周,体温维持在 39～40℃以上,24 小时内体温波动范围不超过 1℃,常见于肺炎球菌性肺炎(尤其大叶性肺炎)、伤寒等高热持续期。

(2) 弛张热　又称败血症热型,见于败血症、重症肺结核及化脓性炎症等。其特征为发热持续数天,体温常在 39℃以上,但体温波动范围大,24 小时内体温波动超过 2℃,均在正常水平以上。

(3) 间歇热　表现为高热期与无热期反复交替。发热期体温骤升达 39℃以上,持续数小时后速降至正常水平,无热期达 1 天至数天。常见于疟疾和急性肾盂肾炎等。

3. 伴随症状

不同病因所致发热,伴随症状则不同。了解伴随症状具有重要的诊断意义。如发热伴关节肿痛,可见于结缔组织病、痛风等病。

案例 2-1 中王某发热呈隔日发作,若继续观察应呈间歇热,患者所患疾病以疟疾的可能性为大。

四、相关护理诊断

(1) 体温过高　与病原体感染有关;与体温调节中枢功能障碍有关。

(2) 体液不足　与体温下降期出汗过多和(或)液体摄入量不足有关。

(3) 营养失调　低于机体需要量与长期发热代谢率增高及营养物质摄入不足有关。

(4) 口腔黏膜改变　与发热所致的口腔黏膜干燥有关。

(5) 潜在并发症　惊厥。

(6) 潜在并发症　意识障碍。

第二节　疼　　痛

一、基本概念

疼痛(pain)是临床上常见症状,如常见有头痛、胸痛和腹痛。

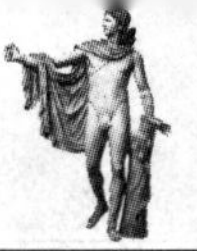

案例 2-2

患者，48岁。2天前饮酒后出现心前区闷痛，持续约20分钟，未服药而自行缓解。昨夜12时突然心前区压榨性疼痛，伴左上肢麻木，全身大汗，疼痛持续3小时不缓解，来医院急诊。表情痛苦。急诊心电图：$V_1 \sim V_4$ 导联呈较深的Q波。入院时体温37℃，第2天上午7时体温升至38.5℃。

讨论：该患者胸痛为何种原因所致？患者体温为何升高？

二、病因

1. 头痛

(1) 颅脑疾病　见于脑膜及脑组织感染、脑血管意外、脑占位性疾病、颅脑外伤等。

(2) 颅外病变　包括颅骨疾病(骨折或肿瘤等)、三叉神经痛、颈椎病、头部附属器官疾病等。

(3) 全身性疾病　指发热性疾病、心血管病、中毒性疾病、低血糖、呼吸衰竭、肝性脑病、尿毒症、月经期前及绝经期头痛等。

(4) 神经症(疑病症等)及癔症等　略。

2. 胸痛

胸壁与胸廓疾病、支气管肺部疾病、心血管疾病、食管及上腹部脏器疾病、神经症等均可导致胸痛。根据其特点、心电图报告，**案例 2-2** 中患者的胸痛系冠心病，急性前壁心肌梗死所致。

3. 腹痛

(1) 急性腹痛　常见于腹膜及腹腔内脏器急性炎症、腹腔内脏器管道阻塞或扩张、腹腔内脏器扭转或破裂、腹腔内及脏器血管病变、胸部疾病(肺阻塞、AMI等)等所致腹部牵涉痛及全身性疾病在腹部表现为疼痛。

(2) 慢性腹痛　见于消化性溃疡、腹腔内肿瘤、腹腔内脏器慢性疾病、中毒性疾病及神经精神性疾病等。

三、发生机制

头面部受到疼痛刺激后，沿三叉神经丘脑束传入大脑皮质中央后回。体表其他部分，感觉神经传入脊髓后根，经脊髓丘脑束到达大脑皮质中央后回。内脏的疼痛刺激，主要通过自主神经传入后根，亦随脊髓丘脑束到达大脑皮质中央后回感觉中枢。

疼痛还通过传导束传入脑干网状结构、丘脑内侧部及边缘系统，引起情绪反应，如焦虑等。

引起疼痛的刺激物可以是物理因素(如张力改变、温度等)、化学因素及体内炎症介质、代谢产物、生物因素等。而不同的组织器官对不同刺激物敏感度不同，产生的疼痛体验则不同，如心肌对缺氧敏感，而肠道对张力改变敏感。传入神经不同，产生的痛觉有异。躯体神经传入的痛觉，通常定位准确，而自主神经传入的痛觉，病变部位不明确。

症状疼痛分析中，要注意牵涉痛的情况，以免误诊。牵涉痛是指内脏疾病引起的疼痛，除表现在内脏部位外，还可在体表某一部位出现疼痛。牵涉痛产生的机制是内脏传入神经与被牵涉的体表部位传入神经汇于同一脊髓节段的后根神经元，并经同一上传神经纤维传入大脑皮质，自内脏的痛觉冲动直接刺激脊髓体表感觉神经元，牵涉相应体表区域的痛觉。

四、评估要点

1. 疼痛部位

最痛的部位通常为病灶处，体表疾病或累及胸膜、腹膜壁层的疾病等，病变部位定位较为准

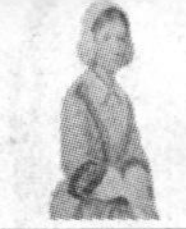

确，如右下腹痛，常为阑尾炎所致。对疼痛部位分析要注意牵涉痛，以便准确判断病变部位。胆囊疾病除右上腹痛外，可牵涉出现右肩痛。心绞痛与心肌梗死者，胸痛多位于心前区、胸骨后或剑突下，常牵涉到左肩、左臂内侧，直至无名指与小指，也可能表现为左颈与面颊部疼痛，误诊为牙痛。李某心前区痛伴左上肢麻木，即为牵涉痛。

2. *疼痛的性质与程度*

不同脏器的疾病，疼痛性质有异，空腔脏器多表现为绞痛，实质性脏器则常出现胀痛，心绞痛呈压榨性伴窒息感。疼痛的性质描述，往往难以客观，受患者教育文化水平的影响，文化水平低者，描述较为简单。疼痛的轻重程度与病情的严重程度之间往往不平行，病因、刺激物、病情的发展、患者的精神状态等均会影响患者对疼痛程度的体验，如急性胃肠穿孔，初期剧烈疼痛，但渗出物稀释后，疼痛减轻，而病情并未缓解。颅内高压、心绞痛、急性胰腺炎疼痛较为剧烈。

3. *疼痛发作规律*

不同疾病所致疼痛的缓急、周期、持续时间及缓解因素不同，由此可作出正确的判断。颅内占位性病变所致头痛常为持续性，神经症头痛性质不定。心绞痛起病急，持续时间短，含化硝酸甘油可缓解，而心肌梗死持续时间长，含化硝酸甘油不可缓解。李某疼痛持续 3 小时而不缓解，与心绞痛特征不符，而与心肌梗死相符。胃溃疡呈饱腹痛周期发作，而十二指肠溃疡为饥腹痛，进食后可缓解。

4. *诱因与伴随症状*

诱因与伴随症状是分析疼痛病因的重要线索。心绞痛常在劳累后发作，心肌梗死可无明显诱因。胆石症腹痛的发作常因进食动物脂肪而诱发，可伴随发热和黄疸。急性胰腺炎者常有胆道疾病基础，在暴饮暴食后发作剧烈的腹痛。**案例 2-2** 中患者于心梗后次日体温升高，与坏死物质吸收有关，常在疼痛发生后 24～48 小时出现，或并发肺部感染。

五、相关护理诊断

(1) 疼痛　与心肌缺血、腹痛等有关。
(2) 焦虑　与疼痛迁延不愈有关。
(3) 恐惧　与剧烈疼痛有关。
(4) 潜在并发症　休克。

第三节　咳嗽与咳痰

案例 2-3

患者，男性，60 岁，每年冬季持续咳嗽、咳痰，已 10 多年，近年来出现气短症状。4 天前"感冒"，咳嗽，初为黏痰，今变为黄脓痰。体检：体温 38℃，血压 140/90 mmHg，心率 110 次/分，桶状胸，两肺下部有少许湿性啰音，无腹水征，无下肢浮肿，心电图显示右心肥厚。

讨论：该患者主要症状是咳嗽，患何疾病？

一、基本概念与发生机制

(1) 咳嗽(cough)　是机体的一种保护性反射动作，通过咳嗽反射能有效清除呼吸道内炎性分泌物、异物、黏液等，故要保护咳嗽反射。另一方面，咳嗽是呼吸、循环等系统疾病常见的症状，是诊断疾病的重要线索。

咳嗽反射的感受器分布于呼吸道(尤其喉、气管分叉处，但肺泡未分布)和胸膜等，通过迷走神经、舌咽神经和三叉神经传入延髓咳嗽中枢，刺激也可通过大脑皮质兴奋咳嗽中枢。传出神

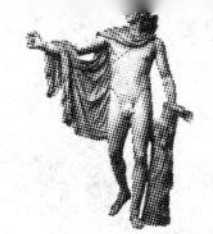

经、喉下神经、膈神经及脊神经兴奋作用于咽肌、声门、膈及其他呼吸肌，引起咳嗽动作。动作：首先为迅速吸气后声门关闭，随着肋间肌、膈肌与腹肌收缩，肺内压力升高。然后声门开放伴膈肌强缩，肺内高压气流喷射而出，冲击声门裂隙发出咳嗽声，渗出物、异物等随之清除体外。

（2）咳痰（expectoration）　通过咳嗽动作经口排出呼吸道内病理性分泌物的现象。正常呼吸道黏膜腺体和杯状细胞分泌少量黏液，湿润呼吸道黏膜。生物、物理、化学及过敏等刺激因素作用于呼吸道黏膜，引起充血、水肿、渗出等反应，产生大量病理性分泌物即痰液，肺淤血和肺水肿造成浆液漏出也产生痰液。部分呼吸道疾病不产生痰液，可有咳嗽症状，通常称为干性咳嗽，而伴有痰液的咳嗽，称湿性咳嗽。

二、病因

1. 呼吸道疾病

呼吸道疾病是主要原因。呼吸道黏膜受到生物、物理、化学等因素刺激，引起炎症等反应，均可引起咳嗽。源于肺泡炎症的疾病，如肺炎球菌肺炎，实变期往往没有咳嗽，这是因为肺泡没有咳嗽反射感受器，但实变转化为稀薄渗出物等进入小支气管及以上呼吸道则会引起咳嗽。

2. 胸膜疾病

胸膜炎、气胸等均可致咳嗽，但胸膜腔渗出液过多，胸膜脏壁层之间摩擦刺激减少，咳嗽可暂时消失，并不说明病情缓解。

3. 心血管疾病

各种心血管疾病引起左心衰竭，出现肺淤血、肺水肿，或右心及体循环静脉栓子脱落导致肺栓塞，均可致肺泡与支气管内漏出液或渗出液增多，刺激呼吸道黏膜而出现咳嗽。

4. 中枢神经因素

精神因素刺激大脑皮质，继而兴奋咳嗽中枢，出现咳嗽。脑炎、脑膜炎也可致咳嗽。

三、评估要点

1. 咳嗽的性质

区别干性咳嗽和湿性咳嗽非常重要，两者易患疾病不同，治疗也不同。前者常见于胸膜炎，部分支气管炎等，可用中枢性镇咳药，后者可见于慢性支气管炎、肺炎、支气管扩张症等，不宜使用中枢性镇咳药。

2. 咳嗽发作的时间与规律

发作性咳嗽见于吸入刺激性气体、支气管异物等，长期慢性咳嗽则多见于慢性支气管炎、支气管扩张、肺结核等。支气管扩张早晨咳嗽明显，而慢性支气管炎好发于冬春季节，多见于老年人，其咳嗽在夜间较为严重，肺结核和左心衰也表现为夜咳明显。

3. 咳嗽的音色

声带炎、喉炎、喉结核、喉癌等多累及声带，咳嗽声常呈嘶哑。极度衰竭或声带麻痹患者的咳嗽声音多表现为低微或无声。纵隔肿瘤、支气管肺癌咳嗽声呈金属音调。

4. 痰量与性状

注意痰量、痰色、痰味及混有物等，尤其是痰色，不同病原体所致痰色不同，对诊断疾病非常重要。肺炎球菌肺炎痰色呈铁锈色、金黄色葡萄球菌肺炎痰多为金黄色、绿脓杆菌感染表现为黄绿色或翠绿色痰、白色念珠菌感染痰可为白黏稠痰。脓痰伴恶臭，多见于合并厌氧菌感染。

5. 伴随症状

咳嗽伴发热多见于呼吸系统感染。咳嗽伴胸痛可为胸膜炎、气胸所致。咳嗽伴呼吸困难常

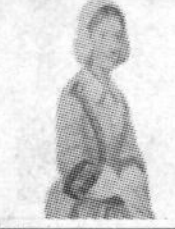

与支气管哮喘、左心衰竭等有关。

根据评估要点分析**案例 2－3**，可见患者有 10 年慢性支气管炎，近期“感冒”后并发细菌感染，变黏痰为黄脓痰。

四、相关护理诊断

(1) 清理呼吸道无效　与痰液黏稠有关；与咳嗽无力有关。

(2) 活动无耐力　与长期频繁咳嗽、营养摄入不足有关。

(3) 睡眠型态紊乱　与夜间频繁咳嗽影响睡眠有关。

(4) 知识缺乏　缺乏吸烟对健康危害方面的知识。

(5) 潜在并发症　自发性气胸。

第四节　咯　血

案例 2－4

患者，男性，26 岁。1 天前无明显诱因突然咯鲜红色血数次，每次50～100 ml，总量约 500 ml。感心悸、头晕、乏力，无低热盗汗。否认肺结核等支气管和肺部疾病史。去年 11 月劳累后咳嗽、痰中带血，休息后缓解，未进一步诊治。

讨论：咯血的病因。

一、基本概念

咯血(hemoptysis)是喉部及喉以下呼吸道、肺组织出血，经咳嗽动作从口腔排出。根据这一概念，须区别以下出血。

(1) 鼻腔出血　其出血多从前鼻孔流出，并可以在鼻腔内发现出血灶。

(2) 口腔及咽部出血　出血量大时出现呛咳，易误诊为咯血。认真检查则可在口腔黏膜及咽部黏膜发现局部出血灶。

(3) 呕血　消化道出血所致，出血量大而呕出时呛入呼吸道致咳嗽，可能会混淆不清。另外，咯出的血液咽入消化道，也可以出现呕吐，呕吐物中混有血液，所以咯血与呕血两者之间常难以鉴别。表 2－1 从评估要点方面区别咯血与呕血之间的不同，有一定的临床指导意义。

表 2－1　咯血与呕血的鉴别

评估要点	咯　血	呕　血
病史	呼吸系统及心血管病等	消化系统等疾病
出血前症状	胸闷、咳嗽等	腹部不适、恶心、呕吐等
出血方式	咳出	呕出
血色	鲜红	暗红、棕黑，偶有鲜红
血中混有物	痰、泡沫	食物残渣、胃液
出血 pH 值	碱性	酸性
黑便	无(咽下者可有)	有，呕血停止后仍可持续数日
出血后痰性状	常痰中带血	无痰

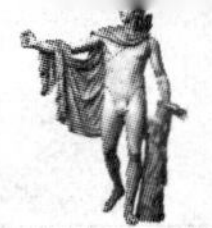

二、病因

1. 支气管疾病

支气管疾病常见的有支气管扩张、支气管肺癌、支气管结核和慢性支气管炎等。系支气管黏膜损伤或黏膜下血管破裂所致。

2. 肺部疾病

肺部疾病多见于肺部结核、肺炎、肺脓肿等疾病，尤其肺结核常见，如Ⅲ型和Ⅳ型肺结核易出血。结核病时，毛细血管通透性高，血液渗出表现为痰中带血丝、血点；病变累及小血管，血管破裂则引起中等量咯血；而肺动脉分支小动脉瘤破裂或继发支气管扩张，会导致大量咯血。

3. 心血管疾病

心血管疾病常见于风湿性心瓣膜病二尖瓣狭窄等疾病。心血管疾病引起肺淤血，继而毛细血管破裂、支气管静脉破裂等，而出现小至大量咯血不等。急性心衰时，咯粉红色泡沫痰。

4. 全身出血性疾病

血液病、流行性出血热等疾病，均可表现为呼吸道出血而咯血。

三、评估要点

除表 2－1 中所列评估要点外，还要关注以下几点。

(1) 年龄与生活史　有助于判断病因。中老年患者，有长期吸烟史，易患支气管肺癌。青壮年患者咯血多见于肺结核和支气管扩张等疾病，且肺结核病接触史也有助于诊断。

(2) 全身状况　肺结核、支气管肺癌患者的体质呈消耗性。支气管扩张者发病年龄小，全身状况尚好。

(3) 咯血量和血的性状　咯血的血色通常呈鲜红色，但肺炎球菌性肺炎、肺吸虫病呈铁锈色。不同疾病或疾病的病程不同，咯血量各异，以每日出血量计，100 ml 以内为小咯血，100～500 ml是中等量咯血，500 ml 以上或一次咯血达 300 ml 以上，或出血引起窒息，均为大量咯血。肺结核、支气管扩张通常大量咯血，而支气管肺癌少有大量咯血。

(4) 伴随症状　咯血伴有脓痰，杵状指见于支气管扩张、肺脓肿等疾病。肺结核患者咯血时伴有午后低热、盗汗等。

判断**案例** 2－4 患者赵某的病因，应从咯血的特征即咯血的评估要点分析起。患者为青年，无结核等史，咯血量大，不伴有低热和盗汗，其病因应首先考虑为支气管扩张。为明确诊断，应进一步作 X 线等检查。

四、相关护理诊断

(1) 有窒息的危险　与大量咯血有关；与意识障碍有关；与无力咳嗽所致血液潴留在大气道有关。

(2) 有感染的危险　与血液潴留在支气管内有关。

(3) 焦虑　与咯血不止、对检查结果感到不安有关。

(4) 恐惧　与咯血有关。

(5) 体液不足　与大量咯血所致循环血量不足有关。

(6) 潜在并发症　休克。

第五节　呼 吸 困 难

一、基本概念

呼吸困难(dyspnea)是指患者主观上感到空气不足，客观上表现为呼吸费力。所以，呼吸困

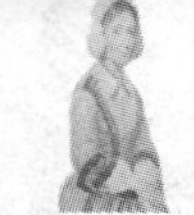

难既是症状，也是体征。

案例 2－5

患者，男性，60岁。每年冬春季连续咳嗽、咳痰3个月以上10多年，近几年出现气急，尤其近2年气急更为严重，呼气时气急更为明显。近日"感冒"病情加重而入院。体检：端坐呼吸、桶状胸、下肢轻度浮肿等。

讨论：分析引起气急的原因。

二、病因

通过生理学的学习，我们已经知道呼吸动能与肺通气量、V/Q比例、弥散功能及耗氧量有关，即心、肺功能协调方能保证呼吸功能的正常。可见，呼吸困难主要由于肺、心功能障碍所致。此外，血液pH值、HbO_2及中枢神经系统等也会影响呼吸功能。

(1) 呼吸系统疾病　支气管哮喘、慢性阻塞性肺气肿等气道阻塞疾病，影响肺通气量；肺炎、肺不张等肺疾病导致肺通气量减少、V/Q失衡及弥散功能障碍；胸廓与胸膜疾病、神经肌肉疾病均可导致肺通气减少，影响V/Q比例。

(2) 心血管系统疾病　常见于高血压病、冠状动脉粥样硬化性心脏病及心功能不全等疾病。

(3) 中毒性疾病　见于尿毒症、酮症等疾病。

(4) 血液疾病　见于贫血等疾病。

(5) 神经精神因素　见于颅脑外伤等器质性疾病和精神障碍。

三、分类及评估要点

1. 肺源性呼吸困难

(1) 吸气性呼吸困难　吸气是主动过程，受大气道影响，故疾病导致上呼吸道、气管、大支气管狭窄或梗阻，则出现吸气性呼吸困难，见于喉部疾患、气管肿瘤、气管异物或气管受压等疾病。其特征是吸气费力、时间延长，严重时伴有"三凹征"。"三凹征"(three depression sign)是吸气费力，呼吸肌极度用力、胸腔负压过大所致，出现胸骨上窝、锁骨上窝、肋间隙明显凹陷，腹上角也可以出现凹陷。

(2) 呼气性呼吸困难　呼气是被动过程，受小气道、肺泡弹性影响，所以肺组织弹性减退、小支气管狭窄或阻塞时，出现呼气性呼吸困难，见于支气管哮喘、喘息性慢性支气管炎、慢性阻塞性肺气肿等疾病。其临床特征是呼气费力，时间延长。

(3) 混合性呼吸困难　肺部广泛性病变，既累及大气道，又累及小气道及肺组织，呼吸面积减少，吸气和呼气过程均障碍，影响气体交换，表现为混合性呼吸困难，见于重症肺结核、弥漫性肺间质纤维化、胸腔大量积液、气胸等疾病。其临床特征为吸气和呼气均费力，时间均延长。

2. 心源性呼吸困难

由于心血管系统疾病及心功能不全所致。左心衰竭发生呼吸困难主要与肺淤血、肺水肿有关，造成气体弥散功能降低、肺泡张力增高和肺循环压力增高而兴奋呼吸中枢、肺泡弹性下降导致肺活量减少。右心衰竭时出现呼吸困难主要为体循环淤血所致。体循环淤血后，右心房、上腔静脉压升高刺激压力感受器，而PaO_2和pH下降则刺激化学感受器，引起呼吸中枢兴奋；另一方面，体循环淤血引起肝淤血肿大、胸水和腹水，使呼吸运动受限，出现呼吸困难。心源性呼吸困难的临床特征。

(1) 劳力性呼吸困难　其特点是活动时出现或加重，而休息时减轻。活动时心脏负担加重，耗氧量增加，呼吸困难因此而加重，休息时呼吸困难减轻。

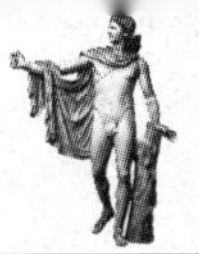

（2）端坐呼吸　表现为平卧时加重，半卧或坐位时减轻。平卧时回心血量增加，心脏负担加重，而半卧位或坐位时相反，且膈肌活动增加致肺活量增加，使呼吸困难减轻。

（3）夜间阵发性呼吸困难　多见于急性左心衰竭所致的急性肺水肿。发作时，因胸闷、憋气从熟睡中惊醒，强迫坐位、不安，伴咳嗽，重者咯粉红色泡沫痰、气急发绀，两肺底闻及湿性啰音，心率加快，奔马律等，此时也称心源性哮喘（cardiac asthma），数分钟或十多分钟后缓解。入睡后又可阵发性发作。其产生机制与夜间迷走神经兴奋后心功能降低、肺泡通气减少、呼吸中枢敏感性减低及仰卧时回心血量增加，引起心脏负荷加重等有关。

临床上区分肺源性呼吸困难和心源性呼吸困难非常重要。两者的临床治疗方法不同，心源性呼吸困难可使用吗啡类药物，而肺源性呼吸困难时使用吗啡类药物是禁忌的。两者的鉴别方法即利用上述临床特征的差异。

3. 中毒性呼吸困难

（1）代谢性酸中毒　通过化学感受器兴奋呼吸中枢，见于慢性肾功能衰竭、酮症等疾病，其特征是呼吸深长规则，伴鼾音，也称为酸中毒深大呼吸或 Kussmaul 呼吸。

（2）刺激或抑制呼吸中枢的药物或毒物所致　如吗啡类、巴比妥类、苯二氮䓬等药物和兴奋呼吸中枢的毒物。呼吸中枢兴奋的特征为呼吸频率快。呼吸中枢抑制时，除呼吸频率慢、深度浅外，且出现呼吸节律异常。

（3）毒物抑制细胞色素氧化酶　细胞内呼吸障碍导致组织缺氧，出现严重的呼吸困难、脑水肿。

4. 血源性呼吸困难

各种血液病导致重度贫血、高铁血红蛋白血症、硫化血红蛋白症、碳氧血红蛋白增高等。

5. 神经精神性呼吸困难

神经系统器质性疾病如颅脑外伤、脑血管病、脑肿瘤等出现颅内压升高、脑供血减少，刺激呼吸中枢。临床特征为呼吸频率慢、幅度深。

精神障碍者如癔症，呼吸中枢兴奋，其临床特征是呼吸浅而快，神经症者可出现叹息样呼吸。

案例 2－5 患者，有 10 多年连续咳嗽咳痰 3 个月以上病史，即有慢性支气管炎史。近几年出现呼吸困难，体检发现患者呈端坐呼吸、桶状胸，且下肢有浮肿，可见患者已并发肺气肿、肺源性心脏病。所以，患者的气急即呼吸困难的症状，初为肺源性呼吸困难，后发展为心源性呼吸困难。

四、相关护理诊断

（1）活动无耐力　与呼吸困难所致的能量消耗增加和缺氧有关。

（2）气体交换受损　与心肺功能不全，肺部感染等引起有效肺组织减少、肺弹性减退等有关。

（3）低效性呼吸型态　与上呼吸道梗阻有关；与心肺功能不全有关。

（4）语言沟通障碍　与严重喘息有关；与辅助呼吸有关。

第六节　发　　绀

案例 2－6

患者，40 岁。心前区刺痛 15 天，放射至左上腹部，10 天前开始出现明显的呼吸困难，近 4 天皮肤黏膜呈紫蓝色，伴有午后低热、盗汗。体检：端坐呼吸、心界左右两侧扩大呈烧瓶状。超声心动图检查：心包大量积液。

讨论：患者发绀属于哪一类？

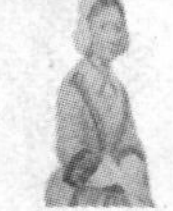

一、基本概念

(1) 狭义　发绀(cyanosis)指血液中还原血红蛋白增高,导致皮肤黏膜呈青紫色。

(2) 广义　发绀除血液中还原血红蛋白增高所致外,还包括高铁血红蛋白、硫化血红蛋白增高所致皮肤黏膜呈青紫色。

发绀的出现,患者能察觉,医务人员视诊也能发现,故发绀既是症状,也是体征。发绀在口唇、鼻尖、颊部、甲床等处明显,易于察觉,与这些部位皮肤薄、色素少、毛细血管丰富有关。

二、还原血红蛋白增多性发绀

狭义的发绀最常见。通常毛细血管血液中还原血红蛋白浓度≥50 g/L 时,皮肤黏膜出现发绀(正常人平均 26 g/L),另一方面 SaO_2<85%时,口腔黏膜与舌面发绀已清晰可辨,两者并不平行。严重贫血(Hb<60 g/L),SaO_2 明显下降,难以出现发绀。正常高原人红细胞增多,SaO_2>85%,亦易出现发绀。

还原血红蛋白增多性发绀,根据其形成是否与末梢循环障碍有关将其分为中心性、周围性和混合型发绀 3 类。

1. 中心性发绀

这一类发绀与末梢循环障碍无关。其临床特征是:发绀全身分布、皮肤温暖,局部加温或按摩也不消失。依据形成的病因,又可分为以下两类。

(1) 肺性发绀　各种严重的呼吸系统疾病末期,出现呼吸功能衰竭,肺通气量下降或换气功能障碍,肺氧合作用不足导致氧合血红蛋白减少、还原血红蛋白增多,出现全身发绀。总之,其发绀的产生,与末梢循环障碍无关。

(2) 心性混血性发绀　其发生也与末梢循环障碍无关。有人把本类发绀简称为“心性发绀”,其实“混血性”三个字不能省略,因为并非所有心血管病均能引起中心性发绀。只有不影响末梢循环的心血管病产生的发绀,方属中心性发绀。心性混血性发绀主要由先天性心脏病所致,左右心室或大血管动静脉之间存在异常通道,部分静脉血不通过肺循环进行氧合作用,而经异常通道分流至体循环动脉中,当分流量达到心输出量 1/3 以上时则出现发绀。左心衰竭所致肺水肿,静脉血虽然经过肺循环,但氧合作用差,似分流而出现发绀,也属心性混血性发绀。

2. 周围性发绀

各种疾病引起末梢循环障碍,局部耗氧量过多造成末梢循环还原血红蛋白增多,则出现周围性发绀。临床特征:发绀分布于肢体末梢及下垂部位、皮肤发凉,局部加温或按摩可消失。

(1) 淤血性周围发绀　右心衰竭、心包积液、上腔静脉综合征、下腔静脉综合征等疾病引起体循环淤血,末梢循环血流缓慢,血氧被组织过度摄取,末梢循环中还原血红蛋白增多。

(2) 缺血性周围性发绀　休克、寒冷致肢体小动脉痉挛及心输出量不足等,均可导致末梢循环血量减少,血流慢,周围组织血流灌注不足,同样导致还原血红蛋白增多,末梢皮肤黏膜出现发绀。

3. 混合性发绀

中心性发绀与周围性发绀并存常见于左心衰竭发展到右心衰竭或左、右心衰竭并存。

案例 2-6 中的患者,初有心前区疼痛,继而呼吸困难,心界呈烧瓶状,结合超声波检查,说明患有心包积液,为结核杆菌感染所致的可能性较大(患者伴有午后低热、盗汗)。患者表现的发绀,系由于心包积液引起体循环淤血、末梢循环障碍,属于周围性发绀。

三、异常血红蛋白增多性发绀

1. 高铁血红蛋白血症

高铁血红蛋白不能氧合,血中浓度≥30 g/L 时则出现发绀。

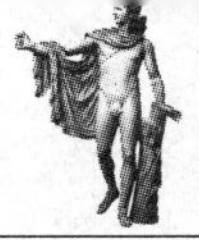

（1）药物或化学物质中毒　常见于伯氨喹啉（抗疟药）、磺胺药、亚硝酸盐（变质蔬菜等）、苯胺等中毒。其发绀特点：①起病急骤，短暂性，病情严重。②氧疗无效，但静脉注射亚甲蓝、硫代硫酸钠或大剂量维生素C，可退发绀。③分光镜检查，可发现血中存在高铁血红蛋白。

（2）先天性高铁血红蛋白血症　机制不明。患者有家族史，自幼发绀，无心肺疾病。

2. 硫化血红蛋白血症

较少见。进食含硫的食物和药物并便秘，肠内形成大量硫化氢，吸收入血后，在含氮化合物或芳香族氨基酸催化下，硫化氢作用于血红蛋白，形成不可逆的硫化血红蛋白，含量≥5 g/L时出现发绀。发绀特征为持续时间长，达数月之久，分光镜可查及。

三、相关护理诊断

（1）活动无耐力　与心肺功能不全、氧的供需失衡有关。

（2）气体交换受损　与心肺功能不全所致肺淤血有关。

（3）低效性呼吸型态　与肺泡通气、换气、弥散功能障碍有关。

（4）焦虑/恐惧　与缺氧所致呼吸费力有关。

第七节　心　　悸

一、基本概念及产生机制

心悸（palpitation）指自觉心跳或心慌的不适感，常伴心前区不适，多见于心血管疾病，是常见症状。

心悸的发生机制尚未完全清楚，一般认为与心率、心输出量及心律失常有关。心率加快时，舒张期缩短，心室充盈量少，每搏量少，心肌收缩增强；心率慢则心搏有力；心律失常尤其异位心律产生的代偿间歇，使异位心律的舒张期延长，心脏搏动有力。

患者对心悸感受的敏感度不同，体验有异。神经症患者较为敏感，而心血管疾病者因逐渐适应，可无明显心悸感。可见，心悸症状与疾病的严重程度并不平行。

二、病因

（1）心脏搏动增强　生理性心悸见于剧烈运动或精神紧张、饮酒或浓茶或咖啡、兴奋心脏的药物（如肾上腺素、麻黄素、阿托品、甲状腺素）等。病理性者见于：①各种器质性心血管病，如高血压性心脏病、冠心病、先天性心脏病、风湿性心瓣膜病等；②甲状腺功能亢进症；③贫血，尤其急性失血时；④肾上腺素增多性疾病，如低血糖、嗜铬细胞瘤等；⑤代谢增高疾病，如感染等。这些疾病或导致心室肥大，或引起心输出量增大，心肌收缩力增强而心悸。

（2）心律失常　包括心率和心律异常。

（3）心脏神经症　发病与社会心理因素、性格有关，在焦虑、紧张等情绪波动下易发生自主神经紊乱，出现心率改变和神经症的其他症状，但心脏本身无器质性病变。

三、评估要点

（1）原因或诱因　有利于选择治疗方法，如失眠后心悸，休息后消失；心衰时活动后心悸，静止后缓解。

（2）发作规律　不同疾病发作规律不同。如心衰时，夜间出现阵发性心悸、气急。

（3）身体与心理反应　利于诊断神经症。

（4）伴随症状　伴有心前区疼痛，可见于冠心病等；伴有发热，见于感染性疾病等；伴有晕厥，见于二至三度房室传导阻滞等；伴消瘦、出汗，可见于甲状腺功能亢进症等。

四、相关护理诊断

(1) 活动无耐力　与心悸发作所致的疲乏无力有关。

(2) 恐惧　与心悸发作对心脏功能的影响有关。

第八节　恶心与呕吐

案例 2－7

患者，男性，38 岁。15 天来，因饮食不当出现上腹饱胀、隐痛，餐后加重，恶心，呕吐后症状缓解。呕吐以夜间为重，呕吐量大，每次约 1 000 ml 以上，呕吐物为带酸臭味的隔夜食，不含胆汁。近 1 周进食少，尿量少，每天约 800 ml，4 至 5 天排便 1 次，质干，消瘦。体检：脱水貌、巩膜不黄染、上腹部轻压痛，可见胃蠕动波，肠鸣音每分钟 3 次。

讨论：分析呕吐的病因。

一、基本概念

(1) 呕吐反射　排出胃内有害物质是机体的一种保护性反射。其感受器分布于胃，刺激经传入神经迷走神经传至延髓呕吐中枢，呕吐中枢发出冲动经传出神经迷走神经、腹肌神经等引起呕吐动作，首先是幽门收缩与关闭，胃逆蠕动，腹压增加，继而贲门开放，胃内容物排出。迷走神经除分布于消化道外，还广泛分布于腹腔内其他脏器和咽部等。呕吐中枢受到前庭和精神因素等刺激，也会引起呕吐动作。

(2) 恶心(nausea)　常为呕吐的前驱感觉。有紧迫欲吐的感觉，但无呕吐动作，伴有迷走神经兴奋的症状，如面色苍白、出汗、心动过缓等症状。

(3) 呕吐(vomiting)　常继恶心后发生，也可单独出现。有呕吐动作，伴胃内容物呕出。若无胃内容物呕出，叫干呕。

二、病因

胃肠等腹部疾病通过呕吐反射可致呕吐，中枢神经系统疾病或呕吐中枢受精神因素、前庭刺激，也会出现呕吐，故根据病因，呕吐可分为中枢性和周围性两种，或同时存在。

1. 周围性呕吐

(1) 胃源性呕吐　见于胃黏膜炎症或受物理化学等因素刺激、消化性溃疡、幽门梗阻等疾病。呕吐通常与进食有关，呕吐后轻松。

(2) 反射性呕吐　见于腹腔脏器疾病，如阑尾炎、肠梗阻、肝胆胰疾病、腹膜及肠系膜疾病、泌尿生殖系统疾病及其他迷走神经兴奋的疾病。反射性呕吐的特征为有恶心的先兆，吐后不轻松，胃已排空仍干呕不止。

2. 中枢性呕吐

(1) 中枢神经系统病变　见于炎症、颅脑外伤、脑血管病、肿瘤等疾病，引起颅内高压而发生呕吐，常无恶心先兆，呕吐呈喷射状，吐后不轻松。

(2) 前庭功能障碍　见于晕动病、内耳疾病等。呕吐与头部位置改变有关，伴有眩晕、眼球震颤等。

(3) 精神性呕吐　见于神经症、神经性厌食等。其呕吐的发生与精神因素有关。

(4) 药物性呕吐　见于吗啡、阿朴吗啡、洋地黄、抗癌药等使用后。

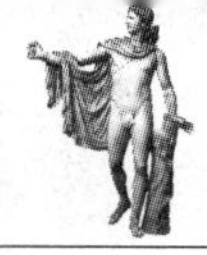

(5) 内源性中毒与代谢紊乱　见于尿毒症、肝性脑病、糖尿病酮症酸中毒、低血钾等疾病引起脑水肿后出现呕吐。

三、评估要点

(1) 呕吐与进食的关系　胃源性呕吐与进食有关，且吐后轻松。

(2) 呕吐时间　幽门梗阻所致呕吐常见于晚上或夜间。

(3) 呕吐特点　中枢性呕吐常呈喷射性，与胃源性呕吐不同。

(4) 呕吐物特点　气味、颜色、量、性状等，不同的疾病则不同。胃潴留呈腐败味，小肠梗阻呈粪臭味，含大量胆汁说明梗阻部位在十二指肠乳头以下。

(5) 伴随症状　伴剧烈头痛为颅内高压征像、伴右上腹痛多系胆囊炎胆石症所致、伴黄疸见于肝炎和急性胰腺炎等疾病。

案例 2－7 中的患者呕吐后轻松，系胃源性呕吐。再依据夜间重、呕隔夜食，呕吐物不含胆汁，伴胃蠕动波、便少质干，肠鸣音每分钟 3 次等，符合幽门梗阻的特征。

四、相关护理诊断

(1) 舒适的改变：恶心/呕吐　与急性胃炎有关；与幽门梗阻有关；与服用药物有关等。

(2) 体液不足/有体液不足的危险　与呕吐引起体液丧失及摄入量减少有关。

(3) 营养失调　低于机体需要量/有营养失调：低于机体需要量的危险：与长期频繁呕吐和食物摄入量不足有关。

(4) 有误吸的危险　与呕吐物误吸入肺内有关。

第九节　呕血与便血

案例 2－8

患者 2 天前进食海鲜后出现发热、腹痛、腹泻，粪便呈稀水样，不伴里急后重，伴有恶心、呕吐，初呕酸苦水，继之呕少许咖啡样物。经治疗腹泻逐停止，但呕吐加重。3 小时前患者头晕、出汗、心悸，1 小时后(2 小时前)突然大呕血，总量达 2 000 ml 以上，颜色呈咖啡色或深红色。5 年前诊断为酒精性肝硬化。体检：血压 75/50 mmHg，心率 110 次/分，皮肤湿冷，可见蜘蛛痣，移动性浊音阳性。

讨论：1) 该患者病史有何特点？ 2) 分析呕血的原因。

一、呕血

呕血(hematemesis)指胃内积聚的血液经口呕血，胃内血液常与胃酸混合呈暗红色和棕黑色。鼻腔、口腔、咽喉出血咽入胃内后呕出，不属呕血范畴，须进行鉴别(见本章第四节)。

1. 病因

根据呕吐动作，唯有进入并积聚在胃内的血液，方可呕血。下述部位血液可以进入胃内：①食管出血；②胃出血；③十二指肠出血及肝、胆、胰疾病，后 3 种疾病所致出血可经胆道流入十二指肠；④全身性出血性疾病致上述部位出血，即屈氏韧带以上部位出血导致呕血，故也称为上消化道出血。

上述部位疾病所致上消化道出血，均可出现呕血，上消化道出血的病因中常见有 4 大病因。

(1) 消化性溃疡　包括胃溃疡和十二指肠溃疡。

(2) 肝硬化食管胃底静脉曲张破裂出血　出血量大，且比消化性溃疡猛烈，易致休克等。

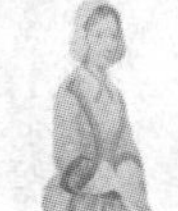

(3) 慢性胃炎　尤其糜烂出血性胃黏膜炎症。

(4) 食管癌与胃癌　略。

2. 评估要点

(1) 出血特点　包括出血前症状、出血方式、出血颜色、出血 pH 值和混合物、是否伴黑便等。掌握出血特点，有助于区别咯血(见本章第四节)。

(2) 失血性休克　出血量大时可致出血性休克。出血性休克可先于呕血与便血。休克时，面色苍白、尿量减少、血压下降、脉压缩小、脉搏快而弱等。

(3) 发热　与失血导致体温调节中枢功能紊乱有关。体温一般不超过 38.5℃，持续 3～5 天。

(4) 贫血　急性失血早期为稀释性贫血，以后可出现缺铁性贫血。红细胞计数和血红蛋白量是判断是否继续出血、出血量的参考依据。

(5) 氮质血症　与失血影响肾功能、肠内血红蛋白分解产物吸收有关。出血数小时后血尿素氮升高，24～48 小时达高峰，持续 3～4 天。

(6) 伴随症状　伴规律性上腹痛，受消化性溃疡所致；肝硬化者伴腹壁静脉曲张；血液病伴全身皮肤黏膜出血。

案例 2－8 患者有酒精性肝硬化病史，食海鲜后恶心、呕吐、腹泻，继而大呕血 2 000 ml 以上，体检血压低、心率快，皮肤湿冷，有肝硬化腹水的体征。综上分析，大呕血为肝硬化在急性胃肠炎诱发下所致，并发休克。

二、便血

便血(hematochezia)指血液通过肠道由肛门排出，其颜色取决于出血部位(愈近肛门色鲜红)、出血量(量大，流速快，也较鲜红)、停留时间(与硫化物反应时间长，呈黑色或柏油样)。

1. 病因

(1) 上消化道出血　表现为呕血并伴有便血。

(2) 下消化道出血　仅有便血，不伴有呕血。见于小肠疾病(伤寒、肠结核、肠套迭等)、结肠疾病(结肠癌、溃疡性结肠炎等)、直肠肛管疾病(直肠癌、痔等)。

(3) 全身性疾病　白血病、血友病、肝病等疾病，可导致呕血和便血。

2. 评估要点

参见呕血，且需关注便血的物理性状。粪便表面有血液，多为直肠或肛管疾病所致。便血伴里急后重，提示肛门和直肠疾病。便血伴腹部肿块，应考虑结肠癌、肠结核等疾病。

三、相关护理诊断

(1) 组织灌注量改变　与上消化道出血所致血容量减少有关。

(2) 活动无耐力　与贫血有关。

(3) 恐惧　略。

(4) 潜在并发症　休克。

第十节　腹　　泻

案例 2－9

患者，女性，33 岁。患者 6 年来食油腻即腹泻，便中常带有脂肪样物质，泻后轻松，食其他食物腹泻不明显。伴轻度中腹部腹痛，全身乏力、消瘦、体重有所减轻。既往病史不详。

讨论：该患者呈脂肪泻，可能与哪些因素有关?

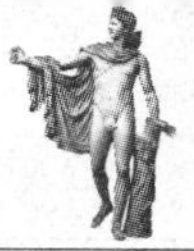

一、基本概念与发生机制

腹泻(diarrhea)指排便次数增多、粪便质地稀薄,可带有黏液、脓血、未消化物等。分为急性与慢性两种,超过2个月者为慢性腹泻。

引起腹泻的机制,从病理生理的角度可归纳为5种,可以多种机制并存。

(1) 分泌性腹泻　霍乱弧菌外毒素等毒素致胃肠黏膜分泌液体过多引起腹泻。

(2) 渗透性腹泻　肠内容物渗透压增高,阻止肠内水、电解质等吸收引起腹泻,如口服甘露醇等。

(3) 渗出性腹泻　各种肠道炎症疾病引起血浆、黏液、脓血渗出所致。

(4) 动力性腹泻　肠炎、甲亢等疾病时,肠蠕动亢进,食糜未充分吸收导致腹泻。

(5) 吸收不良性腹泻　见于小肠部分切除等疾病。

二、病因

1. 急性腹泻

(1) 急性肠道感染　见于细菌性痢疾等疾病。

(2) 细菌性食物中毒、动植物食物中毒及化学品中毒　略。

(3) 全身性感染　见于败血症、伤寒或副伤寒等疾病。

(4) 其他疾病　见于变态反应性肠炎、过敏性紫癜胃肠型、服用氟尿嘧啶和利血平等药。

2. 慢性腹泻

见于消化系统慢性疾病。肝胆疾病、肠道疾病、胰腺疾病等影响脂肪消化吸收,可引起脂肪泻。**案例**2-9中究竟为何种原因所致,须围绕上述三大因素作进一步的检查,以明确诊断。

3. 全身性疾病

内分泌代谢病(如甲亢、糖尿病、类癌综合征等)、尿毒症、结缔组织病、神经症等可引起腹泻。

三、评估要点

1) 病因、诱因与起病、病程:是否有不洁饮食史、同食者发病史等,有助于判断病因和诱因。急性腹泻起病急、病程短,多为肠道感染或食物中毒所致,而慢性疾病所致腹泻起病缓慢、病程长。

2) 腹泻次数与粪便性状:急性腹泻次数多,而慢性腹泻次数少。粪便性状指质地、颜色、气味、是否带黏液脓血等。细菌性痢疾呈黏液脓血便,而阿米巴痢疾粪便呈暗红色。

3) 腹痛:腹泻常伴有腹痛,尤其见于感染性疾病。要关注腹痛的部位,小肠疾病腹痛多位于脐周;下腹部疼痛且便后缓解,多见于结肠疾病;分泌性腹泻无明显腹痛。

4) 病后全身状况变化:功能性腹泻或下段结肠疾病对全身状况影响小,而器质性疾病及小肠病变则影响大。

5) 伴随症状:伴发热多见于感染性疾病,伴里急后重见于细菌性痢疾。

四、相关护理诊断

(1) 腹泻　与肠道感染吸收不良有关。

(2) 体液不足/有体液不足的危险　与严重腹泻致体液和电解质丢失有关。

(3) 营养失调　低于机体需要量 与长期慢性腹泻有关。

(4) 焦虑　略。

第十一节　黄　　疸

一、基本概念

黄疸(juandice)既是症状,也是体征。黄疸是胆色素代谢障碍导致血清中胆红素浓度升高

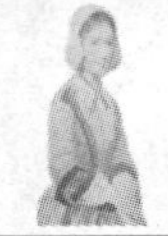

(胆红素>34.2 μmol/L),引起巩膜、皮肤黏膜黄染的现象。胆红素升高在17.1～34.2 μmol/L,但未出现肉眼可见的黄疸叫隐性黄疸。依据病因黄疸分为溶血性、肝细胞性、胆汁淤积性和先天性非溶血性黄疸,后者较少见。有依据增高的胆红素性质进行分类的倾向,但尚未普遍使用。黄疸要与胡萝卜素血症和球结膜下脂肪积聚区别。前者手掌、足底黄染比巩膜黄染明显,胆红素血浓度正常。后者见于老年人,内眦部明显黄色,球结膜表面不平,血清胆红素浓度正常。

案例 2-10

患者,男性,17岁,学生。患者1周以来厌油,每进食油腻即恶心、呕吐,大便1次,呈淡黄色,尿色深,尿量无异常。体检:神志清,巩膜黄染,肝区叩痛明显。

讨论:1)最可能的病因是什么?

2)为确诊,需进一步做哪些实验室检查?

二、胆红素正常代谢过程

体内胆红素主要来自衰老红细胞。血液循环中衰老红细胞经单核-巨噬细胞系统破坏和分解,生成胆红素、铁和珠蛋白,所形成的胆红素为非结合胆红素(UCB),呈脂溶性,故与血清清蛋白结合后输送,因此不能滤入尿液。UCB经血液循环运输到肝细胞,与清蛋白分离后被肝细胞摄取。在肝细胞内葡萄糖醛酸转移酶的催化作用下,UCB与葡萄糖醛酸结合形成胆红素葡萄糖醛酸酯或结合胆红素(CB),正常人血中CB很少,但CB呈水溶性,相对分子质量相对于UCB与清蛋白的结合物为小,可滤入尿中。CB主要经耗能过程进入毛细胆管,汇入胆管系统,通过肝总管、胆总管排入肠道。在肠道,细菌使CB脱氢还原为尿胆原。尿胆原大部分在肠道内(此部分也称为粪胆原)氧化为粪胆素随粪便排出,小部分经吸收入血。血中尿胆原主要回到肝脏再转变CB,又随胆汁入肠,另外剩余部分滤入尿液排出体外。判断正常人:①血清中UCB最多,尿胆原和CB较少。②尿中尿胆原浓度高于CB,而且尿中必须存在一定量尿胆原,因为尿中尿胆原的量的多少反映胆道通畅程度。③粪中则CB浓度高于尿胆原。

三、病因与体内胆红素变化

(1) 溶血性黄疸　见于先天性溶血性贫血、新生儿溶血、血型不符的输血反应等疾病。大量红细胞破坏,血中形成大量UCB,粪中CB增加形成尿胆原增多,而肝细胞处理能力下降,尿中尿胆原明显增加。

(2) 肝细胞性黄疸　见于病毒性肝炎、中毒性肝炎、肝硬化等疾病。肝细胞损伤,影响肝细胞处理UCB,血中UCB升高;肝细胞肿胀及汇管区病变,肝细胞内已形成的CB和小胆管内胆汁中CB进入血循环中,致血中CB也增加,从而出现黄疸。

(3) 胆汁淤积性黄疸　见于肝内泥沙样结石、胆总管结石等疾病。胆道阻塞引起胆汁淤积,压力升高,终致小胆管和毛细胆管破裂,胆汁中CB大量反流入血,血中CB增多。另一方面,胆道阻塞造成CB难以入肠道,血和尿中尿胆原减少,完全阻塞则尿中尿胆原消失。

四、评估要点

(1) 黄疸的程度　溶血性黄疸者为轻度,呈浅柠檬色;肝细胞性黄疸者呈浅黄至深黄色不等;胆汁淤积性黄疸者皮肤呈暗黄色,甚至黄绿色。

(2) 粪、尿颜色　溶血性黄疸者粪呈深黄色,尿色呈酱油色或茶色;肝细胞性黄疸者粪色淡黄或灰黄;胆汁淤积性黄疸者粪色为灰白色或白陶土色,尿色深。

(3) 伴随症状　溶血性黄疸者伴寒战、头痛、呕吐、腹痛,严重者出现肾衰;肝细胞性黄疸者

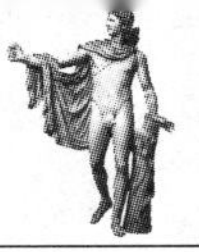

伴厌油、肝区疼痛等症状；胆汁淤积性黄疸者伴有皮肤瘙痒、心动过速、右上腹痛等症状。

案例 2－10 中的患者具有厌油、黄疸、肝内叩痛明显等临床特点，黄疸是肝炎所致肝细胞性黄疸的可能性为大，是否是肝细胞性黄疸，可做以下实验室检查。

(4) 实验室检查

1) TB(血清总胆红素)正常 1.7～17.1 μmol/L，其中 CB 0～3.42 μmol/L。CB/TB＜20％。

2) 尿胆红素即尿中 CB，正常呈阴性，尿中尿胆原呈弱阳性。

3) 肝功能中 ALT、AST 反映肝细胞损害；ALP 反映胆道阻塞。

4) PT 及对维生素反应，反映凝血功能。

5) B 超、X 线、ERCP、PTC、MRI、肝穿刺活检、腹腔镜检查等，有利于查找病因。

表 2－2　三种黄疸的区别

项目	溶血性	肝细胞性	胆汁淤积性
TB	↑	↑	↑
CB	正常或稍↑	↑	↑↑
CB/TB	＜20％	30％～40％	50％～60％
尿胆红素	(－)	(＋)	(＋＋)
尿胆原	↑↑	↑	↓或消失
ALT、AST	(－)	(＋＋)	(＋)
ALP	(－)	(＋)	(＋＋)
PT	正常	(＋)	(＋)
对维生素 K 反应	无	差	好

五、相关护理诊断

(1) 舒适的改变　与皮肤瘙痒有关。

(2) 有皮肤完整性受损的危险。

(3) 自我形象紊乱　与黄疸所致皮肤、巩膜和黏膜发黄有关。

(4) 焦虑　与黄疸持续不退有关。

第十二节　血　　尿

案例 2－11

患者，女性，30 岁。近 1 年来，小便次数增多，每天 6～8 次，尿急，排尿终了时感下腹部剧烈绞痛，尿液变为鲜红色，变换体位可缓解。体检：体温 37℃，肾区无明显叩痛。

讨论：1) 造成血尿的原因有哪些？

2) 本患者最可能的出血部位是何处？

一、基本概念

血尿(hematuria)指尿液中所含红细胞异常增多。肉眼所见尿液呈红色或洗肉水样，混浊，放置后有红色沉淀，镜检有大量红细胞，称肉眼血尿，其每升尿中含血液达 1 ml 以上。若尿液外观无明显血色，但离心后尿沉淀物中每高倍视野红细胞超过 3 个以上，或每小时尿红细胞计数超过 10 万，或 12 小时计数超过 50 万，叫做镜下血尿。

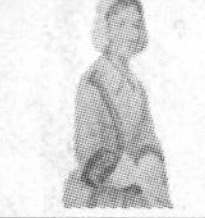

二、病因

(1) 肾前性因素　见于肾血管病变、全身性因素等。全身性因素包括血液病(如特发性血小板减少性紫癜、过敏性紫癜、血友病等)、感染性疾病(败血症、流行性出血热等)、心血管病(亚急性感染性心内膜炎、慢性心衰等)、风湿病(SLE 等)、药物与化学因素(如磺胺类、消炎痛、抗凝药等)、健康人运动后血尿等。

(2) 肾性因素　见于先天性畸形、肾小球肾炎、肾盂肾炎、肾结核等疾病。

(3) 肾后性因素　较常见的原因有外伤、尿路结石、肿瘤及尿路邻近器官疾病累及尿路，如前列腺炎、急性盆腔炎、直肠癌、宫颈癌等疾病。

三、评估要点

1. 确定真血尿，需要排除三类假血尿

1) 月经、子宫、阴道出血或痔出血者，血液混入尿液，其所伴随的其他症状有助于鉴别。

2) 血红蛋白尿均匀呈暗红色或酱油色，无沉淀，显微镜下无红细胞或偶见红细胞，系溶血所致，故伴有畏寒、头痛、腰痛等症状。

3) 大黄、酚红等含色素的药物使用后产生红色尿液，但镜检尿中无红细胞。

2. 血尿的性状

血尿的性状指颜色、出现的规律等。颜色受尿中所含血量及尿酸碱度影响，量大则偏红色，尿酸性时血尿色深，呈棕色或暗红色；尿碱性时色呈红色。出血部位不同，血尿出现的规律则不同。

3. 出血部位，可利用尿三杯试验和相差显微镜定位

(1) 尿三杯试验　其方法是嘱患者依前、中、后三段顺序将尿排入 3 个玻璃杯中，观察出血情况。第 1 杯(前段)含血液，色常呈鲜红色，叫做初血尿，提示病变位于尿道。第 3 杯(后段)含血液，色也鲜红，称为终末血尿，病变部位在膀胱或后尿道。3 杯均含有血尿则为全程血尿，色均匀，常呈暗红色，病变部位在上尿路或膀胱。

(2) 利用相差显微镜观察红细胞形态　肾小球源性血尿红细胞形态畸形，非肾小球源性血尿的红细胞形态正常。

4. 伴随症状

病变部位不同，伴随症状有异。肾性因素所致血尿，常伴肾区钝痛或肾绞痛，出血血块呈条状，显微镜下还可以发现红细胞管型；肾后性因素如膀胱、前列腺、尿道病变所致血尿，可伴有排尿不适、膀胱刺激征(尿频、尿急、尿痛)等；肾前性因素所致血尿，伴相应疾病的症状。

案例 2-11 中患者血尿时伴膀胱刺激征，体温正常，无肾区叩击痛，其出血部位以膀胱结石引起出血的可能性为大。

四、相关护理诊断

(1) 焦虑　与预感自身受到疾病的威胁有关。

(2) 排尿疼痛或困难　与膀胱或尿路结石有关。

(3) 潜在并发症　与继发感染有关。

第十三节　水　　肿

一、基本概念与发生机制

水肿(edema)指人体组织间隙过多的体液积聚，也称为浮肿。水肿既可以表现为全身性，也

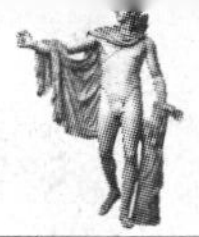

可局限于身体某部分，所以将水肿分为全身性水肿和局限性水肿两大类。

影响组织间隙体液的机制有4种，这些机制发生紊乱，则引起水肿：①有效滤过压，是决定微循环血管内外体液平衡的机制。有效滤过压的大小取决于体液出血管压力（血管内压＋组织液胶体渗透压）与体液回血管内压力（血浆胶体渗透压＋组织液静水压）之差，其中血管内压和血浆胶体渗透压是主要的影响因素。②毛细血管通透性，通透性大则组织间隙体液会增多。③淋巴回流受限，如丝虫病。④肾素-血管紧张素-醛固酮系统（RAAS）异常，醛固酮增多导致水钠潴留。引起水肿的机制可以多种机制并存。

案例 2-12

患者，男性，45岁。10多年前全身浮肿，以面部浮肿为早为重，伴尿少，经治疗后缓解。近2年，每于劳累后出现下肢浮肿，近日加重，伴晨起时眼睑浮肿、腰酸背痛、夜尿多。体检：血压高，脉搏110次/分，心界向左扩大，眼睑浮肿，颈静脉充盈。

讨论：该患者出现了何种水肿？

二、病因及临床表现

1. 全身性水肿

(1) 心源性水肿　主要见于右心功能不全，或左心衰发展到右心衰。其产生机制与两个方面因素有关，一方面体循环静脉淤血，毛细血管有效滤过压高，体液滤出血管增多；另一方面，有效循环血量减少，继发醛固酮增多，出现水钠潴留。所以，静脉内压最高处最早出现水肿，即身体下垂部位首先水肿，并逐渐发展到全身。起床活动者，水肿最早出现于踝内侧；而卧床者以腰骶部水肿更早、更明显。

(2) 肾源性水肿　见于各种肾炎和肾病。疾病主要影响肾及全身毛细血管通透性，引起的低蛋白血症使微循环有效滤过压增加；肾小球滤过功能下降或醛固酮增高引起水钠潴留，综合引起水肿。与心源性水肿不同，肾源性水肿早期表现为眼睑和面部水肿，以后发展为全身水肿。

(3) 肝源性水肿　见于肝硬化失代偿期。产生水肿与低蛋白血症、门静脉高压、肝淋巴液回流障碍、继发性醛固酮增高等因素有关，其中前两个因素是主要因素。其水肿特点与心源性水肿相似，伴有肝病的病史和临床表现。

(4) 营养不良性水肿　见于慢性消耗性疾病、消化吸收功能紊乱的胃肠病、烧伤等疾病，引起低蛋白血症等，微循环有效滤过压因而增高，导致水肿。其水肿的特点也与心源性水肿相似，伴有消瘦等营养不良的临床表现。

(5) 其他因素所致全身性水肿

1) 黏液性水肿为甲状腺功能减退的症状之一。因组织液含蛋白质较高，其水肿为非凹陷性水肿，面部及下肢明显。

2) 经前期紧张综合征者水肿出现于月经前1～2周，眼睑、踝部及手部均可轻度浮肿，伴乳房胀痛，月经后逐消退。

3) 药物性水肿常见于使用糖皮质激素、性激素、胰岛素、甘草制剂等。

4) 特发性水肿见于女性身体下垂部位，常在站立或行走过久后出现，原因不明。

2. 局限性水肿

1) 局部静脉回流障碍见于上下腔静脉因病变压迫影响静脉回流。上腔静脉受阻的水肿部位在头面部、颈部、两上肢及上胸部，称为上腔静脉综合征。下腔静脉回流受阻的水肿则局限在下肢、阴部，此为下腔静脉综合征。

2) 淋巴回流受阻见于丝虫病，表现为双下肢橡皮肿。

3）变态反应性疾病导致血管神经性水肿，表现为皮肤苍白，水肿硬有弹性，若累及声门等呼吸道，可危及生命。

三、评估要点

1）水肿出现的时间、急缓、部位：心源性与肾源性不同，前者缓，后者急。
2）水肿特征：是全身性或局限性、是否凹陷性、与体位及活动的关系。
3）病因及诱因。
4）伴随症状。

全身性水肿分为5种，在前4种水肿中，心源性、肝源性和营养不良性水肿均相似，可见心源性水肿与肾源性水肿的鉴别非常重要(表2-3)。

表2-3　心源性水肿与肾源性水肿的鉴别

鉴别要点	心源性水肿	肾源性水肿
开始部位	从下垂部位发展到全身	从眼睑、面部发展到全身
发展速度	缓慢	迅速
水肿性质	坚实，移动性小	软，移动性大
伴随病征	心功能不全病征	肾炎、肾病的病征

案例2-12患者的浮肿为全身性水肿。10年前有肾源性水肿史，近2年每遇劳累即下肢浮肿，同时有眼睑浮肿，伴有血压高、心界向左扩大、颈静脉充盈、夜尿多等。可见，患者目前水肿既有肾源性水肿，又有心源性水肿。肾脏疾病可引起肾性高血压，导致心力衰竭，出现心源性水肿。

四、相关护理诊断

(1) 体液过多　与右心功能不全有关，与肾病所致水钠潴留有关等。
(2) 皮肤完整性受损/有皮肤完整性受损的危险　与水肿所致的组织、细胞营养不良有关。
(3) 活动无耐力　与胸、腹腔积液所致的呼吸困难有关。
(4) 潜在并发症　急性肺水肿。

第十四节　眩　　晕

案例2-13

患者，男性，77岁。2个月来自觉头晕，不能站立，面色苍白，伴有恶心，未有呕吐。有高血压史16年，断断续续服药治疗，近几年常发生心律失常，否认肝炎、胃病等病史。体检：脉搏110次/分、血压170/90 mmHg、眼结膜苍白、左心室肥大、心律不齐。实验室检查：Hb 88 g/L。心电图检查：心房颤动。
讨论：分析患者头晕的原因。

一、基本概念与发生机制

眩晕(dizzsiness vertigo)是一种运动幻觉。无现实刺激的情况下，机体感到自身或周围环境旋转或摇动，常伴有平衡障碍。眩晕表现为3个方面。

(1) 幻觉　自身或周围环境旋转、移动或摇晃。

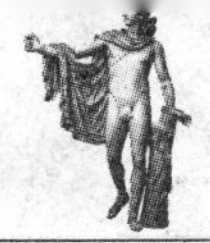

（2）行为障碍　站立不稳、易倾倒，行走指物偏向一侧。

（3）伴随症状　恶心、呕吐、冷汗、面色苍白等。

二、病因、分类与伴随症状

1. 前庭性眩晕

前庭系统包括内耳前庭、前庭神经、前庭神经核、小脑、大脑等组成，前两者分布于颅外，病变所致的眩晕叫做周围性眩晕（或耳性眩晕）；后三者分布于颅内部分，受疾病影响所致的眩晕称为中枢性眩晕（脑性眩晕）。前庭系统异常所致眩晕，也叫真性眩晕，表现较为典型。

（1）周围性眩晕

1）梅尼埃（Meniere）病，由内耳膜迷路积水所致。表现为发作性眩晕伴耳鸣、听力减退及眼球震颤，严重者出现恶心、呕吐、面色苍白、出汗，病程短于2周，易复发。

2）迷路炎，常为中耳炎所致，出现眩晕伴鼓膜穿孔等症状。

3）前庭神经元炎，常于上呼吸道感染后突发眩晕，伴恶心、呕吐，病程长达6周，不易复发。

4）位置性眩晕，发病与头位置有关，伴眼球震颤，多无耳鸣及听力减退，见于中枢和迷路病变。

5）晕动病，见于乘车、船、飞机等，内耳迷路受到机械性刺激而发病。

6）内耳药物中毒，常见于氨基糖苷类抗生素、新霉素等药物使用后发生，水杨酸制剂、氯丙嗪、哌替啶等药物也可引起。多表现为渐进性眩晕，伴耳鸣、耳聋、四肢麻木等症状。

（2）中枢性眩晕　常见于颅内血管性疾病、颅内占位性病变、颅内感染性疾病、颅内脱髓鞘疾病及变性疾病、癫痫等疾病，出现不同程度的眩晕，伴有原发病的症状。

2. 非前庭性眩晕

非前庭性眩晕，又名假性眩晕，其症状常不典型，多无真正旋转感，少见听力减退、眼球震颤。

1）眼源性：见于眼肌麻痹、屈光不正等。遮蔽病眼球则眩晕消失是其特点。

2）心血管病：见于血压异常、心律失常等。

3）血液病：见于贫血等疾病。

4）自主神经功能紊乱。

5）头部或颈椎损伤后。

6）其他全身性疾病：如急性发热性疾病、尿毒症、严重肝病、糖尿病等。

案例 2－13中的患者有高血压史，目前血压仍高，且伴有心房颤动，心率偏快；体检发现眼结膜苍白，实验室检查Hb偏低，为贫血征像。可见，患者的头晕为非前庭性眩晕，由高血压、心率偏快的心房颤动、贫血三因素所致。

三、相关护理诊断

（1）感知改变（运动、视、听）　与前庭或小脑功能障碍有关。

（2）舒适的改变　与前庭功能障碍有关。

第十五节　意识障碍

一、基本概念

意识（consciousness）指人们觉醒时，对周围环境、自我的识别和察觉能力。故把意识分为周围意识和自我意识。周围意识即人对周围环境的识别和察觉能力，这一能力通过意识清晰度、意识范围和意识内容3个尺度来衡量。自我意识指个体对当前自我主观状态的确认，Jasper提出

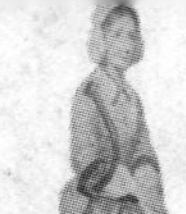

自我意识具有4大特点，即存在意识、界限意识、同一性和能动性。

自我意识评估是精神医学的评估内容之一。临床上一般只评估周围意识的清晰度。正常人周围意识清晰度为神志清楚，或神志清晰。

意识障碍(disturbance of consciousness)通常指周围意识清晰度异常，由于高级神经中枢功能受损所致。根据受损的程度，意识障碍依次表现为嗜睡、意识模糊、谵妄、昏睡、昏迷。谵妄的受损程度与意识模糊相近。

案例 2-14

患者，女性，65岁。4小时前劳动中突然出现头痛，右侧肢体麻木、无力，伴说话吐字不清，10分钟后意识不清，无自主运动，对声、光刺激无反应，压迫眼眶出现痛苦的表情。有高血压病史20年。体检：血压230/120 mmHg。右鼻唇沟浅，右侧肢体肌力0级，角膜反射、瞳孔对光反射、眼球运动、吞咽反射存在。右侧 Babinski 征(+)。脑 CT 示左基底节有一直径为4 cm左右类圆形的高密度影。

讨论：1) 患者主要症状是什么?

2) 存在何种意识障碍?

二、病因

各种原因导致脑缺血、缺氧、血糖低、酶代谢异常等，均可引起脑细胞代谢紊乱，继而网状结构和脑功能受损，出现意识障碍。

(1) 颅脑疾病　见于感染性疾病、颅内占位性疾病、脑血管疾病、颅脑损伤、癫痫等疾病。根据体征，**案例 2-14** 中的患者所患疾病为脑血管病。

(2) 全身性疾病　见于全身重要脏器衰竭(心、肺、肝、肾等功能衰竭)、重度感染(伤寒、中毒性菌痢、败血症等)、严重内分泌与代谢疾病(垂体危象、甲亢危象、糖尿病酮症等)、严重循环障碍(休克、急性心肌梗死等)、药品与化学药品中毒、物理因素所致疾病等。

三、意识障碍分级诊断标准

(1) 嗜睡　是最轻的意识障碍，是一种病理性倦睡，患者陷入持续的睡眠状态，可被唤醒，并能正确回答和做出各种反应，但当刺激去除后很快又再入睡。

(2) 意识模糊　是意识水平轻度下降，较嗜睡为深的一种意识障碍。患者能保持简单的精神活动，但对时间、地点、人物的定向能力发生障碍。

(3) 昏睡　是接近于人事不省的意识状态。患者处于熟睡状态，不易唤醒。虽在强烈刺激下(如压迫眶上神经，摇动患者身体等)可被唤醒，但很快又再入睡。醒时答话含糊或答非所问。

(4) 昏迷　是严重的意识障碍，表现为意识持续中断或完全丧失。按程度可分为三阶段。

1) 轻度昏迷：意识大部分丧失，无自主运动，对声、光刺激无反应，对疼痛刺激尚可出现痛苦的表情或肢体退缩等防御反应。角膜反射、瞳孔对光反射、眼球运动、吞咽反射等可存在。**案例 2-14** 患者意识障碍属轻度昏迷。

2) 中度昏迷：对周围事物及各种刺激均无反应，对于剧烈刺激或可出现防御反射。角膜反射减弱，瞳孔对光反射迟钝，眼球无转动。

3) 深度昏迷：全身肌肉松弛，对各种刺激全无反应。深、浅反射均消失。

以兴奋性增高为主的高级神经中枢急性活动失调状态，称为谵妄(delirium)。临床上表现为意识模糊、定向力丧失、感觉错乱(幻觉、错觉)、躁动不安、言语杂乱。

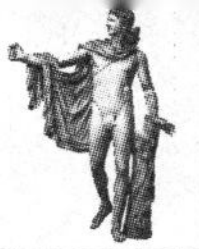

四、伴随症状

1) 伴发热：先发热后有意识障碍可见于重症感染性疾病；先意识障碍然后发热，见于脑出血、蛛网膜下隙出血、巴比妥类药物中毒等。

2) 伴呼吸缓慢：是呼吸中枢受抑制的表现，可见于吗啡、巴比妥类、有机磷杀虫药等中毒，毒蛇咬伤等。

3) 伴瞳孔散大：见于颠茄类、酒精、氰化物等中毒以及癫痫、低血糖状态等。

4) 伴瞳孔缩小：见于吗啡、巴比妥类、有机磷杀虫药等中毒等。

5) 伴心动过缓：见于颅内高压症、房室传导阻滞以及吗啡类、毒蕈等中毒。

6) 伴高血压：见于高血压脑病、脑血管意外、肾炎等。

7) 伴低血压：见于各种原因的休克。

8) 伴偏瘫：见于脑出血、脑梗死或颅内占位性病变等。

五、相关护理诊断

(1) 急性意识障碍　与疾病本身如脑出血、肝性脑病有关。

(2) 有窒息的危险　与病人无意识、会厌反射减弱或消失有关。

(3) 有感染的危险　与久卧、导尿有关。

(4) 有外伤的危险　与病人无意识、躁动不安有关。

【思考题】

1) 引起发热的常见病因有哪些，发热是人体的保护性反应吗？

2) 热型的临床意义是什么？

3) 何谓牵涉痛，如何分析症状疼痛？

4) 咳痰的评估要点有哪些？

5) 咯血与呕血如何区别？

6) 肺源性呼吸困难不同于心源性呼吸困难有哪些方面？

7) 所有心脏病引起的发绀均是中心性发绀，为什么？

8) 寒冷季节出现皮肤青紫属何种发绀，如何确定？

9) 胃源性、反射性与中枢性呕吐临床表现有何不同？

10) 上消化道出血与下消化道出血症状有何不同？

11) 引起上消化道出血的常见病因有哪些？

12) 哪些脏器疾病会导致脂肪泻？

13) 正常人血清、尿、粪中可以出现何种胆色素？

14) 何种黄疸伴网织红细胞明显增多？

15) 如何鉴别溶血性、肝细胞性、胆汁淤积性黄疸？

16) 血尿时如何确定病变部位，尿中出现红细胞管型，病变部位在何处？

17) 如何区别心源性水肿和肾源性水肿？

18) 理解和熟记意识障碍分级诊断标准。

（陈宜刚　陈冬桂　赵远芳　王　燕　付少平）

第三章 身体评估

【教学目标】

1）掌握身体评估的基本方法。
2）熟悉身体评估的内容、顺序及方法。
3）了解正常状态和异常改变。
4）掌握常见异常体征的临床意义。

患者来到医院就诊，医务人员除了通过问诊进行健康史评估外，还要对患者进行身体评估以获得疾病的客观资料。

第一节 基本检查法

案例 3－1

患者，冠心病病史 5 年，2 年前劳累后开始出现心慌、气短，休息后可缓解。2 周前因淋雨受凉后病情逐渐加重，不能平卧，在休息时也有阵发性心慌、气促，遂来医院就诊，X 线检查提示心界向左侧扩大。

讨论：可以通过哪些途径客观地评价患者的身体状况？

身体评估亦称体格检查（physical examination）是指评估者运用眼、耳、鼻、手等感官或借助于简单的检查用具（如听诊器、血压计、体温表、手电筒、叩诊锤等）对被评估者进行检查，以客观地评价其身体状况的一组最基本的检查方法。

身体评估的基本方法包括视诊、触诊、叩诊、听诊和嗅诊。

一、视诊

（1）基本概念　视诊（inspection）是评估者用视觉观察被评估对象全身（如年龄、性别、意识、发育、营养、面容、表情、体位等）及局部状态（如皮肤、黏膜、胸廓、腹部等）的评估方法。

（2）方法　视诊最好在自然光线下进行，充分暴露被检部位，必要时显露对侧相应部位，以作对比。检查深暗部位（如咽部、耳道、鼻腔等）需借助于深部照明工具如手电筒或额镜。特殊部位（如眼底、胃肠黏膜等）则需用某些仪器如眼底镜、内镜等帮助检查。

（3）注意事项　视诊要求评估者具备丰富的医学知识和临床经验，并通过深入、细致的观察，才能发现有重要意义的临床征像。**案例 3－1** 中的患者有原发性心肌损害的病史、心悸、气促，考虑左心衰的可能，通过视诊如观察到心尖搏动向左下移位，说明该患者心界向左侧扩大，提示有左心室增大。

二、触诊

（1）基本概念　触诊（palpation）是评估者用手的触觉了解被评估者身体某部有无异常的评估方法。手的不同部位对触觉的敏感度不同，其中以指腹和掌指关节的掌面皮肤最为敏感，而手

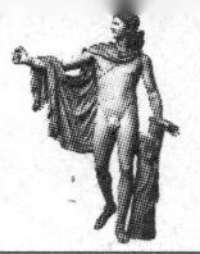

背对于温度的分辨较为敏感。

(2) 方法

1) 直接感触法：指腹、掌面或尺侧缘轻贴于体表被检查部位，主要用于检查震颤、摩擦感、心尖搏动和皮肤温度等。用手指触诊**案例 3-1** 中患者的心前区搏动，如可使指端抬起片刻，为左心室增大的可靠体征。

2) 浅部触诊法：将手轻轻放在被检查部位，利用掌指关节和腕关节的协同动作，轻柔地进行滑动触摸，触诊的深度为 1～2 cm。主要用于检查浅表器官或包块等，如浅表淋巴结、腹壁包块等。

3) 深部触诊法：用单手或双手重叠在被检查部位逐渐加压向深层触摸，触诊的深度常在 2 cm以上，有时可达为 4～5 cm。主要用于检查腹腔脏器的情况。按检查目的和要求可采用以下不同的手法。

A. 深部滑行触诊法：嘱被评估者平卧屈膝、腹式呼吸，尽量放松腹肌，评估者以手掌置于腹壁，随被检查者每次呼气，利用并拢的第 2、第 3、第 4 指末端逐渐触向腹腔的脏器或包块，并在其上作上、下、左、右滑动触摸了解其形态、大小及硬度等。主要用于检查有无腹腔深部包块。

B. 双手触诊法：将左手置于被检查脏器或包块后面起到固定作用，并将被检查部位推向右手方向，使其更接近体表以利于右手触诊，主要用于肝、脾、肾和腹部肿物的触诊。

C. 深压触诊法：以并拢的 2～3 个手指逐渐深压，以探测腹腔深部病灶或确定腹腔压痛点，如阑尾压痛点、胆囊压痛点等。检查反跳痛时，则在深压的基础上迅速将手抬起，询问被评估者有无疼痛加剧或观察面部是否出现痛苦表情，引出反跳痛提示炎症已波及到腹膜壁层。

D. 冲击触诊法：用 3～4 个并拢的指端，取 70°～90°角，放于腹壁相应部位，连续作几次急促而较有力的冲击动作，通过指端以感触有无浮动的肿块或脏器。主要用于有大量腹水且伴有脏器肿大或肿块的患者。

(3) 注意事项　触诊的手要温暖、干燥，触诊前应教会被评估者进行深而均匀的腹式呼吸。下腹部检查时需先排尿，以免将充盈膀胱误诊为包块，有时甚至需要排除粪便。触诊时注意由浅而深、由轻到重，由健侧开始，腹部触诊先从左下腹开始，沿逆时针方向，并注意比较病变区与健康部位，观察被评估者的表情，尤其是检查压痛、反跳痛等。

三、叩诊

(1) 基本概念　叩诊(percussion)是以手指叩击或以手掌拍击被检查部位，使之振动而产生音响，根据所听到的音响和所感到的振动，来评估有无异常的检查方法。

(2) 方法

1) 间接叩诊法：左手中指第二指节紧贴于叩诊部位，其余四指及手掌略抬高，勿与体表接触。右手指自然弯曲，利用腕关节的活动使中指指端垂直地叩击左手中指第二指节，叩后右手立即抬起(图 3-1)。叩击动作应轻柔、灵活、短促、富有弹性，在每一部位叩击 2、3 下，不明确时可再叩 2～3 下。主要用于胸部及腹部检查。**案例 3-1** 中的患者考虑左心衰的可能，通过间接叩诊如叩出心左界向左下扩大，提示有左心室增大。

2) 直接叩诊法：用右手中间 3 指的掌面直接拍击被检查的部位，主要用于胸部或腹部面积较广泛的病变，如大量胸水、腹水等。用拳或叩诊锤直接叩击被检查部位，观察有无疼痛反应也属于直接叩诊。

(3) 叩诊音　由于被叩击部位的组织、器官因密度、弹性、含气量及与体表间距不同，所产生的音响的强度、音调及持续时间的不同，叩诊音性质可分为清音、浊音、实音、鼓音与过清音 5 种(表 3-1)。

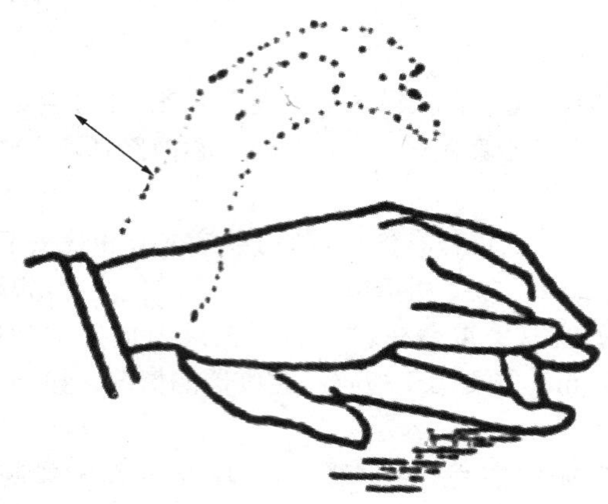

图 3-1 间接叩诊法

(4) 注意事项 尽量保持周围环境的安静，以免外在噪音混淆叩诊音。充分暴露被检查部位，放松肌肉，并注意对称部位的比较。

表 3-1 各种叩诊音的特点及临床意义

叩诊音	音响强度	音调	持续时间	正常存在部位	临床意义
清音	强	低	长	正常肺部	无
浊音	弱	高	短	心、肝被肺覆盖部分	肺炎、肺不张
实音	最弱	最高	最短	心、肝	大量胸腔积液、肺实变
鼓音	最强	低	最长	胃泡区	气胸、肺内空洞
过清音	较强	较低	较长	无	肺气肿

四、听诊

(1) 基本概念 听诊(auscultation)是直接用耳或利用听诊器来听取被检查的器官或组织发出的声音来进行评估的方法。

(2) 方法

1) 直接听诊法 用耳直接贴在被检查者的体表听诊，仅限于某些特殊或紧急情况。

2) 间接听诊法 借助听诊器进行听诊的方法，主要用于心、肺、腹部听诊。

听诊器由耳件、体件及软管 3 部分组成。体件常用有钟形和膜形两种。钟形适于听取低调声音，如二尖瓣狭窄的隆隆样舒张期杂音。膜形适于听取高调声音，如呼吸音、心音、肠鸣音。

(3) 注意事项 环境要安静，温暖，避风。听诊前应先检查听诊器各部接头是否紧密、有无松动，耳件方向是否正确，皮管有无阻塞或破裂。钟形体件与皮肤不应接触太紧，膜形体件要紧贴被检查部位。听诊时注意排除其他音响的干扰，如听心音时应注意摒除呼吸音干扰，听呼吸音时要摒除心音的干扰。

五、嗅诊

(1) 基本概念 嗅诊(olfactory examination/smelling)是评估者以嗅觉来判断发自被评估者异常气味及与疾病之间关系的一种评估方法。

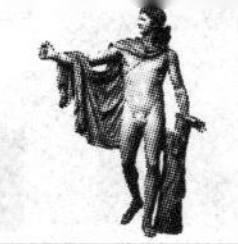

(2) 方法　评估者用手将发自被评估对象的气味轻轻扇向自己的鼻部，仔细辨别气味的特点和性质。

(3) 常见的异常气味

1) 呼吸气味：浓烈的酒味见于酒后；蒜味见于有机磷中毒；烂苹果味见于糖尿病酮症酸中毒；氨味见于尿毒症；肝臭味见于肝性昏迷。

2) 痰液味：血腥味见于大量咯血者；恶臭味提示厌氧菌感染。

3) 呕吐物：酸臭味见于幽门梗阻；粪臭味见于肠梗阻。

4) 粪便味：腐败性臭味见于消化不良；腥臭味见于细菌性痢疾。

5) 尿液味：浓烈的氨味见于膀胱炎。

6) 脓液味：恶臭者提示有气性坏疽的可能。

第二节　一般状态评估

> **案例 3-2**
>
> 患者，女性，36 岁，因怕热、多汗、多食、体重下降 1 个月余入院就诊。经检查体温 39℃，脉搏 148 次/分，呼吸 34 次/分，血压 118/64 mmHg。神志恍惚，烦躁不安，患者双眼突出，眼裂增宽，眼神炯炯发亮，体形消瘦，肌肉松弛无力，皮下脂肪菲薄。
>
> 讨论：该患者的一般状况评估中有哪些异常表现？

一般状态是我们见到患者首先要做的评估，是对患者全身状况的概括性观察。评估内容包括生命体征、意识状态、性别与年龄、发育与体型、营养、面容与表情、体位。检查方法以视诊为主，配合触诊、听诊和嗅诊。

一、生命体征

生命体征(vital sign)是标志生命活动存在与质量的重要征像，是身体评估的重要项目之一。其内容包括体温、脉搏、呼吸和血压。测量方法、正常值见《护理学基础》相关章节。体温异常的临床意义见第二章第一节发热，脉搏、呼吸、血压异常的临床意义见本章第五节胸部评估。案例 3-2 中患者生命体征的评估发现体温升高、脉搏和呼吸增快，脉压差增大。

二、意识状态

意识(consciousness)指人们觉醒时，对周围环境、自我的识别和察觉能力。根据受损的程度，意识障碍依次表现为嗜睡、意识模糊、昏睡、昏迷。检查意识状态的方法常用问诊，通过与被评估者的对话了解其思维、反应、情感活动、定向力(即对时间、人物、地点的分析能力)，必要时还要做痛觉试验、角膜反射、瞳孔对光反射等检查，详见第二章第十五节意识障碍。**案例 3-2** 中患者神志恍惚，烦躁不安判定意识状态为意识模糊。

三、性别与年龄

性别(sex)主要的观察指标是性征。评估中应注意某些疾病可使性征发生改变，如 Cushing 综合征可引起女患者男性化和少数男患者女性化。有些疾病的发病率与性别有关，如甲状腺疾

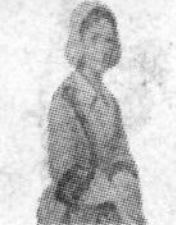

病和系统性红斑狼疮多见于女性，胃癌和食管癌多见于男性。

年龄(age)可通过问诊或观察皮肤的光泽与弹性、毛发的颜色与分布、肌肉的丰满度与张力、面部有无皱纹及其深浅、颈部皮肤有无松弛下垂和牙齿的状态等来判断。年龄与疾病的发生和预后都有一定关系，如佝偻病、麻疹、白喉多见于幼儿与儿童；结核病、风湿热等多见于青少年；动脉粥样硬化、冠心病等多见于老年人。一般情况下，青年人患病后较易恢复，老年人则预后较差。

四、发育与体型

(1) 发育　发育(development)是否正常，通常以年龄与智力、体格成长状态(如身高、体重及第二性征)之间的关系来判断。一般判断成人发育正常的指标是：胸围等于身高的一半；两上肢展开的长度约等于身高；坐高等于下肢长度。临床上的病态发育与内分泌系统疾病密切相关。

1) 巨人症：发育成熟前腺垂体功能的亢进，生长激素分泌过多，导致体格异常高大。

2) 侏儒症：发育成熟前腺垂体功能的减退，生长激素分泌过少，导致体格异常矮小。

3) 呆小症：发育成熟前甲状腺功能减退，甲状腺素分泌过少，导致体格矮小，智力低下。

(2) 体型　体型(habitus)包括骨骼、肌肉的生长与脂肪的分布状态等。临床上将成人的体型分为3种。

1) 正力型(匀称型)：身体各部分匀称适中。

2) 无力型(瘦长型)：身高肌瘦，颈长肩窄，胸廓扁平，腹上角<90°。

3) 超力型(矮胖型)：身短粗壮，颈短肩宽，胸围宽厚，腹上角>90°。

五、营养状态

营养(nutrition)状态的好坏，通常可作为评价健康或疾病程度的标准之一。

1. 营养状态的评估

(1) 一般资料　通过与被评估者交谈了解每日的饮食情况、活动量、有无饮食限制、心理社会等因素。

(2) 测量体重　测量一定时间内的体重增减情况是观察营养状态最常用的方法，应于清晨、空腹、排空大小便后，着单衣裤立于体重计中心进行测量。男性标准体重(kg)＝身长(cm)－105，女性标准体重(kg)＝身长(cm)－105－2.5。体重在标准体重±10%以内者为正常；低于标准体重的10%～20%为消瘦；低于20%以上为明显消瘦；极度消瘦称恶液质；体重超过标准体重10%～20%为超重；超过20%以上为肥胖。由于体重受身高的影响较大，目前常用体质指数(body mass index，BMI)来衡量体重是否正常。计算方法为BMI＝体重(kg)/身高^2(m^2)，我国健康成人正常体质指数为18.5～24，指数<18.5为消瘦，指数>30为肥胖。

(3) 皮褶厚度测量　皮下脂肪与营养状态关系密切。采用工具皮脂卡，测量肩胛下、肱三头肌和脐旁等处的皮下脂肪厚度来评价营养状态，其中肱三头肌皮褶厚度测量最常用。测量时被评估者手臂放松下垂，掌心对着大腿侧面，评估者站在被评估者背面，以拇指与示指在肩峰和鹰嘴连线的中点捏起皮褶，用皮脂卡测量，于夹住后3秒内读数，重复3次取其平均值。标准厚度男性为(13.1±6.6)mm，女性为(21.5±6.9)mm。

2. 营养状态分级

营养状态的分级可根据皮肤黏膜、皮下脂肪、肌肉、毛发等综合判断。临床上常用良好、中等、不良3个等级对营养状态进行描述(表3-2)。**案例3-2**中的患者体形消瘦，肌肉松弛无力，皮下脂肪菲薄，营养状态分级属于不良。

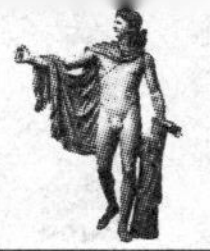

表 3－2 营养状态分级

比较项目	良好	中等	不良
皮肤黏膜	红润、有光泽、弹性良好	介于两者之间	干燥、弹性减低
皮下脂肪	丰满	介于两者之间	菲薄
肌肉	结实	介于两者之间	松弛无力
指甲、毛发	润泽	介于两者之间	粗糙无光泽，毛发稀疏、易脱落
肋间隙、锁骨上窝	深浅适中	介于两者之间	凹陷
体重和体质指数	正常范围或略高于正常	介于两者之间	明显低于正常

3. 常见的营养异常

(1) 消瘦　多由于摄食障碍或消化障碍、慢性消耗性疾病如长期活动性肺结核、恶性肿瘤、甲亢等所致。

(2) 肥胖　包括单纯性肥胖和继发性肥胖。前者全身脂肪分布均匀，一般无异常表现，常有一定的遗传倾向。后者多由某些内分泌疾病引起，脂肪分布多有显著特性。如肾上腺皮质功能亢进症表现为向心性肥胖，以面部(满月脸)、肩背部(水牛肩)、腰腹部为主，而四肢不明显。

六、面容与表情

某些疾病出现特殊面容(facial features)与表情(expression)，对诊断颇有帮助。

(1) 急性病容　面色潮红、表情痛苦，可伴鼻翼扇动，口唇疱疹等。常见于急性发热性疾病，如肺炎球菌性肺炎、疟疾、败血症等。

(2) 慢性病容　面色晦暗或苍白，面容憔悴，双目无神。见于慢性消耗性疾病，如恶性肿瘤、肝硬化、严重结核病等。

(3) 贫血面容　面色苍白，唇舌色淡，表情疲惫。见于各种原因所致的贫血。

(4) 甲状腺功能亢进面容　眼裂增大，眼球突出，瞬目减少，兴奋不安，烦躁易怒或惊愕表情(图 3－2)。见于甲状腺功能亢进。案例中的患者双眼突出，眼裂增宽，眼神炯炯发亮，为甲状腺功能亢进面容。

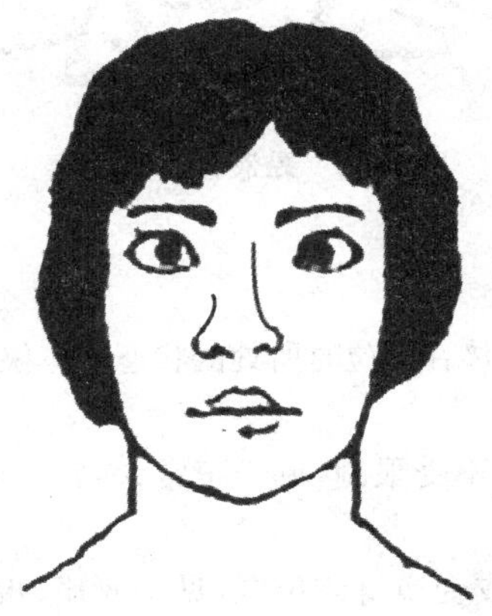

图3－2　甲状腺功能亢进面容

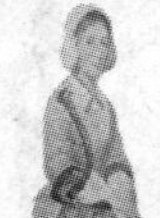

(5) 二尖瓣面容　面色晦暗,双颊紫红,口唇发绀(图 3-3)。见于风湿性心脏病二尖瓣狭窄。

(6) 满月面容　面如满月,皮肤发红,常有痤疮,女性可有小须(图 3-4)。见于肾上腺皮质功能亢进症及长期应用糖皮质激素的患者。

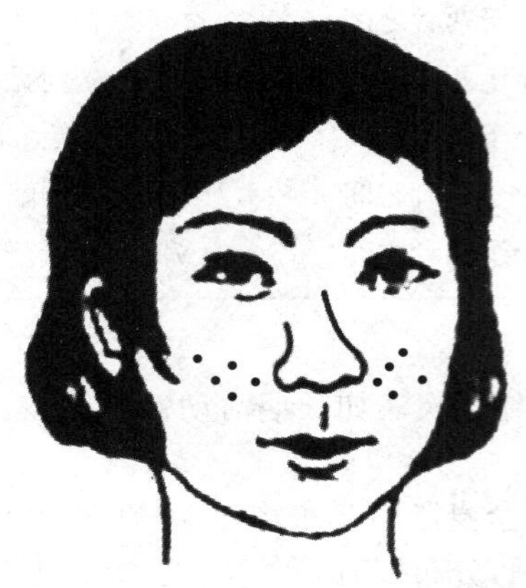

图 3-3　二尖瓣面容

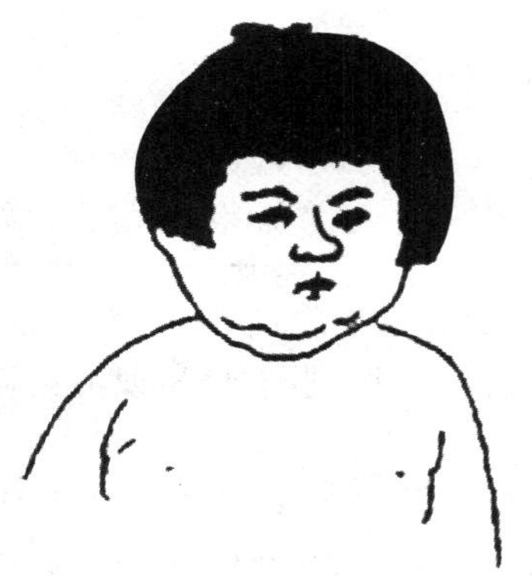

图 3-4　满月面容

(7) 黏液性水肿面容　颜面浮肿苍白,睑厚面宽,目光呆滞,反应迟钝,表情淡漠,眉毛、头发稀疏(图 3-5)。见于甲状腺功能减退症。

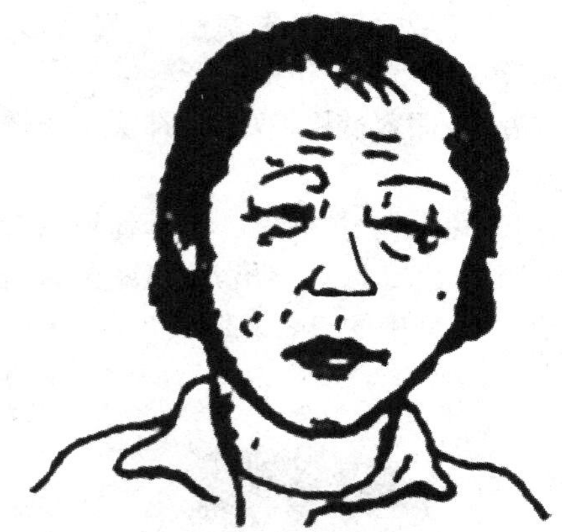

图 3-5　黏液性水肿面容

七、体位

体位(position)是指被评估者身体在卧位时所处的状态。体位对某些疾病的诊断具有一定意义。

1. 自主体位

自主体位是指身体活动自如,不受限制,见于正常人、轻症或疾病早期。

2. 被动体位

被动体位是指不能自己调整或变换身体位置,见于瘫痪、极度衰弱或意识丧失的患者。

3. 强迫体位

强迫体位是指为了减轻疾病的痛苦被迫采取的体位。

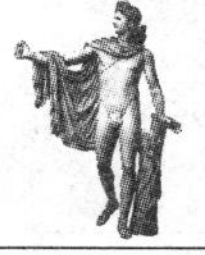

(1) 强迫仰卧位　仰卧且双腿屈曲,以减轻腹肌紧张。见于急性腹膜炎等。

(2) 强迫俯卧位　俯卧以减轻脊背肌肉的紧张。常见于脊柱疾病。

(3) 强迫侧卧位　患侧卧位,以减轻疼痛,并有利于健侧代偿呼吸。见于一侧胸膜炎和大量胸腔积液。

(4) 强迫坐位(端坐呼吸)　坐位,两手置于膝盖或扶持床边,以使膈肌下降,增加肺容量,减少下肢回心血量,减轻心脏负担。见于心肺功能不全者。

(5) 强迫蹲位　步行或其他活动的过程中,由于感到呼吸困难和心悸而采取蹲踞体位或膝胸位以缓解症状。见于发绀型先天性心脏病。

(6)角弓反张位　因颈及背部肌肉强直,头部极度后仰,屈背挺胸呈弓形。见于破伤风、小儿脑膜炎。

第三节　皮肤、浅表淋巴结评估

案例 3－3

患者,女,53 岁,有慢性乙型肝炎病史 20 余年,对患者进行皮肤评估时发现,巩膜和软腭黏膜明显黄染,面部有色素沉着,可见直径 3～5 mm 的散在出血斑点,大小鱼际处皮肤发红,加压后褪色,面部和颈部有形似蜘蛛的血管痣,大小不等,下肢皮肤紧张发亮。

讨论:该患者皮肤评估有哪些异常表现,是什么原因引起的?

一、皮肤

皮肤(skin)的异常改变不仅见于皮肤本身的病变,还可由多种全身性疾病引起,所以皮肤评估通常与身体其他部位评估同时进行。皮肤的评估应在良好的自然光线下进行,主要通过视诊,必要时可结合触诊。

1. 颜色

(1) 苍白　皮肤黏膜苍白可由贫血、末梢毛细血管痉挛或充盈不足所引起,如寒冷、惊恐、休克等。检查时主要观察甲床、结膜、口腔黏膜及舌质颜色。

(2) 发红　皮肤发红是由于毛细血管扩张充血、血流加速及红细胞增多所致。生理情况下见于运动、饮酒、情绪激动等;病理情况下见于发热性疾病(如肺炎球菌性肺炎、猩红热)以及某些中毒(如阿托品、一氧化碳中毒)。

(3) 发绀　皮肤黏膜呈青紫色,主要为单位容积内还原血红蛋白量增多引起,见于心、肺疾病,亚硝酸盐中毒等。舌、口唇、耳垂、面颊、肢端是常见部位。

(4) 黄染　皮肤黏膜呈黄色是由于胆红素代谢紊乱,导致血清中胆红素浓度增高所致,见于胆道阻塞、肝细胞损害或溶血性疾病。轻者见于巩膜、软腭,重者见于皮肤。

(5) 色素沉着　由于表皮基底层的黑色素增多,导致部分或全身皮肤色泽加深。明显的色素沉着常见于慢性肾上腺皮质功能减退症(Addison 病)、肝硬化、肝癌晚期以及长期使用某些药物(如砷剂)等。妊娠妇女面部、额部可出现棕褐色对称性色素斑片,称为妊娠斑。老年人全身或面部也可出现散在的色素斑片,称为老年斑。

(6) 色素脱失　皮肤丧失原有的色素,是由于酪氨酸酶缺乏导致体内的酪氨酸不能转化为多巴胺而形成黑色素所引起。常见的有白癜风、白斑和白化症。

2. 湿度

(1) 多汗　见于风湿病、结核病、甲状腺功能亢进、佝偻病。

(2) 冷汗　手脚皮肤发凉而大汗淋漓称为冷汗，见于休克、虚脱。

(3) 盗汗　夜间睡后出汗称为盗汗，是结核病的常见征像。

(4) 无汗　皮肤异常干燥，见于维生素 A 缺乏、尿毒症、脱水等。

3. 温度

评估者以指背触摸皮肤来评估皮肤温度。全身皮肤发热见于高热、甲状腺功能亢进；发凉见于休克、甲状腺功能减退等。局部皮肤发热见于疖肿、丹毒等炎症；肢端发冷可见于雷诺病。

4. 弹性

皮肤弹性即皮肤紧张度，与年龄、营养状态、皮下脂肪及组织间隙所含液体量有关。儿童及青年人皮肤富有弹性，中年以后弹性减低，老年人弹性差。评估时常取手背或上臂内侧部位，用拇指与示指捏起皮肤，片刻后松手，正常人于松手后皮肤皱褶迅速平复。弹性减弱时皮肤皱褶平复缓慢，见于长期消耗性疾病或严重脱水患者。

5. 水肿

组织间隙内液体积聚过多称为水肿。指压局部组织后出现凹陷，为凹陷性水肿，多由水钠潴留所致。指压后局部组织无凹陷，为非凹陷性水肿，多由黏蛋白或淋巴液积聚所致，如黏液性水肿及象皮肿。根据水肿的轻重程度不等，可分为。

(1) 轻度　仅见于皮下组织疏松处与下垂部位，如眼睑、踝部、胫前以及卧位时的腰骶部等，指压后凹痕较浅，平复较快。

(2) 中度　全身组织均可见明显水肿，指压后凹陷较深，恢复较慢。

(3) 重度　全身组织严重水肿，低垂部位皮肤绷紧而光亮，甚至有液体渗出。外阴部水肿明显，常伴有胸、腹腔及鞘膜腔内积液。

6. 皮肤损害

(1) 皮疹　多为全身性疾病的征像之一。检查时应仔细地观察其出现部位、形态、大小、颜色、分布，询问出疹顺序、持续及消退时间、有无痛痒和脱屑等情况，触诊是平坦或隆起，压之是否褪色等。常见皮疹如下：

1) 斑疹：局部皮肤发红，一般不隆起于皮肤表面，见于丹毒、风湿性多形性红斑。

2) 玫瑰疹：为鲜红色圆形斑疹，直径为 2～3 mm，手指按压可褪色，松开再现，多出现于胸腹部，是对伤寒或副伤寒具有诊断意义的特征性皮疹。

3) 丘疹：除局部颜色改变外，病灶凸出皮面。见于麻疹、猩红热、湿疹等。

4) 斑丘疹：在丘疹周围有皮肤发红的底盘，见于风疹、药物疹、猩红热等。

5) 荨麻疹：为隆起皮面的苍白色或红色的局限性水肿，大小不等，形态各异，常伴瘙痒，消退后不留痕迹。见于各种异体蛋白性食物或药物过敏。

(2) 压疮　又称压力性溃疡，为局部组织长期受压，血液循环障碍，持续缺血、缺氧、营养不良所致的皮肤损害。易发生于枕部、耳郭、肩胛部、脊柱、肘部、髋部、骶尾部、膝关节内外侧、内外踝、足跟等身体受压较大的骨突部位。根据组织损伤程度，可将压疮分为 4 期，即淤血红润期、炎性浸润期、浅度溃疡期、坏死溃疡期。详见《护理学基础》相关章节。

(3) 皮下出血　见于出血性疾病、重症感染、某些中毒及外伤等。直径＜2 mm 称为淤点，直径为 3～5 mm 为紫癜，直径＞5 mm 为淤斑，片状出血伴皮肤显著隆起者为血肿。小的皮下出血点应与皮疹相鉴别，皮疹在加压时可褪色，出血点加压时不褪色。

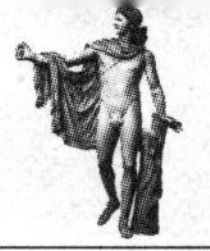

(4) 蜘蛛痣和肝掌　为皮肤小动脉末端分支性扩张所形成的血管痣，形似蜘蛛，其发生与体内雌激素增高有关，见于慢性肝炎、肝硬化。主要出现于上腔静脉分布的区域内，如面、颈、手背、上臂、前胸和肩部等处。评估时用火柴杆压迫痣中心，可见其辐射状小血管网消失，去除压力后又复出现。此外，慢性肝病患者手掌大、小鱼际处常发红，加压后褪色，称肝掌，其发生机制与蜘蛛痣相同。

案例 3－3 中患者由于有慢性乙型肝炎病史 20 余年，肝细胞损害，胆色素代谢障碍导致血清中胆红素浓度升高，出现了巩膜和软腭黏膜明显黄染；肝病引起黑色素增多，患者表现为面部有色素沉着；由于肝病导致凝血功能障碍，患者出现直径为 3～5 mm 的散在出血斑点，即皮肤紫癜；同时，由于肝功能减退对雌激素的灭活能力下降，体内雌激素水平增高，患者大小鱼际处皮肤发红，加压后褪色，面部和颈部有形似蜘蛛的血管痣，即出现肝掌和蜘蛛痣；由于肝对醛固酮和抗利尿激素的灭活作用减弱，患者有钠水潴留，出现下肢皮肤紧张发亮，即水肿。

二、浅表淋巴结

淋巴结(lymph node)分布于全身，评估时只能检查身体各部的浅表淋巴结。正常浅表淋巴结直径多为 0.2～0.5 cm，质地柔软、表面光滑，与周围组织无粘连，不易触及，也无压痛。

1. 浅表淋巴结分布

人体浅表淋巴结呈组群分布，每个组群的淋巴结收集一定区域的淋巴液。局部炎症或肿瘤可引起相应区域的淋巴结肿大。

(1) 耳前淋巴结　收集上面部、耳郭及外耳道淋巴液。

(2) 耳后、乳突淋巴结　收集头皮范围内的淋巴液。

(3) 枕后淋巴结　收集枕部、颈部深层肌肉的淋巴液。

(4) 颌下淋巴结　收集口底、颊黏膜、牙龈等处的淋巴液。

(5) 颏下淋巴结　收集颏下三角区组织、唇和舌部的淋巴液。

(6) 颈前淋巴结　收集来自舌骨下方及喉、甲状腺、气管等器官的淋巴液。

(7) 颈后淋巴结　收集枕部、耳后、肩胛上等处的淋巴液。

(8) 左锁骨上淋巴结　收集食管、胃等器官的淋巴液。

(9) 右锁骨上淋巴结　收集气管、胸膜、肺等处的淋巴液。

(10) 腋窝淋巴结　收集乳房、胸壁、臂部淋巴液。

(11) 腹股沟淋巴结　收集会阴部和下肢的淋巴液。

2. 评估方法

检查淋巴结时主要采用触诊。检查顺序：耳前、耳后、乳突区、枕骨下区、颌下、颏下、颈前三角、颈后三角、锁骨上窝、腋窝、滑车上、腹股沟、腘窝等。

1) 颈部淋巴结检查：面向被评估者，嘱其头稍低或偏向检查侧，使皮肤或肌肉放松，四指并拢，放在检查部位，左手触诊右侧，右侧触诊左侧，由浅入深滑动触摸。

2) 锁骨上淋巴结检查：面向被评估者，示、中指并拢，在锁骨上窝内由浅部逐渐触摸至锁骨后深部。

3) 腋窝淋巴结、滑车上淋巴结检查：面向被评估者，左手握住评估对象左前臂使其稍外展抬高约 45°，右手指并拢，掌面贴近近侧壁向上逐渐触诊达腋窝顶部(图 3－6)。以左手手指触摸被评估者左滑车上淋巴结(图 3－7)，重复以上方法检查右腋窝及右滑车上淋巴结。

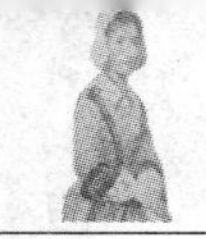

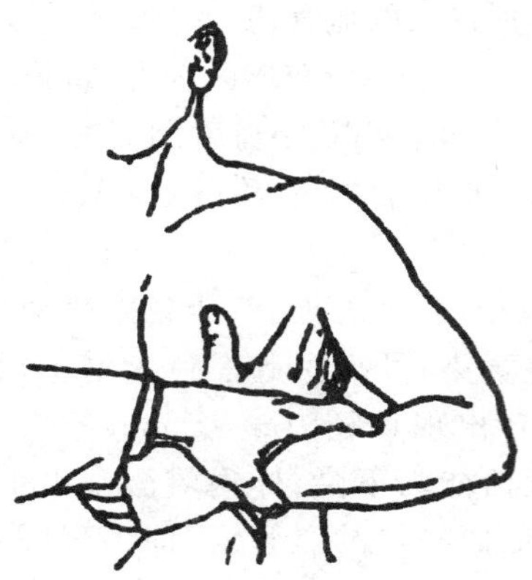
图 3-6　腋窝淋巴结的触诊方法

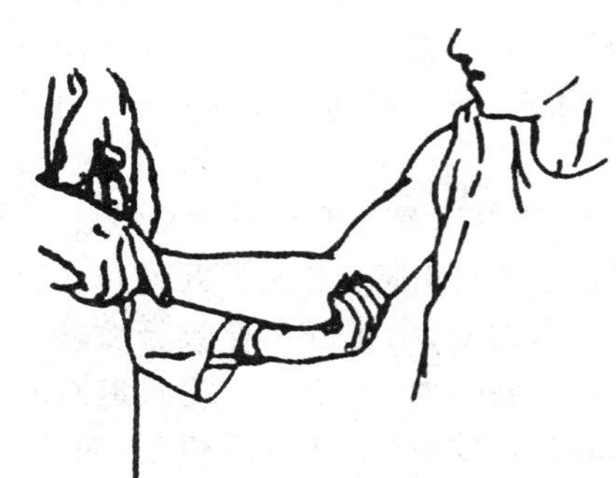
图 3-7　滑车上淋巴结的触诊方法

触及肿大的淋巴结要注意其部位、大小、数量、硬度、压痛、活动度、有无粘连，局部皮肤有无红肿、瘢痕及瘘管等，同时寻找引起淋巴结肿大的原发病灶。

3. 淋巴结肿大的临床意义

(1) 局部淋巴结肿大

1) 非特异性淋巴结炎：相应部位的急、慢性炎症，如牙龈炎引起颈部淋巴结肿大，初起时柔软，有压痛，表面光滑，无粘连。慢性期较硬，但仍可缩小或消退。

2) 淋巴结结核：多发生于颈部血管周围，呈多发性，质地稍硬，大小不等，可互相粘连，或与周围组织粘连，晚期破溃后形成瘘管。

3) 恶性肿瘤淋巴结转移：转移淋巴结质地坚硬或有象皮样感，与周围组织粘连，不易推动，一般无压痛。肺癌多向右侧锁骨上窝转移；胃癌、食管癌多向左侧锁骨上淋巴结群转移，称Virchow淋巴结；腋窝淋巴结肿大见于乳腺癌转移；颈部淋巴结肿大见于鼻咽癌转移。

(2) 全身淋巴结肿大

淋巴结遍及全身，大小不等，无粘连，质地与病变性质有关，可见于淋巴瘤、白血病、传染性单核细胞增多症等。

第四节　头部和颈部评估

> **案例 3-4**
>
> 患者，女性，35岁，因怕热、多汗、多食、体重下降2个多月，入院就诊。体检时能明显看到脖子肿大，触诊肿大的甲状腺在胸锁乳突肌以内。初步诊断为甲状腺功能亢进症。
>
> 讨论：如何判断该患者甲状腺肿大的程度？

头部及面部器官的检查主要靠视诊，必要时配合触诊。常用的检查用具有软尺、压舌板和手电筒。

一、头部

(1) 头发　注意头发颜色、密度、分布、质地，有无脱发。

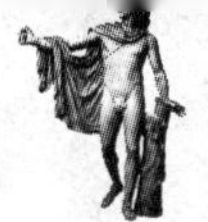

(2) 头皮　观察有无头皮屑、头癣、炎症、外伤、血肿及瘢痕等。

(3) 头颅　注意头颅大小、外形及有无异常运动。头颅大小以头围来衡量，测量时以软尺自眉间开始到颅后通过枕骨粗隆绕头一周。成人头围平均≥53 cm。头颅的大小异常或畸形可成为一些疾病的典型体征。

1) 小颅：小儿囟门过早闭合，形成小头畸形，常伴智力障碍。

2) 方颅：头顶平坦呈方形，且前额左右突出。多见于小儿佝偻病。

3) 巨颅：头颅增大，颜面很小，头皮静脉充盈。由于颅内压增高，压迫眼球，形成双目下视，巩膜外露的特殊表情，称落日现象，见于脑积水。

(4) 头部异常运动　头部运动受限，见于颈椎疾病；头部不随意地颤动，见于震颤麻痹(Parkinson 病)；与颈动脉搏动一致的点头运动称缪塞征(Musset sign)，见于严重主动脉瓣关闭不全。

二、头部器官

1. 眼

评估时一般按从外向内的顺序进行。

(1) 眼眉　外侧 1/3 眉毛过分稀疏或脱落，见于黏液性水肿、腺垂体功能低下，特别稀疏者应注意麻风病。

(2) 眼睑

1) 眼睑水肿：因眼睑组织疏松，某些疾病引起体液潴留时，首先出现眼睑水肿。临床常见于肾炎、贫血、营养不良、血管神经性水肿等。

2) 眼睑闭合障碍：双侧眼睑闭合障碍见于甲状腺功能亢进引起的突眼；单侧眼睑闭合障碍见于面神经麻痹。

3) 眼睑下垂：双侧眼睑下垂见于重症肌无力；单侧眼睑下垂提示动眼神经麻痹；一侧上眼睑下垂，眼球下陷，瞳孔缩小及同侧面部无汗称霍纳综合征(Honer's syndrome)，为该侧颈交感神经麻痹所致。

(3) 结膜　检查上眼睑结膜时，嘱被评估者向下看，用示指和拇指捏起上睑中部边缘，轻轻向前下方牵拉，同时示指轻向下压，配合拇指将睑缘向上捻转，即可使上眼睑外翻。检查下眼睑结膜时，嘱被评估者向上看，用拇指将下眼睑向下翻开。结膜苍白见于贫血；发黄见于黄疸；充血见于结膜炎、角膜炎；散在的多少不等的出血点见于亚急性感染性心内膜炎、败血症；颗粒与滤泡见于沙眼。

(4) 巩膜　巩膜为不透明瓷白色。巩膜黄染多见于黄疸，其特点为均匀分布。中年以后在内眦部可出现黄色斑块，为脂肪沉着所形成，这种斑块呈不均匀分布。

(5) 角膜　用手电筒由角膜斜方照射进行视诊，观察角膜的光泽、透明度、有无白斑、云翳、溃疡、软化及新生血管。发生在瞳孔部位的白斑和云翳可影响视力；角膜干燥、无光、软化见于维生素 A 缺乏；角膜周围血管增生见于严重沙眼；角膜边缘出现灰白色混浊环，是类脂质沉着的结果，多见于老年人，又称老年环；角膜边缘出现棕褐色环称凯-佛(Kayser－Fleischer)环，为铜代谢障碍所致，见于肝豆状核变性。

(6) 眼球

1) 眼球突出与下陷：双侧眼球突出见于甲状腺功能亢进；单侧眼球突出多见于局部炎症或眶内占位性病变。双侧眼球下陷见于严重脱水；单侧眼球下陷见于霍纳综合征。

2) 眼球运动：嘱被评估者头部固定，一般先检查左眼，再检查右眼。评估者伸右臂，竖食指，放在被评估者眼前约 40 cm 左右，嘱其注视。手指按水平向外→外上→外下→水平向内→内

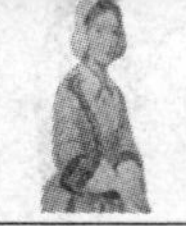

上→内下顺序移动。检查每个方向时，都要从中位开始(即两眼平视前方)，不能将各方向连起来画圆圈。观察有无眼球震颤、斜视、复视等。当动眼神经、滑车神经、展神经麻痹时，出现眼球运动障碍伴复视。颅内炎症、肿瘤、脑血管病变可使支配眼肌运动的神经麻痹出现斜视。自发的眼球震颤见于耳源性眩晕、小脑疾患。

(7) 瞳孔　瞳孔为危重患者的重要监测项目，可提示中枢神经的一般功能状况。检查时要注意瞳孔大小、形状，双侧是否等大、等圆，对光反射敏捷、迟钝或消失，集合反射是否存在。

1) 瞳孔大小和形状：正常人两侧瞳孔等大，呈圆形，直径为3～4 mm。瞳孔缩小见于吗啡、氯丙嗪等药物过量或有机磷中毒；瞳孔扩大见于阿托品、可卡因等药物反应；双侧瞳孔大小不等，常提示颅内高压、脑疝形成，见于脑外伤、脑肿瘤、颅内出血等。

2) 瞳孔对光反射：检查时光源从侧方照入瞳孔，观察瞳孔的收缩情况。正常人瞳孔经光照射后立即缩小，移开光源后瞳孔迅速复原，称直接对光反射。当光源照射一侧瞳孔时，评估者用一手挡住光源，以免对侧瞳孔受光线的直接照射，仍然可以观察到对侧瞳孔也立即缩小，称间接对光反射。瞳孔对光反射迟钝或消失，见于昏迷患者；两侧瞳孔散大并伴对光反射消失见于濒死状态的患者。

3) 集合反射(调节与会聚反射)：嘱被评估者注视1 m外评估者的手指，然后将手指逐渐移近眼球约10 cm处，正常人瞳孔缩小(调节反射)，同时双侧眼球向内聚合(会聚反射)。甲状腺功能亢进时集合反射减弱；动眼神经功能受损时，集合反射消失。

(8) 视力　视力检查包括远视力和近视力。检查远视力用远距离视力表，在距视力表5 m处能看清“1.0”行视标者为正常视力。若视力达不到正常，需通过凹透镜可矫正者为近视，通过凸透镜可矫正者为远视。检查近视力用近视力表，在距近视力表33 cm处能看清“1.0”行视标者为正常近视力。随年龄增长，晶状体弹性逐渐降低，造成近视力减低者称老视。

(9) 眼底检查　需在暗室或光线暗处用眼底镜进行观察。视神经乳头水肿见于颅内压增高。视网膜上有点、片状出血，或有软性或硬性渗出物见于原发性高血压、糖尿病、慢性肾炎及白血病等。

2. 耳

(1) 外耳和乳突　注意外耳有无畸形及分泌物，乳突有无压痛。外耳道有黄色液体流出并有痒痛者为外耳道炎；有血液或脑脊液流出，提示颅底骨折；外耳道如有脓性分泌物为中耳炎；痛风患者可在耳郭上触及痛性小而硬的白色结节，为尿酸钠沉积所致，称痛风结节。

(2) 听力　听力检查方法有粗略法和精确法两种。

1) 粗略法：在静室内被评估者闭目坐于椅上，用手指堵塞非受检耳，评估者立于背后手持嘀答表或用捻指声从1 m以外逐渐移向耳部，直至听到为止。约在1 m处听到嘀答声或捻指声为听力正常。

2) 精确法：使用规定频率的音叉或电测听器设备进行的测试。听力减退见于外耳道耵聍或异物、局部或全身动脉硬化、听神经损害等。

3. 鼻

检查时注意鼻部皮肤颜色、外形、鼻道是否通畅，有无鼻翼扇动，有无脓、血性分泌物，鼻窦有无压痛。

(1) 鼻外形　鼻尖和鼻翼皮肤发红，伴毛细血管扩张和组织肥厚称酒渣鼻。鼻梁部皮肤出现红色水肿斑块，并向两侧面颊部扩展，呈蝶状，见于系统性红斑狼疮。鼻腔部分或完全阻塞，外鼻变形，鼻梁宽而平，称蛙状鼻，见于鼻息肉。鼻梁塌陷称马鞍鼻，见于鼻骨骨折或先天性梅毒。

(2) 通畅性　压住一侧鼻孔，让被评估者闭口用另一鼻孔呼吸，正常人空气流通无阻。呼吸不畅见于鼻中隔重度偏曲、鼻息肉、鼻炎及鼻黏膜肿胀。

(3) 鼻翼扇动　吸气时鼻孔开大，呼气时回缩，称鼻翼扇动。见于高度呼吸困难者，如支气

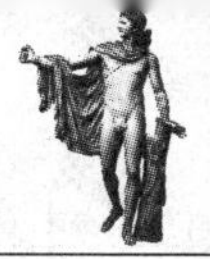

管哮喘或心源性哮喘发作及小儿肺炎等。

(4) 鼻腔分泌物　分泌物清稀无色为卡他性炎症，黏稠发黄的脓性分泌物为鼻或鼻窦化脓性炎症。

(5) 鼻出血　常见于外伤、鼻腔感染、局部血管损伤、鼻腔肿瘤、某些发热性传染病如流行性出血热、伤寒等。

(6) 鼻窦　包括上颌窦、额窦、筛窦、蝶窦共4对，各对鼻窦口均与鼻腔相通，引流不畅时易发生鼻窦炎，表现为鼻塞、流涕、头痛和鼻窦压痛。

1) 检查上颌窦：检查者双手固定患者的两侧耳后，将拇指分置于左右颧部向后按压，询问有无压痛。

2) 检查额窦：两手固定头部，双手拇指指腹于眼眶上缘内侧向后、向上按压，询问有无压痛。

3) 检查筛窦：双手固定患者两侧耳后，双侧拇指分别置于鼻根部与眼内眦之间向后方按压，询问有无压痛。

4) 因蝶窦的解剖位置较深，不能在体表进行检查。

4. 口

检查时从外向内顺序如下：口唇、口腔黏膜、牙齿和牙龈、舌、口咽、口腔气味、腮腺等。

(1) 口唇　注意口唇颜色、有无疱疹、口角糜烂或歪斜。

1) 口唇苍白：见于贫血、虚脱、主动脉瓣关闭不全。

2) 口唇发绀：见于心肺功能不全。

3) 口唇呈樱桃红色：见于一氧化碳中毒。

4) 口唇疱疹：为发生在口唇黏膜与皮肤交界处的成簇小水疱，伴痒痛感，1周左右结痂，为单纯疱疹病毒感染所致。如急性发热性疾病者如大叶性肺炎、感冒、流行性脊髓膜炎等。

5)口角糜烂：见于核黄素缺乏。

6)口角歪斜：面神经麻痹或脑血管意外。

(2) 口腔黏膜　用压舌板撑开被评估者的口腔，用手电筒照明，观察口腔黏膜。注意口腔黏膜的颜色，有无出血点、溃疡及真菌感染。

1) 口腔黏膜色素沉着：有蓝黑色斑片状色素沉着，见于肾上腺皮质功能减退。

2) 麻疹黏膜斑：若在相当于第二磨牙的颊黏膜处出现帽头针大小的白色斑点，周围有红晕，为麻疹黏膜斑，是麻疹的早期征像。

3) 黏膜疹：黏膜肿胀、充血并伴有小出血点，称为黏膜疹，多呈对称性，见于猩红热、风疹及某些药物中毒等。

4) 鹅口疮：黏膜上有白色或白色乳凝块样物，称为鹅口疮，为白色念珠菌感染，多见于衰弱的儿童、老年人或长期使用广谱抗生素和抗肿瘤药物后。

(3) 牙齿及牙龈　视诊时注意牙齿的颜色、形状、数目、有无龋病、缺齿、残根或义齿。有牙齿疾患时应按下列格式标好部位。

上

右	⑧ ⑦ ⑥ ⑤ ④ ③ ② ①	① ② ③ ④ ⑤ ⑥ ⑦ ⑧	左
	⑧ ⑦ ⑥ ⑤ ④ ③ ② ①	① ② ③ ④ ⑤ ⑥ ⑦ ⑧	

下

注　①中切牙；②侧切牙；③尖牙；④第一前磨牙；⑤第二前磨牙；⑥第一磨牙；⑦第二磨牙；⑧第三磨牙。

例如，左右上4及右下3为龋齿记录为：

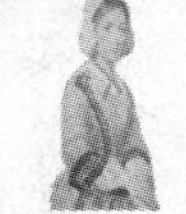

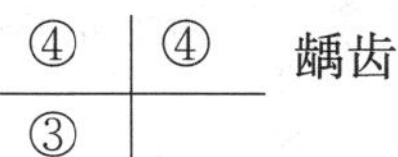

检查牙龈时要注意牙龈颜色、有无肿胀、溢脓、溃疡及出血。正常牙龈呈粉红色。牙龈的游离缘出现蓝黑色铅线为慢性铅中毒的表现，牙周炎时可见齿龈肿胀、溢脓。齿龈出血见于牙石或出血性疾病。

(4) 舌　让被评估者将舌伸出，舌尖翘起，左右侧移，以观察舌质、舌苔及舌的运动情况。正常人舌质淡红，表面湿润，覆有薄白苔，伸舌居中，活动自如无颤动。

1) 舌呈紫色：见于心肺功能不全。

2) 地图舌：核黄素缺乏时舌上有不规则隆起上皮。

3) 草莓舌：猩红热患者舌乳头增大呈鲜红色。

4) 镜面舌：贫血时舌面光滑、舌质淡。

5) 干燥舌：严重脱水、使用阿托品等患者舌面干燥，舌体缩小。

6) 伸舌时有细震颤：见于甲状腺功能亢进。

7) 伸舌偏斜：见于舌下神经麻痹。

(5) 咽部及扁桃体　被评估者坐于椅上，面对光源，头稍后仰，张口发“啊”音，用压舌板将舌前2/3与后1/3的交界处迅速下压，此时软腭上抬，在照明的配合下即可看到软腭、腭垂、舌腭弓、咽腭弓、扁桃体、咽后壁等。注意其颜色、对称性，有无充血、肿胀、分泌物及扁桃体的大小。

1) 急性咽炎：咽部充血、红肿、分泌物增多。

2) 慢性咽炎：咽黏膜表面粗糙，可见呈簇状增生的淋巴滤泡。

3) 急性扁桃体炎：扁桃体肿大、充血，表面有黄白色的分泌物，易于拭去，此可与咽白喉鉴别。扁桃体肿大分三度(图3-8)：扁桃体未超出咽腭弓为Ⅰ度肿大，超出咽腭弓为Ⅱ度肿大，达到或超出咽后壁正中线为Ⅲ度肿大。

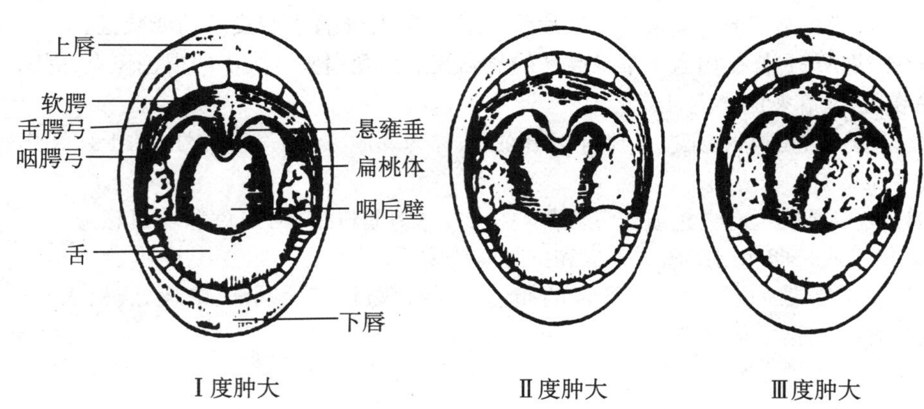

图3-8　扁桃体肿大分度

(6) 口腔气味　牙龈炎、牙周炎、龋齿、消化不良可致口臭；牙龈出血为血腥味；尿毒症者有尿味；糖尿病酮症酸中毒者有烂苹果味；肝坏死者有肝臭味；有机磷农药中毒有大蒜味。

(7) 腮腺　正常时腮腺腺体薄软，不能触及其轮廓。腮腺导管开口相当于上颌第二磨牙对面的颊黏膜上。急性腮腺炎时，腮腺肿大，视诊可见以耳垂为中心的隆起，有压痛，腮腺导管口可红

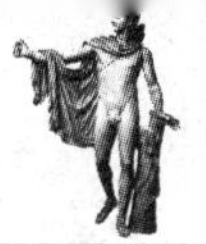

肿。腮腺混合瘤时，腮腺质韧呈结节状，边界清楚，可移动。恶性肿瘤时质硬，固定，可伴有面瘫。

三、颈部

颈部检查方法主要是视诊和触诊，有时需要听诊。检查时应松解颈部衣扣，充分暴露颈部和肩部。

1. 颈部外形与活动

正常人坐位或立位时颈部两侧对称，柔软，活动自如。颈部向一侧偏斜称为斜颈，见于外伤、瘢痕收缩、先天性颈肌挛缩或斜颈。颈向前倾，甚至头不能抬起，见于严重消耗性疾病晚期、重症肌无力等。颈部活动受限伴有疼痛，见于软组织炎症、颈椎病变、颈肌扭伤等。颈项强直为脑膜刺激征，见于脑膜炎、蛛网膜下隙出血等。

2. 颈部血管

重点观察有无颈静脉怒张、颈动脉搏动和颈静脉搏动。

(1) 颈静脉怒张　正常人立位或坐位时颈外静脉不显露，平卧位时可稍见充盈，但充盈的水平限于锁骨上缘至下颌角连线的下 2/3 以内。若取 30°～45°半卧位，颈静脉充盈超过正常水平，或坐位、立位时见颈静脉充盈，称为颈静脉怒张。颈静脉怒张提示上腔静脉压增高，见于右心衰竭、心包积液、上腔静脉阻塞综合征。

(2) 颈动脉搏动　正常人颈动脉搏动仅在剧烈活动后心搏出量增加时可见到。如在静息状态下出现明显的颈动脉搏动，提示脉压增宽。常见于高血压、主动脉瓣关闭不全、甲状腺功能亢进及严重贫血。

(3) 颈静脉搏动　正常情况下不会出现颈静脉搏动，仅在三尖瓣关闭不全伴颈静脉怒张时，才可见到颈静脉搏动，但触诊并无搏动感，据此可与颈动脉搏动相鉴别。

3. 甲状腺

甲状腺位于甲状软骨下方和两侧，正常时表面光滑、柔软不易触及，在做吞咽动作时可随吞咽上下移动(以此可与颈前的其他肿块相鉴别)。检查过程中凡能看到或能触及甲状腺均示甲状腺肿大。甲状腺检查按视、触、听诊的顺序进行。

(1) 视诊　评估对象取坐位，头稍后仰，做吞咽动作，观察甲状腺大小及对称性。正常人甲状腺外观不突出，女性在青春发育期可略增大，属正常现象。

(2) 触诊

1) 后面触诊法：检查者位于被评估者后面，左手拇指置于甲状软骨下气管左侧向左轻推左叶，右手三指触摸甲状腺右叶。换手检查左叶(图 3-9)。

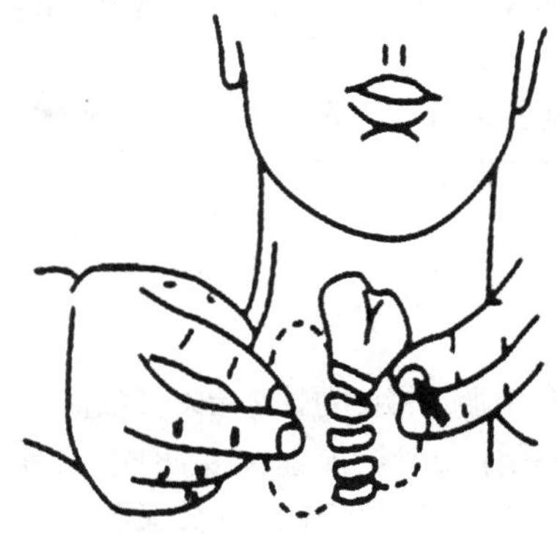

图 3-9　甲状腺触诊(从后面)

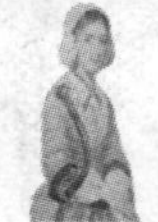

2) 前面触诊法：检查者位于被评估者前面，双手拇指置于其颈部。检查右叶时，右手示指及中指在甲状软骨下气管的左侧将甲状腺轻推至右侧，左手拇指在右胸锁乳突肌的后缘向前推挤甲状腺，其余手指在其前缘触摸甲状腺的右叶。同法检查左侧(图 3-10)。

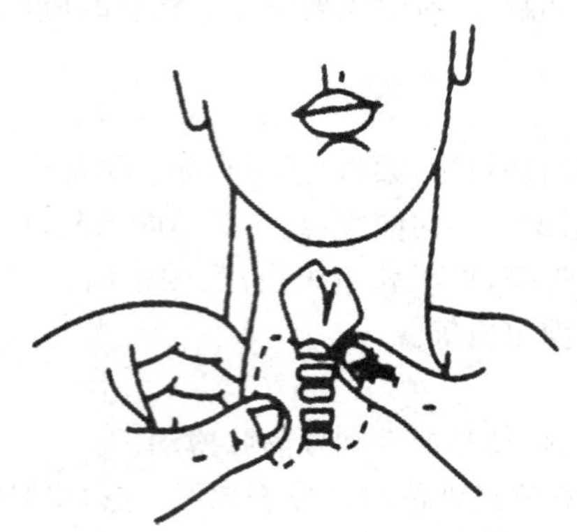

图 3-10 甲状腺触诊(从前面)

检查过程中同时嘱被评估者做吞咽动作。触及肿大的甲状腺时，注意观察肿大的程度、质地、表面是否光滑、两侧是否对称、有无震颤及压痛。

甲状腺肿大可分为 3 度：不能看到但能触及者为Ⅰ度；能看到又能触及，但肿大的甲状腺在胸锁乳突肌以内者为Ⅱ度；超过胸锁乳突肌外缘者为Ⅲ度。案例 3-4 中的患者能明显看到脖子肿大，触诊肿大的甲状腺在胸锁乳突肌以内，所以甲状腺为Ⅱ度肿大。

(3) 听诊　触及肿大的甲状腺时应以钟形听诊器置于肿大的甲状腺上进行听诊。甲状腺功能亢进时，可闻及连续性血管杂音。

4. 气管

正常气管位于颈前正中部。评估对象取坐位或仰卧位，使颈部处于自然正中位置，检查者将右手示指与无名指分置于两侧胸锁关节上，中指置于气管之上，观察中指与示指及中指与无名指之间的距离。正常人两侧距离相等，气管居中。两侧距离不等表示气管移位。一侧胸腔积液、积气或纵隔肿瘤时，气管向健侧移位；肺不张、肺纤维化、胸膜增厚粘连时，气管向患侧移位。

(贾娟娟)

第五节　胸 部 评 估

胸部评估是身体评估中的重要部分，主要包括：胸壁、胸廓、乳房、纵隔、支气管、肺、胸膜、心脏、血管和淋巴结等颈部以下、腹部以上的区域。

一、胸部体表标志

1. 骨骼标志

(1) 胸骨　位于前胸壁正中，由胸骨柄、胸骨体和剑突组成。

(2) 胸骨角　由胸骨柄与胸骨体交接处向前突起而成，又称路易(Louis)角。它与第 2 肋软骨相连，为计数肋骨的重要标志。同时它相当于气管分叉处，平第 4 胸椎水平。

(3) 肋骨及肋间隙　肋骨共 12 对。在前胸部两侧，第 1～第 10 肋与相应的肋软骨连接，再

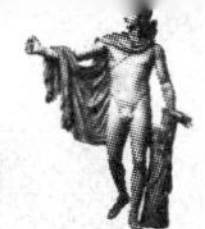

与胸骨相连，第 11～第 12 肋骨不与胸骨相连，称为浮肋。在背部两侧肋骨与相应的胸椎相连。

(4) 肩胛骨　位于背部两侧上方，其最下端称为肩胛下角。当人体呈直立位，两上肢自然下垂时，肩胛下角相当于第 7 或第 8 肋骨水平。

(5) 脊柱棘突　是后正中线的标志。以第 7 颈椎棘突最为突出，其下即为胸椎的起点，为读数胸椎的标志。

2. 自然陷窝和解剖区域

(1) 胸骨上窝　为胸骨柄上方的凹陷部，气管位于其后正中。

(2) 锁骨上窝　为锁骨上方的凹陷部，相当于两肺尖的上部。

(3) 腋窝　为上肢内上缘与胸壁相连的凹陷部。

(4) 腹上角　由第 7～第 10 肋软骨构成的两侧肋弓，汇合于胸骨下端所形成的夹角。成人一般为直角，瘦长者常为锐角，矮胖者常为钝角。

(5) 肩胛上区　为肩胛冈以上的区域，相当于两肺尖的下部。

(6) 肩胛下区　为两肩胛下角的连线与第 12 胸椎水平线之间的区域。

(7) 肩胛间区　为两肩胛内缘之间的区域。后正中线将其分为左右两部分。

3. 垂直标志(图 3-11)

(1) 前正中线　为通过胸骨正中的垂直线。

(2) 锁骨中线　为通过锁骨胸骨端与其肩峰端两点连线中点的垂直线。

(3) 腋前线　通过腋窝前皱襞的垂直线。

(4) 腋中线　通过腋窝顶部的垂直线，即腋前线与腋后线等距离的平行线。

(5) 腋后线　通过腋窝后皱襞的垂直线。

(6) 肩胛下角线　坐位两臂自然下垂时，通过肩胛下角的垂直线。

(7) 后正中线　通过椎骨棘突的垂直线，即脊柱中线。

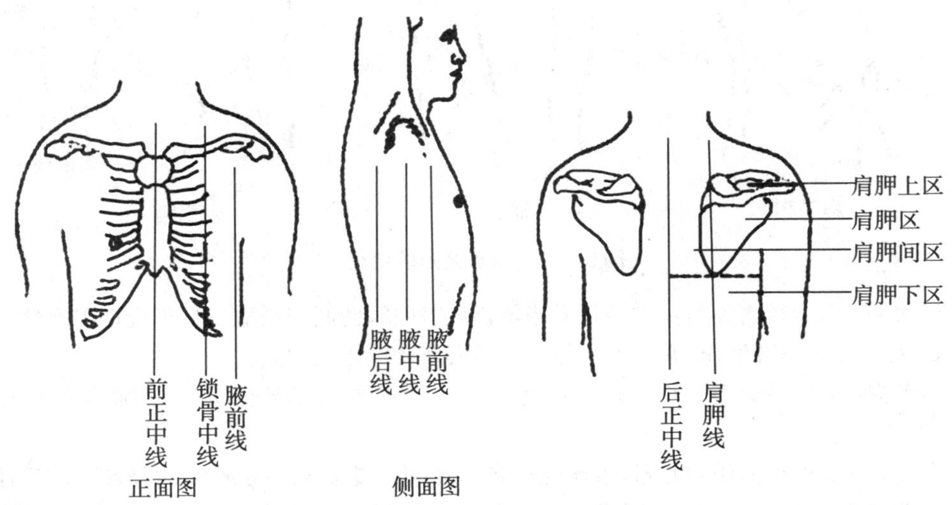

图 3-11　胸部体表标志线及分区

二、胸壁、胸廓与乳房

1. 胸壁

通过视诊、触诊检查胸壁，除注意皮肤、脂肪、肌肉及淋巴结外，还应注意有无以下异常。

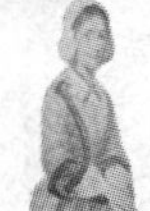

(1) 胸壁静脉曲张　正常人胸壁静脉不易见到。如上腔静脉梗阻,可见到自上而下血流方向的静脉曲张;下腔静脉梗阻,可见到自下而上血流方向的静脉曲张。

(2) 皮下气肿　气体积存于皮下称为皮下气肿。检查方法:用手按压皮肤,有握雪感或捻发感;用听诊器加压听诊,可听到捻发音。常见于肺、气管、胸膜受伤气体逸出皮下、产气杆菌感染所致。

(3) 胸壁压痛　轻按胸部一般无压痛。软组织炎症、肋软骨炎、肋间神经炎、带状疱疹、肋骨骨折、急性白血病等可有胸壁压痛或叩击痛。

2. 胸廓

(1) 正常胸廓　两侧对称,前后径与左右径之比约为 1∶1.5,小儿和老年人前后径略小于或等于左右径。

(2) 异常胸廓　详见图 3－12。

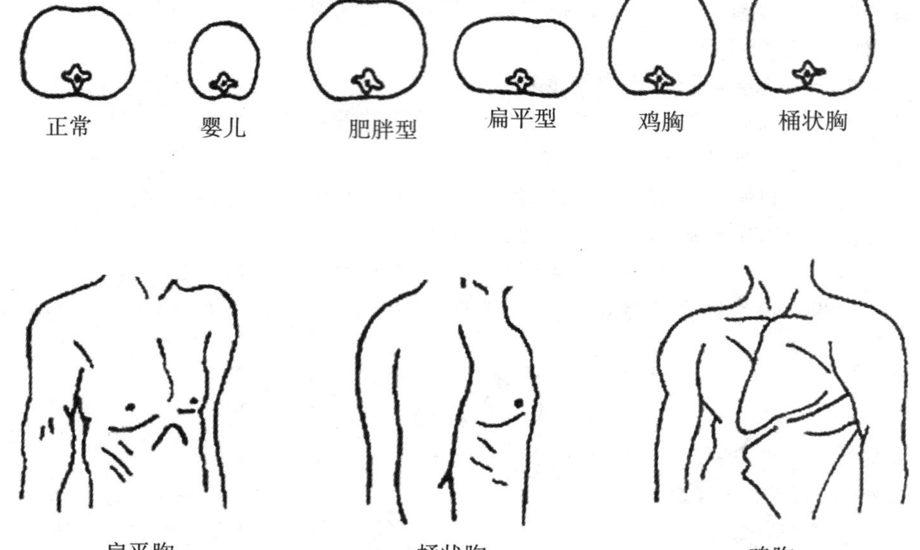

图 3－12　胸廓外形的变化

1) 桶状胸:前后径增大与左右径几乎相等,呈圆桶状,肋间隙增宽。见于慢性阻塞性肺部疾病(COPD)及支气管哮喘发作,亦见于一部分老年人及矮胖体型的人。

2) 扁平胸:前后径短于左右径的一半,呈扁平状,见于慢性消耗性疾病,如肺结核等,也可见于瘦长体型者。

3) 佝偻病胸:见于佝偻病儿童,表现为鸡胸、串珠胸、漏斗胸。胸廓上下径较短,前后径略长于左右径,胸骨下端前突,前侧肋骨凹陷,称为鸡胸。沿两侧肋软骨与肋骨交界处隆起,形成串珠状,称串珠胸。胸骨下部剑突处显著向内凹陷,形状似漏斗,称为漏斗胸。

4) 胸廓一侧或局限性变形:一侧胸廓膨隆见于一侧大量胸腔积液、气胸、胸内巨大肿物等。一侧或局限性胸廓凹陷多见于肺不张、肺萎缩、肺纤维化、广泛肺结核、胸膜增厚粘连、肺叶切除术。

5) 脊柱畸形所引起的胸廓变形:脊柱前凸多发生在腰椎。脊柱后凸多发生在胸椎,常见于胸椎结核、强直性脊柱炎、老年人、骨质软化症。脊椎侧凸见于胸椎疾患、长期姿势不正或发育畸形。

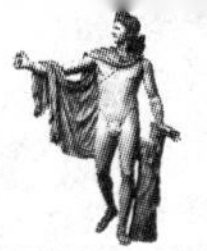

3. 乳房

检查乳房时，可取坐位或卧位。应充分暴露双侧乳房。用视诊、触诊方法检查双侧乳房及其引流淋巴结。

正常男性和儿童乳房不明显，乳头位于双侧锁骨中线第4肋间隙。女性乳房于青春期逐渐增大，呈半球形。中、老年妇女乳房多下垂或呈袋状，孕妇及哺乳期乳房增大前突或下垂，乳晕扩大，色素加深。

(1) 视诊　注意两侧乳房的大小、形态、对称性、表面情况、乳头状态及有无溢液等。①一侧乳房明显增大，见于先天畸形、一侧哺乳、炎症或有较大的肿物；一侧乳房明显缩小多见于发育不全所致。②乳房发红、肿胀并伴疼痛，见于急性乳腺炎。③乳房局限性隆起或下陷、皮肤水肿、毛囊孔下陷，局部皮肤呈"橘皮样"，乳头上牵或内陷，常见于乳腺癌。④血性分泌物见于乳管内乳头状瘤、乳癌；黄色或黄绿色溢液见于乳房囊性增生病，偶见于乳癌；棕褐色溢液见于乳管内乳头状瘤或乳房囊性增生病。⑤男性乳房发育，见于睾丸功能不全、肝硬化、肾上腺皮质激素分泌过多或雌激素分泌过多等。

(2) 触诊

被评估者取坐位，先两臂下垂后双臂高举或双手叉腰。先触诊健侧，再触诊患侧。以乳头为中心，作一垂直和一水平线，将乳房分4个象限，即外上、外下、内上、内下象限。左侧乳房检查时由外上象限开始沿顺时针方向触摸4个象限，最后触诊乳头；右侧检查时沿逆时针方向触诊。触诊乳房应注意其质地、弹性、有无压痛、有无包块及分泌物。

正常乳房柔软有弹性。月经期有紧张感，妊娠期乳房增大并有柔韧感，哺乳期有结节感。

乳房变为较坚实而无弹性，提示皮下组织受肿瘤或炎症浸润。乳房压痛多系炎症所致，恶性病变一般无压痛。触及乳房包块时，应注意其部位、大小、外形、硬度、压痛及活动度。乳房肿块见于乳腺癌、乳房纤维腺瘤、乳房肉瘤、乳房囊性增生、结核、慢性脓肿、乳管堵塞等。良性肿块一般较小、形状规则、表面光滑、边界清楚、质不硬、无粘连而活动度大。恶性肿瘤肿块形状不规则、表面凹凸不平、边界不清、压痛不明显、质坚硬，与皮肤及深部组织粘连而固定，有"橘皮样"改变、乳头内陷及有血性分泌物。

三、肺和胸膜

案例 3-5

患者，男性，18岁，体形瘦高，上体育课(双杠)时，突然出现右侧胸痛，深呼吸时加剧，伴逐渐加重的呼吸困难。体格检查发现：右侧胸廓饱满，呼吸运动减弱，气管向左侧移位，触觉语颤消失，叩诊呈鼓音，听诊右侧呼吸音消失。

讨论：1) 最可能的疾病是什么？

2) 还需进行哪些方面的评估？

案例 3-6

患者，男，16岁，在春游时，突然发生呼气性呼吸困难。体检发现：两侧胸廓饱满，呼气时间延长，两肺呼吸运动减弱，气管居中，触觉语颤减弱，叩诊呈过清音，听诊可闻及两肺哮鸣音。

讨论：考虑该患者可能患有什么疾病？

评估胸部时，被评估者采取坐位或仰卧位，充分暴露胸部。环境应舒适、温暖，具备良好的自

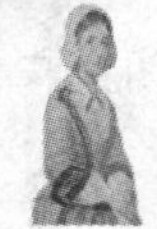

然光线。检查顺序：先上后下，先前胸后侧胸及背部。按视诊、触诊、叩诊、听诊的顺序进行，应注意左右对比，上下对比。

1. 视诊

(1) 呼吸运动 胸廓有节律的扩大和缩小，从而完成吸气与呼气，进行呼吸运动，其基本意义是使肺内气体与外界气体交换，有效地提供机体代谢所需的氧，排出体内产生的二氧化碳。参加呼吸运动的主要有膈肌、肋间外肌、肋间内肌和腹肌等。吸气时，膈肌与肋间肌收缩，胸廓扩张，胸膜腔负压上升，肺随之扩大，形成主动的吸气运动；呼气时，当膈肌和肋间肌松弛时，肋骨与胸骨因本身重力及弹性而回位，使胸廓缩小，肺也随之回缩，形成被动的呼气运动。

呼吸运动包括胸式呼吸与腹式呼吸两种方式。一般成年女性以胸式呼吸为主，婴儿及男性则多以腹式呼吸为主。肺及胸膜的疾病，如肺炎、胸腔积液等，胸式呼吸减弱而腹式呼吸增强；腹部疾病，如腹膜炎、大量腹水、腹腔巨大包块等，腹式呼吸减弱而胸式呼吸增强。

呼吸运动减弱或消失：双侧减弱或消失，见于肺气肿、呼吸肌麻痹及碱中毒等；一侧减弱或消失，见于一侧胸腔积液、气胸、胸膜粘连等。

呼吸运动增强：局部或一侧增强见于健侧代偿性呼吸。双侧呼吸运动增强见于酸中毒、剧烈运动等。

(2) 呼吸频率、深度及节律

正常成人静息状态下，呼吸节律规则，深浅适度，频率 16～20 次/分，呼吸与脉搏之比为 1∶4。新生儿呼吸频率约 44 次/分。一般体温升高 1℃，呼吸频率增加约 4 次/分。

1) 呼吸频率变化：呼吸过速(tachypnea)，呼吸频率超过 20 次/分，见于剧烈活动、发热、疼痛、贫血、情绪激动、甲状腺功能亢进症、心力衰竭、肺炎、胸膜炎等。呼吸过缓(bradypnea)，呼吸频率小于 12 次/分，见于深睡、颅内高压、黏液性水肿、吗啡及巴比妥类中毒等。

2) 呼吸深度变化：呼吸深而大、频率加快、节律规则，称为酸中毒大呼吸或库斯莫尔(Kussmaul)呼吸，见于尿毒症酸中毒、糖尿病酮症酸中毒等。

3) 呼吸节律变化(图 3-13)

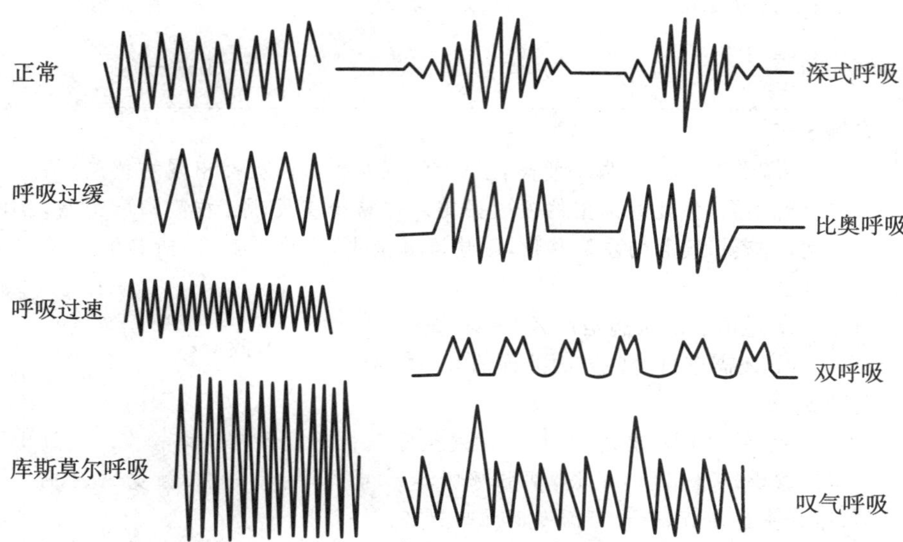

图 3-13 呼吸频率、深度及节律变化

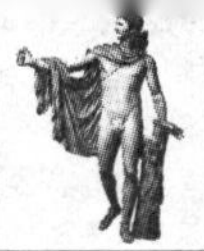

A. 潮式呼吸：又称陈-施氏呼吸(Cheyne-Stokes respiration)，是一种由浅慢逐渐变为深快，而后又变浅慢，随后暂停一段时间，再重复上述过程的周期性呼吸。

B. 间停呼吸：又称比奥氏呼吸(Biots respiration)，表现为有规律呼吸几次后突然停止一段时间，又开始呼吸，周而复始。

上述两种呼吸均见于呼吸中枢兴奋性降低的患者，如颅内高压、脑膜炎和脑疝前期。有些老年人在深睡时也可出现潮式呼吸，为脑动脉硬化的表现。

C. 叹气样呼吸(sighing respiration)：患者自觉胸闷，在呼吸过程中，每隔一段时间发生一次深大呼吸及叹息，可见于神经症。

2. 触诊

(1) 胸廓扩张度　评估者两手置患者胸廓下方两侧对称部位，两拇指在正中线两侧，嘱患者做深呼吸运动，观察比较两手的活动度是否一致。正常人两侧活动度对称。一侧减弱见于大量胸腔积液、气胸、肺不张等。两侧减弱见于肺气肿、双侧胸腔积液。

(2) 触觉语颤

1) 发生机制：被评估者发声时，产生于喉部的声波振动沿气管、支气管及肺泡传到胸壁，评估者的手可触及，形成触觉震颤(tactile fremitus)，简称语颤。

2) 评估方法：评估者将双手手掌平放于两侧胸廓对称部位，嘱被评估者用同等强度发长音“一”音，手掌能感到颤动。自上而下，从内到外比较两侧相应部位触觉语颤的异同，注意强弱变化(图3-14)。

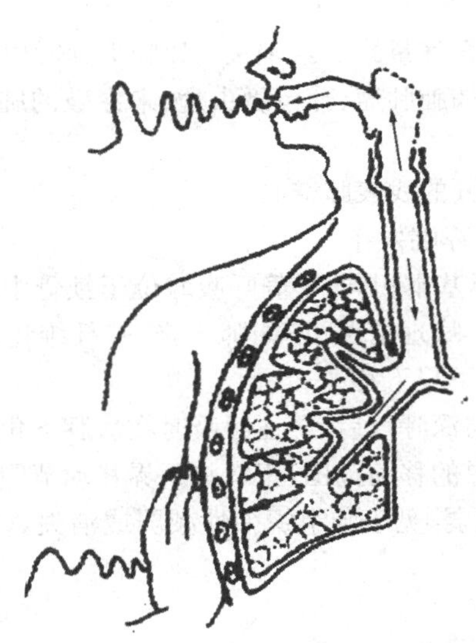

图3-14　触觉语颤形成机制示意图

3) 异常的触觉语颤：①语颤增强见于肺组织实变，如大叶性肺炎实变期、肺梗死等；接近胸壁的肺内大空洞，如空洞型肺结核、肺脓肿等；②语颤减弱或消失见于肺内含气量过多，如肺气肿；支气管阻塞；大量胸腔积液、积气；胸膜增厚粘连；胸壁皮下气肿等。

(3) 胸膜摩擦感

干性胸膜炎患者在呼吸时脏层和壁层胸膜相互摩擦产生振动，触诊时有皮革摩擦的感觉，称为胸膜摩擦感。下胸部腋前线处易触及，深呼吸时明显，屏气时消失。

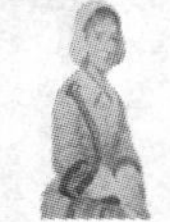

3. 叩诊

(1) 叩诊方法　被评估者取坐位或卧位，呼吸均匀。可采用直接叩诊法和间接叩诊法，一般以后者常用。以左手中指(板指)平置于肋间隙，与肋骨平行，叩诊肩胛间区时，板指与脊柱平行。自肺尖开始，自上而下，由外向内，两侧对比，逐个肋间隙进行叩诊。

(2) 正常胸部叩诊音　正常肺部叩诊为清音。被肺组织覆盖的实质性脏器叩诊呈浊音，如心脏、肝脏被肺覆盖的部分。裸露的实质性脏器叩诊呈实音，如心脏、肝脏。左下胸近胃泡区，叩诊呈鼓音(图 3-15)。

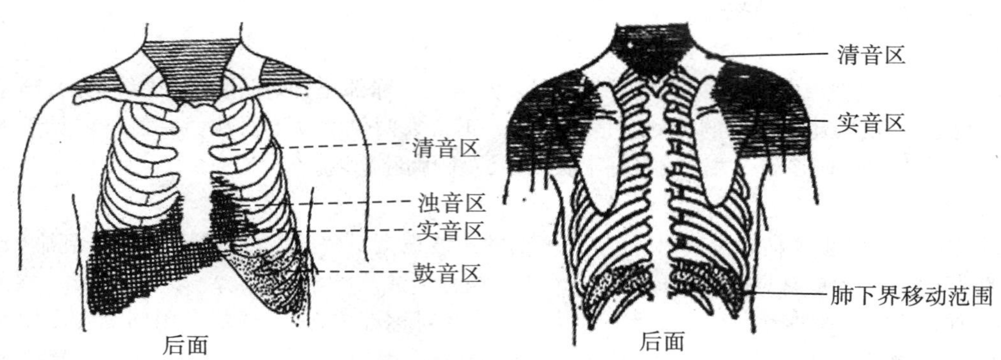

图 3-15　正常胸部叩诊音分布

(3) 胸部病理性叩诊音

1) 浊音或实音：①肺组织含气量减少或消失：如肺炎、肺结核、肺梗死、肺不张、肺水肿、肺硬化等；②肺内不含气的病变：如肺肿瘤、肺包囊虫病、未穿破的肺脓肿等；③胸膜腔病变：如胸腔积液、胸膜增厚粘连等。

2) 鼓音：气胸及直径>3 cm 的浅表肺空洞。

3) 过清音：肺气肿、支气管哮喘发作。

(4) 肺下界叩诊　两肺下界基本相同，平静呼吸时位于锁骨中线第 6 肋间隙，腋中线第 8 肋间隙，肩胛下角线第 10 肋间隙。病理情况下，如肺不张、肺纤维化、大量腹水等会导致肺下界上移；肺气肿、腹腔脏器下垂时，肺下界下移。

让被评估者分别在深吸气与深呼气后，屏住呼吸时在肩胛下角线上肺下界作一标记，最高点与最低点之间的距离即为肺下界的移动范围，正常肺下界移动范围为 6～8 cm。若肺下界移动度小于 4 cm，表示肺下界移动度减弱，见于肺组织弹性减弱或消失，如肺气肿、肺炎和水肿、肺组织纤维化、肺不张等。

4. 听诊

肺部听诊对于肺及胸膜的病变有重大诊断意义。听诊时，患者取坐位或卧位，微张口作均匀呼吸，必要时配合做深呼吸或咳嗽。听诊顺序：从肺尖开始，自上而下，由前胸到后背，注意左右、上下、前后对比。听诊内容：正常呼吸音、异常呼吸音、啰音、胸膜摩擦音。

(1) 正常呼吸音　正常人可听诊到 3 种呼吸音，即支气管呼吸音、肺泡呼吸音、支气管肺泡呼吸音。它们的形成机制、听诊特点、部位见表 3-3。

(2) 异常呼吸音　包括异常肺泡呼吸音、异常支气管呼吸音、异常支气管肺泡呼吸音 3 种。

1) 异常肺泡呼吸音：

A. 肺泡呼吸音减弱或消失：①呼吸运动障碍：如全身衰弱、呼吸肌瘫痪、腹压过高、肋骨骨折、肋间神经痛等。②呼吸道阻塞：如支气管炎、支气管哮喘、阻塞性肺气肿、肺癌等。③肺顺应

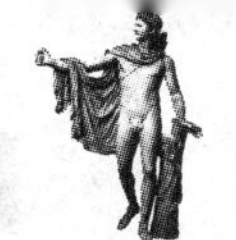

性降低：如肺淤血、肺间质炎症、肺脓肿等。④胸膜疾患：如胸腔积液、气胸、胸膜增厚及粘连等。⑤胸壁增厚：如胸肌发达、胸壁水肿、肥胖等。

B. 肺泡呼吸音增强：①双侧增强：见于剧烈运动、发热、甲亢、贫血、代谢性酸中毒；②一侧代偿性增强：见于一侧肺及胸膜病变致健侧肺泡呼吸音代偿性增强。

表 3－3　正常呼吸音产生机制、特点及听诊部位

正常呼吸音	机制	特点	正常听诊部位
支气管呼吸音	气流在声门及气管、支气管内形成的湍流所产生	呼气时较响，音调较高，时间较长。类似呼气时发“哈……”音	喉部，胸骨上窝，第 6、7 颈椎，第 1、2 胸椎
支气管肺泡呼吸音		兼有支气管呼吸音和肺泡呼吸音特点	胸骨柄两侧，肩胛间区第 3、4 胸椎
肺泡呼吸音	气流进出肺泡，肺泡壁在吸气时由弛缓变为紧张，在呼气时由紧张变为弛缓，气流振动所产生的音响	吸气是主动过程，所以肺泡呼吸音吸气时音响较强，音调较高，时间较长。类似吸气时发“夫……”音	除以上 2 种呼吸音以外的部位均可闻及，以乳房下部、肩胛下部和腋窝下部较强。

2）异常支气管呼吸音：在正常肺泡呼吸音分布的区域内听到了支气管呼吸音，亦称管状呼吸音。

A. 肺组织实变：大叶性肺炎实变期、肺结核（大面积渗出性病变），也见于肺脓肿、肺肿瘤及肺梗死。

B. 肺内大空洞：肺结核、肺脓肿所致空洞。

C. 压迫性肺不张。

3）异常支气管肺泡呼吸音：在正常肺泡呼吸音的区域听到支气管肺泡呼吸音，为实变肺组织范围较小且与正常肺组织掺杂存在或部位较深被正常肺组织覆盖所致，见于支气管肺炎、大叶性肺炎初期、肺结核等。

（3）啰音　是呼吸音以外的附加音。分为干性啰音和湿性啰音 2 种。正常人肺部听诊无啰音。

1）干啰音（rhonchi）是一种持续时间较长的呼吸性附加音。

A. 发生机制：由于气管、支气管、细支气管狭窄或部分阻塞，气流通过狭窄的气道发生湍流所产生的音响。

B. 听诊特点：①吸气、呼气均可听到，但呼气末更清楚；②性质多变且部位变换；③音调较高，持续时间较长；④不同性质干啰音同时存在。

C. 分类：①鼾音，是一种低调而响亮的干啰音，类似于人熟睡时打呼噜的鼾声，多发生在气管和主支气管。②哨笛音，是一种高音调的干啰音，类似吹笛或射箭发出的声音，多发生在小支气管。③哮鸣音，多发生在中小支气管。

D. 临床意义：两肺听诊到干啰音见于急、慢性支气管炎、支气管哮喘、心源性哮喘等。局限性干啰音见于局部支气管狭窄，如结核、肿瘤、异物或黏稠分泌物附着等。局部而持久的干啰音见于肺癌早期或支气管内膜结核。

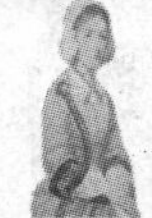

2）湿啰音（moist rale）：又称水泡音（bubble sound），是一种不连续的呼吸附加音。

A. 发生机制：支气管或空洞中有稀薄液体，气流通过时形成的水泡破裂后所产生的音响。

B. 听诊特点：①吸气、呼气均可听到，但吸气末更清楚；②常有数个水泡音成串或断续发生；③部位较恒定，性质不易改变；④大、中、小湿啰音可同时存在；⑤咳嗽后可增、减或消失。

C. 分类：根据支气管管腔大小不同、液体量多少不同，可分为大、中、小水泡音和捻发音。

D. 临床意义：一侧或局限性湿啰音见于肺炎、肺结核（多在肺上部）、支气管扩张症（多在肺下部）、肺脓肿、肺癌等；两肺散在湿啰音见于支气管炎、支气管肺炎；两肺底湿啰音多见于左心功能不全所致的肺淤血；两肺布满湿啰音是急性肺水肿的重要体征。

（4）胸膜摩擦音（pleural friction sound）　是干性胸膜炎的重要体征。临床意义同胸膜摩擦感。

（五）常见呼吸系统病变的体征（表 3－4）

表 3－4 肺与胸膜常见病变的综合体征

常见肺和胸膜病变	视诊	触诊	叩诊	听诊
肺气肿	桶状胸，呼吸运动减弱	气管居中，两侧语颤减弱	两侧过清音	两肺呼吸音减弱，呼气延长
肺实变	患侧呼吸运动减弱	气管居中，病变区域语颤增强	病变区域浊音或实音	患侧呼吸音减弱，出现异常支气管呼吸音，湿性啰音
气胸	患侧胸廓饱满，呼吸运动减弱或消失	气管移向健侧，病侧语颤减弱或消失	病变区域为鼓音	患侧呼吸音减弱或消失
胸腔积液	患侧胸廓饱满，呼吸运动减弱或消失	气管移向健侧，病侧语颤减弱或消失	病变区域为浊音或实音	患侧呼吸音减弱或消失
阻塞性肺不张	患侧胸廓下陷，呼吸运动减弱或消失	气管移向患侧，病侧语颤减弱或消失	病变区域为浊音	患侧呼吸音减弱或消失

案例 3－5，结合陈某的症状及体征，符合自发性气胸的诊断。须做 X 线检查以进一步明确诊断。**案例** 3－6，结合李某的症状及体征，可能的诊断是支气管哮喘急性发作。

四、呼吸系统常见疾病的主要症状和体征

1. 慢性阻塞性肺部疾病

慢性阻塞性肺部疾病（chronic obstructive pulmonary disease，COPD）是一种常见慢性呼吸道疾病，主要表现为如下症状及体征。

（1）症状　表现为慢性咳嗽，咳白色黏液或浆液泡沫痰。发展为阻塞性肺气肿时，其标志性症状是气短、逐渐加重的呼吸困难。

（2）体征　早期可无明显体征，当发生阻塞性肺气肿时，可出现以下体征。

1）视诊：桶状胸、双侧呼吸运动减弱。

2）触诊：双侧胸廓呼吸动度及语颤减弱。

3）叩诊：两肺过清音，肺下界下移，肺下界移动度变小。

4）听诊：呼吸音普遍减弱，呼气延长。

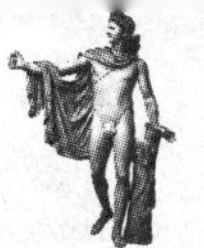

2. 支气管哮喘

支气管哮喘(bronchial asthma)是由多种细胞特别是肥大细胞、嗜酸性粒细胞和T淋巴细胞参与的慢性气道炎症。其主要表现如下所述。

(1) 症状　一半以上在幼年或青年发病,常有鼻痒、喷嚏、流涕或干咳等先兆症状,继之出现发作性呼气性呼吸困难。

(2) 体征　发作时体征如下。

1) 视诊:表情痛苦、端坐呼吸、张口呼吸,大汗淋漓、口唇发绀,呼气性呼吸困难,双侧呼吸运动减弱。

2) 触诊:双侧呼吸幅度减小,语颤减弱。

3) 叩诊:呈过清音,肺下界降低,肺下界移动度减弱。

4) 听诊:两肺满布哮鸣音,呼气延长,可有湿啰音。

3. 大叶性肺炎

大叶性肺炎(lobarpneumonia)是发生在肺实质的炎症。主要表现如下所述。

(1) 症状　起病急骤,寒战、高热、气急、胸痛、咳嗽及咳铁锈色痰。

(2) 体征　实变期的典型体征如下所述。

1) 视诊:呈急性病容,呼吸急促,鼻翼扇动,患侧呼吸运动减弱。

2) 触诊:气管居中,患侧呼吸运动减弱,语颤增强。

3) 叩诊:病变部位呈浊音或实音。

4) 听诊:病变部位可听到异常支气管呼吸音、湿啰音。

4. 胸腔积液

各种原因引起胸膜腔内液体增加称为胸腔积液(pleural effusion),其主要表现如下。

(1) 症状　主要为胸闷、胸痛、呼吸困难。

(2) 体征　中等量以上积液时,体征如下。

1) 视诊:呼吸浅快,患侧胸廓饱满,呼吸运动减弱或消失。

2) 触诊:气管移向健侧,积液区语颤减弱或消失,而积液上方可增强。

3) 叩诊:积液区呈实音。

4) 听诊:积液区呼吸音减弱或消失。

5. 气胸

气胸(pneumothorax)指因肺部疾病使肺组织和脏层胸膜破裂,空气逸入胸膜腔。此时胸膜腔内压力升高,甚至负压变成正压,使肺脏压缩,静脉回心血流受阻,产生不同程度的肺、心功能障碍。主要表现如下所述。

(1) 症状　少量闭合性气胸者仅有轻度气急、数小时后逐渐好转。大量张力性气胸,则有严重呼吸困难、发绀,并可大汗淋漓、烦躁不安,甚至休克。

(2) 体征　积气量多时可有以下体征。

1) 视诊:患侧胸廓饱满,肋间隙变宽,呼吸运动减弱。

2) 触诊:气管移向健侧,患侧语颤减弱或消失。

3) 叩诊:患侧呈鼓音。

4) 听诊:患侧呼吸音减弱或消失。

五、心脏

> **案例 3－7**
>
> 患者，女性，30 岁。劳累后胸闷、气急 3 年，伴咳嗽、痰中带血 1 个月。超声心动图检查证实为二尖瓣狭窄。
>
> 讨论：1）试分析该患者护理体检的重点有哪些？
>
> 2）哪些体征对该患者的诊断有价值？

心脏检查是全身体格检查的重要组成部分。评估心脏时，宜在安静、温暖、自然光线充足的环境中进行。被评估者取坐位或仰卧位，充分暴露检查部位，按视诊、触诊、叩诊、听诊的顺序进行。

1. 视诊

（1）心前区　正常人胸部两侧大致是对称的，无隆起。心前区隆起多见于儿童先天性心脏病或风湿性心脏病，由于儿童胸壁骨骼尚在发育阶段，受增大心脏的影响，可使心前区隆起。成人有大量心包积液时，心前区可显饱满。

（2）心尖搏动（apical impulse）

1）正常心尖搏动：心脏收缩时，心尖向胸壁冲击可引起局部胸壁向外搏动，称为心尖搏动。正常成人，心尖搏动一般位于第 5 肋间左锁骨中线内 0.5～1.0 cm 处，搏动范围直径 2.0～2.5 cm。部分正常人的心尖搏动看不见。观察心尖搏动时应注意其位置、范围、强度、节律等有无异常。

2）异常心尖搏动：

A. 位置变化：

生理因素　心尖搏动位置可因体位、体型、年龄等有所变化。如超力型的人，心脏呈横置位，心尖搏动位置可上移至第 4 肋间，距前正中线较远；无力型的人心脏呈悬垂型，心尖搏动位置可下移至第 6 肋间，距前正中线亦较近。体位对心尖搏动位置的影响较大，如仰卧位时，心尖搏动可较坐位高 1 肋间；右侧卧位时，心尖搏动向右移 1.0～2.5 cm；左侧卧位时，向左移 2～3 cm。

病理因素　①心脏疾病：左心室增大时，心尖搏动向左下方移位；右心室增大时，心尖搏动向左移位。②胸部疾病：凡能使纵隔及气管移位的疾病均可引起心脏及心尖搏动移位。如右侧气胸或大量胸腔积液可使心尖搏动向左侧移位。严重肺炎及胸膜纤维化，或有阻塞性肺不张时，均可使心脏向患侧移位。脊柱或胸廓畸形也可影响心尖搏动的移位。③腹部疾病：腹腔内大量腹水、巨大肿瘤、妊娠或人工气腹时，因腹压增加均可使横膈上移，心尖搏动向上移位。

B. 搏动强弱及范围变化：心尖搏动强弱与胸壁的厚薄、心脏收缩力有关。生理状态下，肥胖者胸壁厚，搏动较弱；瘦弱者胸壁薄，搏动较强，范围亦较大；剧烈运动、精神紧张时，心尖搏动增强。病理状态下，如发热、甲状腺功能亢进时，心尖搏动常增强；左心室肥大时，心尖搏动增强有力而明显；心肌炎、重度心力衰竭时心尖搏动可减弱并弥散；心包积液、左侧气胸、胸腔积液或肺气肿时，心脏与前胸壁的距离增加，心尖搏动常减弱，甚至消失。

2. 触诊

心脏触诊时，评估者用右手全手掌置于心前区，注意心尖搏动的位置和有无震颤。示指和中指并拢，用指腹确定心尖搏动的准确位置、范围，是否弥散，有无抬举性搏动。用手掌在心底部和胸骨左缘第 3、第 4 肋间触诊，注意有无震颤及心包摩擦感。触诊心包摩擦感时，在患者取坐位

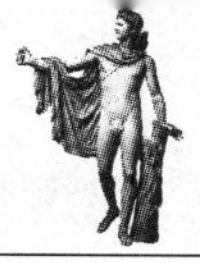

前倾呼气末时较明显。注意触诊时按压在胸壁上的力量不宜过大，应适当地调整按压的力量，以求得到最佳的效果。心脏触诊的内容有心尖搏动、心脏震颤和心包摩擦感。

(1) 心尖搏动　触诊能更准确地判断心尖搏动的位置、强弱和范围，尤其是视诊不能发现或看不清楚的心尖搏动，触诊检查则可能确定。心尖搏动冲击胸壁时的凸起标志着心室收缩期的开始，所以触诊心尖搏动有助于判断心脏杂音和震颤出现的时期。

当触诊时，手指如被强有力的心尖搏动抬起，这种较大范围的外向运动称为抬举性心尖搏动，提示左心室肥大。

(2) 震颤(thrill)　是指用手触诊时感觉到的一种细小振动感，与猫在安静时产生的呼吸震颤相似，故又称"猫喘"，是由于血流经口径较狭窄的部位，或循异常的方向流动而产生漩涡，使心壁或血管壁振动，传至胸壁而被触及，是器质性心血管病的特征性体征之一。

如触及震颤，应注意其部位及出现时间，然后对其临床意义作出判断。

(3) 心包摩擦感(pericardial friction feeling)　心包发生炎性时，渗出的纤维蛋白使其表面变得粗糙，当心脏搏动时，心包脏层和壁层间摩擦引起振动，在胸壁触诊时可感觉到。通常在胸骨左缘第 4 肋间处较易触及。坐位前倾及呼气末心包摩擦感更明显。与胸膜摩擦感不同，心包摩擦感不会因屏气而消失。当心包渗出液增多，使脏层和壁层分离，则心包摩擦感消失。

3. 叩诊

叩诊可确定心界，判定心脏的大小、形状及其在胸腔内的位置。心脏不含气，不被肺掩盖的部分叩诊呈实音，其边界为心脏绝对浊音界；心脏两侧被肺脏遮盖的部分叩诊呈浊音，其边界为心脏相对浊音界。心脏相对浊音界反映心脏的实际大小。

(1) 叩诊方法　一般被评估者取仰卧位，评估者立于其右侧，采用间接叩诊法，左手板指与心缘垂直，与肋间平行。宜采取轻叩法，以听到叩诊音由清音变为浊音来确定心脏相对浊音界。先叩左界，从心尖搏动最明显处外 2～3 cm 开始，沿肋间隙由外向内，叩诊音由清音变为浊音时，在相应的胸壁处作一标记。如此自下而上，叩至第 2 肋间，分别标记。然后叩右界，先沿右锁骨中线，自上而下，叩诊音由清变浊时为肝上界(一般在第 5 肋间)，从其上一肋间(一般为第 4 肋间)由外向内叩出浊音界，再分别于第 3、第 2 肋间由外向内叩出浊音界，并作标记。测量左锁骨中线与前正中线间的垂直距离，以及左右相对浊音界各标记点距前正中线的垂直距离，并作记录。

(2) 正常心脏相对浊音界　正常人心脏左界在第 2 肋间几乎与胸骨左缘一致，第 3 肋间以下心界逐渐形成一个向外凸起的弧形，在第 5 肋间处距前正中线最远。右界除第 4 肋间处稍偏离胸骨右缘外，其余各肋间几乎与胸骨右缘一致。正常心脏第 5 肋间相对浊音界与前正中线的距离为 7～9 cm(左锁骨中线距前正中线为 8～10 cm，表 3－5)。

表 3－5　正常成人心脏相对浊音界

右(cm)距前正中线的距离	肋间	左(cm)距前正中线的距离
2～3	Ⅱ	2～3
2～3	Ⅲ	3.5～4.5
3～4	Ⅳ	5～6
	Ⅴ	7～9

注　正常人左锁骨中线至前正中线的距离为 8～10 cm。

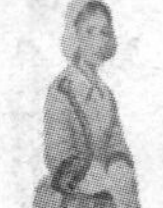

(3) 心浊音界的变化及其临床意义　心界大小、形态和位置可因心脏本身病变或心外因素的影响而发生变化。

1) 心脏病变：

A. 左心室增大：心左界向左下扩大，心腰加深接近直角，使心脏浊音区呈靴形，又称“主动脉型”。可见于主动脉瓣关闭不全、高血压性心脏病等(图 3－16)。

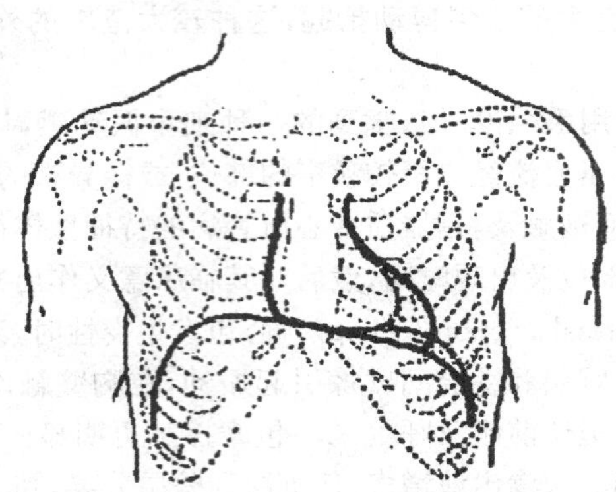

图 3－16　主动脉型心浊音界

B. 右心室增大：轻度增大时心脏相对浊音界增大不明显。显著性增大时，相对浊音界向左增大较显著。常见于肺源性心脏病。

C. 左、右心室增大：心浊音界向两侧扩大，且左界向左下扩大，呈普大型。常见于扩张型心肌病、重症心肌炎、全心衰竭。

D. 左心房与肺动脉扩大：二尖瓣狭窄时，左心房及肺动脉均扩大，胸骨左缘第 3 肋间心浊音界向外扩大，使心腰部饱满或膨出，心脏相对浊音界呈梨形，又称“二尖瓣型”(图 3－17)。

E. 心包积液：心包积液达一定量时，心脏浊音界向两侧扩大，其相对浊音区与绝对浊音区几乎相同，坐位时呈三角烧瓶形(图 3－18)。但患者取仰卧位时，心底部浊音区明显增宽，心尖部浊音区可变小。这种心脏浊音界随体位改变而变化的特点，是鉴别心包积液和全心扩大的要点之一。

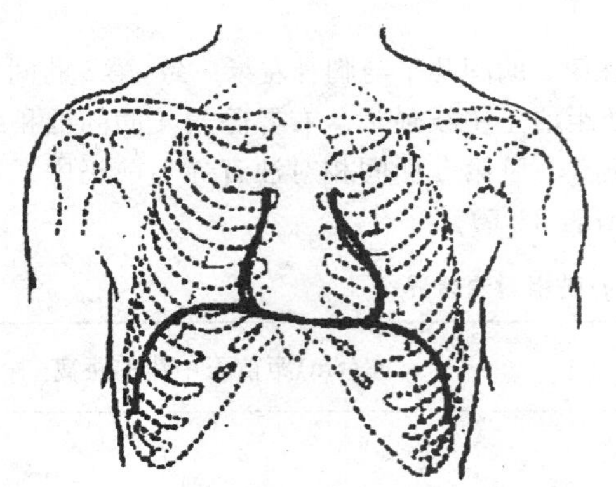

图 3－17　二尖瓣型心浊音界

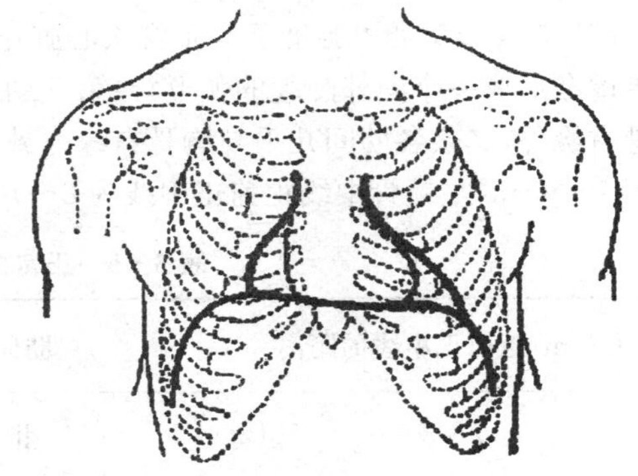

图 3－18　心包积液的心浊音界(坐位)

2) 心外因素：

A. 大量胸腔积液、气胸：患侧的心界叩不出，心浊音界移向健侧。

B. 肺不张、胸膜增厚：心浊音界移向患侧。

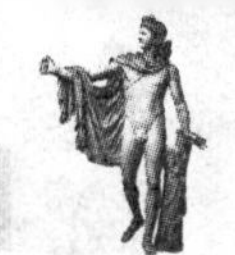

C. 大量腹腔积液或腹腔巨大肿瘤：可使膈肌抬高，心脏呈横位，叩诊时心界向左扩大。

4. 听诊

心脏听诊是心脏检查最重要的方法，也是最难掌握的技能之一。听诊心脏的目的是通过听取心脏正常或病理的音响，对心脏的状态或疾病作出诊断。听诊时，环境宜安静，被评估者取仰卧位或坐位，有时需改变体位，做深呼吸或作适当运动。

(1) 心脏瓣膜听诊区　心脏各瓣膜开放与关闭时所产生的声音传导到体表最易听清的部位，即为心脏瓣膜听诊区，与瓣膜的解剖部位不完全一致。它们分别为：①二尖瓣区(mitral area)：位于心尖部，即心尖搏动最强点；②肺动脉瓣区(pulmonic area)：位于胸骨左缘第 2 肋间；③主动脉瓣区(aotic area)：有 2 个听诊区，第 1 听诊区位于胸骨右缘第 2 肋间，第 2 听诊区位于胸骨左缘第 3、4 肋间；④三尖瓣区(tricuspid area)：位于胸骨体近剑突处稍右或稍左处。

听诊时，一般按以下顺序听诊：从二尖瓣听诊区开始至肺动脉瓣区，再依次为主动脉瓣第一听诊区、主动脉瓣第二听诊区、三尖瓣听诊区。

(2) 听诊内容　主要包括心率、心律、心音和额外心音、杂音、心包摩擦音。

1) 心率(heart rate)：指每分钟心跳次数。正常心脏激动起于窦房结，成人心率为 60～100 次/分，女性、儿童偏快，老年人偏慢。成人心率＞100 次/分，称为心动过速；成人心率＜60 次/分称为心动过缓。

2) 心律(cardiac rhythm)：指心跳的节律。正常人心律规则，部分正常青年人或儿童的心律可受呼吸的影响而稍不规则，吸气时心律增快，呼气时心率减慢，称为窦性心律不齐，一般无临床意义。听诊所能发现的心律失常最常见的有期前收缩(premature beat)(亦称过早搏动，简称早搏)和心房颤动(atrial fibrillation)(简称房颤)。

A. 期前收缩的听诊特点：①在规则心跳的基础上突然提前出现一次心跳，其后有一段较长间歇；②提前出现的心跳的第 1 心音增强，第 2 心音减弱或难以听到；③可以联律形式出现，如每次正常心脏搏动之后出现 1 次期前收缩，称二联律，每两次正常心脏搏动之后出现 1 次期前收缩，或者每一正常心脏搏动之后出现 2 次期前收缩称为三联律。期前收缩偶尔出现无临床意义，但频繁发作或形成二联律、三联律可见于冠状动脉粥样硬化性心脏病、风湿性心脏病、心肌炎、洋地黄中毒等。

B. 心房颤动的听诊特点：①心律绝对不规则；②第一心音强弱不等；③每分钟心率大于脉率，也叫脉搏短绌 (pulse deficit)。常见于风湿性心脏病、冠状动脉粥样硬化性心脏病、甲状腺功能亢进症等。

3) 心音(cardiac sound)：正常心音有 4 个，按出现的先后顺序称为第 1 心音(S_1)、第 2 心音(S_2)、第 3 心音(S_3)和第 4 心音(S_4)。通常听诊到的是 S_1 和 S_2。部分健康儿童和青少年可听到 S_3，而 S_4 一般听不到，如听到多为病理性。

A. 心音产生机制及听诊特点：①第 1 心音(S_1)是由于心室收缩开始时，二尖瓣和三尖瓣快速关闭的振动而产生，标志着心室收缩期的开始。其听诊特点为音调较低，音响较高，性质较钝，历时较长(约 0.1 s)，与心尖搏动同时出现，心尖部(二尖瓣听诊区)听诊最清楚；②第 2 心音(S_2)是由于心室舒张开始时，主动脉瓣和肺动脉瓣突然关闭引起的振动而产生，标志心室舒张期开始。其听诊特点如表 3－6 所示。

表 3-6　第一心音与第二心音听诊特点比较

特点	第一心音	第二心音
音调	较低	较高
音响	较响	较低
性质	较钝	较 S_1 清脆
所占时间	较长(约 0.1 s)	较短(约 0.08 s)
与心尖搏动的关系	同时出现	在心尖搏动之后出现
听诊部位	心尖部最清楚	心底部最清楚

B. 心音强度改变：①第 1 心音强度改变取决于心室收缩开始时房室瓣的位置、心室肌的收缩力、瓣膜的完整性与弹性等。第 1 心音增强见于二尖瓣狭窄、高热、甲状腺功能亢进等；第 1 心音减弱见于二尖瓣关闭不全、主动脉瓣关闭不全、心肌炎、心肌病及心肌梗死等。②第 2 心音强度改变取决于主动脉、肺动脉内压力、半月瓣的弹性和完整性。第 2 心音有两个主要成分，即主动脉瓣成分(A_2)和肺动脉瓣成分(P_2)，A_2 在主动脉瓣听诊区最清晰，P_2 在肺动脉瓣听诊区最清晰，正常人两者随年龄而变化，青少年 P_2 强于 A_2，中年 P_2、A_2 近于相等，老年人 P_2 弱于 A_2。A_2 增强见于高血压、主动脉粥样硬化等；P_2 增强见于二尖瓣狭窄、左心功能不全、左至右分流的先天性心脏病等。A_2 减弱见于主动脉瓣狭窄、主动脉瓣关闭不全等；P_2 减弱见于肺动脉瓣狭窄、肺动脉瓣关闭不全等。③2 个心音同时改变：同时增强见于贫血、剧烈运动、情绪激动等；同时减弱见于心肌炎、心肌病、心肌梗死、休克、心包积液及左侧大量胸腔积液等。

4) 额外心音(extra cardiac sound)：又称三音律，指在正常心音之外听到的附加心音，多数为病理性。最常见的是舒张期奔马律(protodiastolic gallop)，又称病理性第 3 心音。由于左心室收缩力减弱，心肌张力减低与顺应性减退，以致心室舒张早期因血液快速注入心室引起室壁振动而产生。其听诊特点为音调低、强度弱、在 S_2 之后出现，与 S_1 和 S_2 间距相仿，同时心率较快(大于 100 次/分)，听诊时类似马奔跑时的马蹄声，又发生于舒张早期，故称舒张早期奔马律。其出现提示心肌严重受损，可见于急性心肌梗死、重症心肌炎、心肌病、严重高血压等导致的左心功能不全。

5) 心脏杂音(cardiac murmur)：是指除心音和额外心音之外的附加音，可表现为不同频率、不同强度、持续时间较长，可与心音分开或相连续，甚至完全掩盖心音。

A. 杂音产生机制：杂音是由于血流加速或血流紊乱使层流变湍流，进而产生旋涡，心壁或血管壁发生振动所致。产生的原因：①血流加速，见于运动后、贫血、大出血、甲状腺功能亢进等；②瓣膜口狭窄或关闭不全；③心腔或大血管有异常通道；④心腔内有漂浮物；⑤心腔或血管腔扩大或狭窄等。

B. 杂音听诊要点：听到杂音时，应注意其以下特点。

a. 部位：通常杂音在某瓣膜听诊区最响，则提示该瓣膜有病变。

b. 时期：发生在第 1 心音与第 2 心音之间的杂音，称收缩期杂音(systolic murmur，SM)，发生在第 2 心音与下一心动周期的第 1 心音之间者，称舒张期杂音(diastolic murmur，DM)，杂音在收缩期与舒张期连续出现者，称连续性杂音(continuous murmur)。舒张期和连续性杂音一般均为病理性，收缩期杂音则有病理性和功能性两种，应进行区别。

c. 性质：按音色可分为吹风样、隆隆样、喷射样、叹气样、机器声样及乐音样等，按音调高低

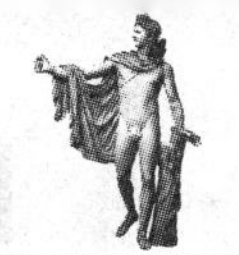

又分为柔和、粗糙两种。柔和杂音常为功能性杂音，粗糙的杂音多为器质性杂音。心尖部粗糙的吹风样收缩期杂音，提示二尖瓣关闭不全；心尖部隆隆样舒张期杂音见于二尖瓣狭窄；主动脉瓣区喷射性杂音见于主动脉瓣狭窄；主动脉瓣第二听诊区叹气样杂音见于主动脉瓣关闭不全；机器声样杂音见于动脉导管未闭；乐音样杂音见于感染性心内膜炎、梅毒性心脏病等。

d. 强度：指杂音的响度。收缩期杂音的强度一般采用 Levine 6 级分级法分为 6 级(表 3-7)，以杂音级别为分子，6 为分母，如响度为 4 级的杂音则记录为 4/6 级杂音。一般认为 2/6 级以下杂音多为功能性，3/6 级以上杂音多为器质性。舒张期杂音强度通常以轻度、中度、重度 3 级记录，多为器质性。

表 3-7 收缩期杂音分级及特点

级别	响度	听诊特点
1	最轻	很弱，须在安静环境下仔细听诊才能听到
2	轻度	较易听到，不太响亮
3	中度	较明显的杂音，较响亮
4	响亮	响亮，通常伴有震颤
5	很响	很响，但听诊器体件离开胸壁时听不到，可伴有明显震颤
6	最高	震耳，听诊器体件离开胸壁时也能听到，伴有强烈震颤

e. 传导：杂音常沿血流方向传导。如二尖瓣关闭不全的杂音向左腋下传导；主动脉瓣狭窄的杂音向颈部传导。杂音传导越远，声音越弱。

C. 心脏常见疾病杂音的临床意义(表 3-8)。

表 3-8 疾病杂音的临床意义

时期	病变	最响部位	性质	传导方向
收缩期	二尖瓣关闭不全	心尖部	吹风样	左腋下
	主动脉瓣狭窄	主动脉瓣听诊区	喷射性	颈部
	肺动脉瓣狭窄	肺动脉瓣区	喷射性	上下肋间
	室间隔缺损	胸骨左缘第 3、第 4 肋间	粗糙吹风样	心前区
舒张期	二尖瓣狭窄	心尖部	隆隆样	无
	主动脉瓣关闭不全	主动脉瓣第二听诊区	叹气样	心尖区
	肺动脉瓣相对关闭不全	胸骨左缘第 2 肋间	叹气样	颈部
连续性	动脉导管未闭	胸骨左缘第 2 肋间	机器样	上胸部及肩胛区

根据**案例** 3-7 中患者的主要症状，护理体检的重点应放在心脏的视诊、叩诊和听诊上，视诊有二尖瓣面容，叩诊心界呈梨形心影，听诊到二尖瓣狭窄特征性的杂音(心尖部舒张期隆隆样杂音，局限，不传导)对诊断有价值。

六、血管

血管评估包括动脉、静脉和毛细血管。评估方法主要有视诊、触诊和听诊。评估内容这里主

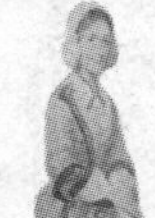

要阐述周围血管评估，包括脉搏、血压、血管杂音、周围血管征。

1. 脉搏

脉搏(pulse)测量方法及正常值见《护理学基础》。常见异常脉搏及其临床意义如下。

(1) 脉率异常　病理情况下：①脉率增快，见于发热、贫血、甲状腺功能亢进及心功能不全等；②脉率减慢，见于颅内压增高、阻塞性黄疸、病态窦房结综合征、甲状腺功能减退等：③脉搏短绌：见于心房颤动、期前收缩等。

(2) 脉律异常　即脉律不规则。病理情况下主要见于心律失常，如期前收缩、房室传导阻滞、心房颤动等。

(3) 强度异常　①洪脉：脉搏强而振幅大，见于高热、甲状腺功能亢进、主动脉瓣关闭不全等。②细脉：脉搏弱而振幅小，见于心力衰竭、主动脉瓣狭窄、休克等。

(4) 波形异常　①水冲脉(water-hammer pulse)：脉搏骤起骤落，急促而有力，犹如潮水涨落。评估时将被评估者手臂抬高过头，评估者左手指触其手腕桡动脉处，可感知犹如水冲的脉搏，为脉压差增大所致，常见于主动脉瓣关闭不全、甲状腺功能亢进、严重贫血等。②交替脉(pulsus alternans)：脉搏一强一弱交替出现，而节律规则，是左心衰竭的重要体征，见于高血压性心脏病、急性心肌梗死等。③奇脉(paradoxical pulse)：吸气时脉搏明显减弱或消失。心包积液或缩窄性心包炎患者，吸气时右心舒张受限，回心血量减少，使左心室排血量降低所致。④无脉(pulseless)：即脉搏消失，见于严重休克、多发性大动脉炎等。

2. 血压

血压(blood pressure)测量方法及正常值见《护理学基础》，临床意义如下。

(1) 高血压(hypertension)　至少3次非同日在安静、清醒下，测血压值，收缩压≥140 mmHg和(或)舒张压≥90 mmHg称为高血压。主要见于原发性高血压，也有少数(＜5%)继发于慢性肾炎、肾上腺皮质或髓质肿瘤等，称继发性高血压。

(2) 低血压(hypotension)　凡血压低于90/60 mmHg，即为低血压，见于休克、急性心肌梗死等。

(3) 脉压改变　正常脉压30～40 mmHg。①脉压增大：脉压＞40 mmHg，见于甲状腺功能亢进、主动脉瓣关闭不全、严重贫血等。②脉压减少：脉压＜30 mmHg，见于主动脉瓣狭窄、心包积液、严重心力衰竭等。

3. 外周血管征

脉压增大的患者可出现外周血管征，包括：水冲脉、毛细血管搏动征、枪击音、Duroziez双重杂音等，主要见于主动脉瓣关闭不全，甲状腺功能亢进、严重贫血等。

(1) 毛细血管搏动征(capillary pulsation sign)　用手指轻压被评估者指甲末端或以清洁玻片轻压其口唇黏膜，受压局部发生有规律的红、白交替改变，即为毛细血管搏动征。

(2) 枪击音(pistol shot sound)　置听诊器于大动脉(股动脉)处，可闻及与心跳一致的短促如放枪的“嗒-嗒”声，即为枪击音。

(3) Duroziez双重杂音　以听诊器稍加压于股动脉上可闻及收缩期与舒张期双重吹风样杂音，即Duroziez杂音。

七、循环系统常见疾病的主要症状和体征

1. 二尖瓣狭窄

二尖瓣狭窄(mitral stenosis)主要由风湿热引起，其主要表现如下所述。

(1) 症状　心功能不全时表现为劳力性呼吸困难，逐渐发展为夜间阵发性呼吸困难甚至肺

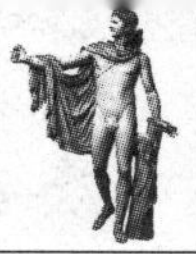

水肿，可伴有咳嗽、咯血等。

(2) 体征

1) 视诊：二尖瓣面容，心尖搏动可向左移。

2) 触诊：心尖部可触及舒张期震颤。

3) 叩诊：心脏相对浊音界可向左扩大，心腰部膨出，呈梨形心影。

4) 听诊：①心尖部舒张期隆隆样杂音，局限不传导；② S_1 增强；③开瓣音；④ P_2 增强；⑤严重肺动脉高压时，肺动脉瓣区舒张期杂音，称 Graham-Steell 杂音。

2. 二尖瓣关闭不全

二尖瓣关闭不全(mitral insufficiency) 多为风湿性和非风湿性瓣叶、腱索病变所致的器质性二尖瓣关闭不全，也有部分是由于左心室扩大引起的相对性关闭不全。

(1) 症状　轻者可无症状，重者可有心悸、乏力、活动时气短等。

(2) 体征

1) 视诊：心尖搏动向左下移位。

2) 触诊：心尖搏动有力，可呈抬举性。

3) 叩诊：心脏相对浊音界可向左下扩大。

4) 听诊：①心尖部粗糙的吹风样全收缩期杂音，通常在 3/6 级以上，向左腋下传导；②第 1 心音减弱或被杂音遮盖；③肺动脉瓣区第 2 心音增强。

3. 主动脉瓣狭窄

主动脉瓣狭窄(aortic stenosis) 可由先天性畸形和获得性病变引起，后者常见于风湿性心脏病和退行性主动脉瓣硬化。

(1) 症状　出现晕厥、呼吸困难、心绞痛。

(2) 体征

1) 视诊：心尖搏动位置正常或向左下移位。

2) 触诊：心尖搏动有力，呈抬举性，胸骨右缘第 2 肋间可触及收缩期震颤。

3) 叩诊：心浊音界可正常，或向左下扩大。

4) 听诊：①胸骨右缘第 2 肋间粗糙的收缩期喷射性杂音，3/6 级以上，向颈部传导；② A_2 减弱。

4. 主动脉瓣关闭不全

主动脉瓣关闭不全(arotic insufficiency) 主要由风湿热引起，其次为动脉硬化、感染性心内膜炎等引起。

(1) 症状　心悸、头晕、心绞痛等。

(2) 体征

1) 视诊：心尖搏动向左下移位，范围扩大。

2) 触诊：心尖搏动向左下移位，呈抬举性。

3) 叩诊：心浊音界向左下扩大，心腰加深，心浊音界呈靴形。

4) 听诊：①胸骨左缘第 3、第 4 肋间叹息样舒张期杂音，向心尖部传导；② A_2 减弱；③可有相对性二尖瓣狭窄所致的舒张期隆隆样杂音，即 Austin - Flint 杂音；④周围血管征：水冲脉、毛细血管搏动征、枪击音及 Duroziez 双重杂音。

5. 心包积液

心包积液(pericardia effusion) 是由于感染或非感染性因素引起的心包腔内液体积聚。

(1) 症状　心前区闷胀、呼吸困难、疲乏无力、上腹闷胀等。

(2) 体征

1) 视诊：颈静脉怒张，心前区饱满，心尖搏动减弱或消失。

2) 触诊：奇脉，心尖搏动减弱或触不到，心尖搏动在心浊音界内侧，积液量少时，可触及心包摩擦感。

3) 叩诊：心浊音界向两侧扩大，且随体位改变而改变，坐位时叩诊心浊音界呈三角烧瓶影。

4) 听诊：少量积液时，可听到心包摩擦音；大量积液时心音弱而遥远。

（罗惠媛　杨　靖）

第六节　腹部评估

案例 3-8

患者，女性，40 岁。规律性夜间上腹部疼痛 5 年，近 1 个月疼痛节律性消失，近 1 周出现餐后腹痛伴频繁呕吐，呕吐量大，呕吐物为隔夜宿食，不含胆汁。查体：可见胃型，振水音阳性。

讨论：最可能的诊断是什么？

案例 3-9

患者，男性，30 岁。近 10 年来常有空腹痛和夜间痛，服用制酸剂可使腹痛减轻，1 小时前餐后突感上腹持续性剧痛而入院。查体：腹部平坦，全腹均有压痛，腹部触诊呈板状，肠鸣音消失，肝浊音界缩小。

讨论：请分析该患者可能发生了什么病情变化？

案例 3-10

患者，男性，50 岁。原因不明腹部包块 1 个月。触诊肝肋下 4 cm，剑突下 6 cm，边缘厚薄不一，表面高低不平，质硬如石，触痛阳性。

讨论：首先考虑是什么病变？

腹部主要由腹壁、腹腔、腹腔内脏器组成，位于横膈和骨盆之间。腹部体表上起胸骨剑突、肋弓下缘与第 12 肋下缘，下至耻骨联合、腹股沟韧带与髂嵴，前面和侧面由腹壁组成，后面为脊柱和腰肌。

腹腔内有很多重要脏器，与消化、泌尿、内分泌、血液、心血管各系统均有关联，因此腹部评估为身体评估的重要组成部分，尤以触诊为重要。为避免触诊引起肠鸣音变化，腹部评估的顺序为视、听、触、叩。

一、腹部的体表标志与分区

为了准确描述腹部症状、体征的部位和范围，常需借助体表天然标志及人为分区。

1. 体表标志

腹部常用体表标志如下。

(1) 肋弓下缘　由第 8～第 10 肋软骨构成的肋缘，是腹部体表上界，常用于腹部分区、胆囊点定位及肝脾测量。

(2) 腹上角　为两肋弓和剑突根部交角，主要用于测量肝脏大小和判断体型。

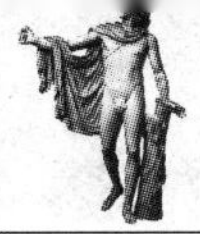

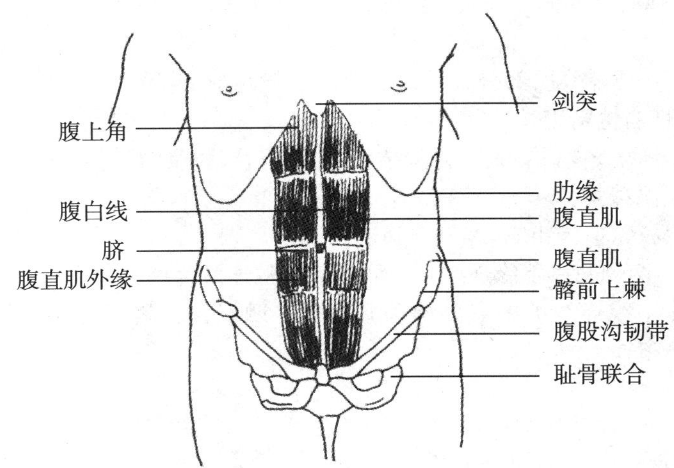

图 3－19 腹部前面体表标志示意图

(3) 脐 位于腹部中心，平第 3～4 腰椎之间，为腹部四区分法的标志。此处易有脐疝。

(4) 髂前上棘 为髂嵴前方突出点，为骨髓穿刺部位及腹部九区分法标志。

(5) 腹直肌外缘 相当于锁骨中线的延续，常为手术切口及胆囊点定位。

(6) 腹中线 为前正中线的延续及腹部四区分法的垂直线。此处易有白线疝。

(7) 腹股沟韧带 为腹部体表下界，此处为寻找股动脉、股静脉及其穿刺的标志，也是腹股沟疝的通过部位。

(8) 耻骨联合 两耻骨间的软骨连接，和两侧腹股沟韧带共同构成腹部体表下界。

(9) 肋脊角 脊柱与背部两侧第 12 肋骨的夹角，肾脏的叩击痛在此部位检查。

2. 腹部分区

常用的腹部分区法有四区分法和九区分法。

(1) 四区分法 通过脐划一水平线和一垂直线，将腹部分为四区，即左、右上腹部和左、右下腹部(图 3－20)。

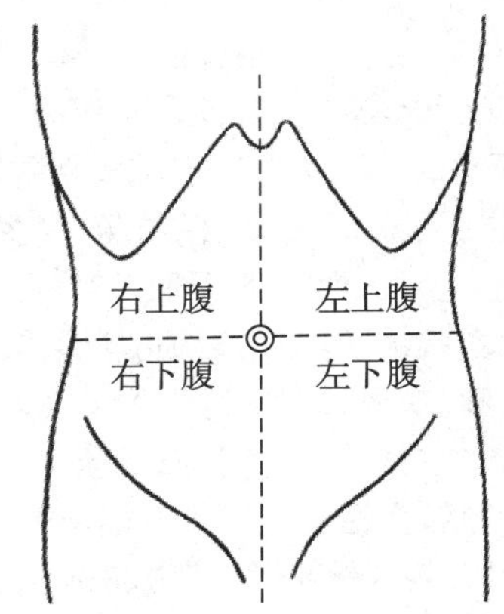

图 3－20 腹部体表四区分法示意图

1) 右上腹部：幽门、十二指肠、胰头、肝、胆囊、小肠、结肠肝曲、部分横结肠、右肾上腺、右肾、腹主动脉、大网膜。

2）左上腹部：脾、胃、胰体、胰尾、肝左叶、小肠、结肠脾曲、部分横结肠、左肾上腺、左肾、腹主动脉、大网膜。

3）右下腹部：盲肠、阑尾、部分升结肠、小肠、右输尿管、膨胀的膀胱、女性右侧卵巢和输卵管、增大的子宫、男性右侧精索。

4）左下腹部：小肠、乙状结肠、部分降结肠、左输尿管、膨胀的膀胱、女性左侧卵巢和输卵管、增大的子宫、男性左侧精索。

四区分法简单易行，但较粗略，难于准确定位。

（2）九区分法　两侧肋弓下缘连线和两侧髂前上棘连线为两条水平线；平行于腹中线，通过左、右髂前上棘至腹中线连线的中点为两条垂直线。四线相交将腹部分为井字形九区（图 3 - 21）。各区的脏器分布如下。

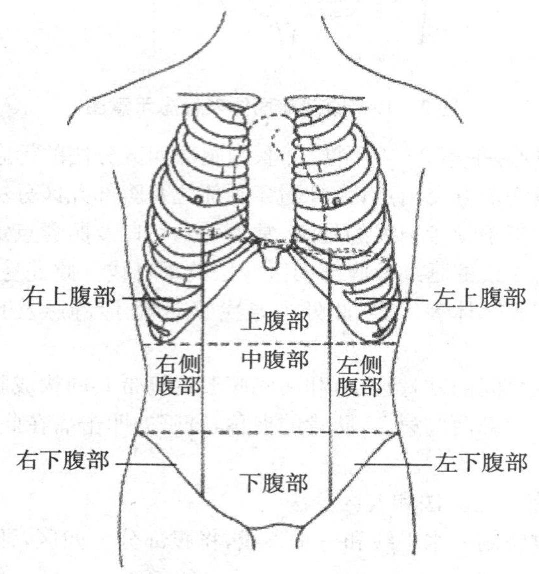

图 3 - 21　腹部体表九区分法示意图

1）右上腹部（右季肋部）：肝右叶、胆囊、结肠肝曲、右肾上腺、右肾。

2）右侧腹部（右腰部）：升结肠、部分空肠、右肾。

3）右下腹部（右髂部）：盲肠、阑尾、回肠下端、淋巴结、女性右侧卵巢及输卵管、男性右侧精索。

4）上腹部：胃、肝左叶、十二指肠、胰头、胰体、横结肠、腹主动脉、大网膜。

5）中腹部（脐部）：十二指肠下段、空肠、回肠、肠系膜及其淋巴结、输尿管、腹主动脉、大网膜。

6）下腹部（耻骨上部）：回肠、乙状结肠、输尿管、充盈的膀胱或增大的子宫。

7）左上腹部（左季肋部）：胃、脾、胰尾、结肠脾曲、左肾及左肾上腺。

8）左侧腹部（左腰部）：降结肠、左肾下极、空肠或回肠。

9）左下腹部（左髂部）：乙状结肠、女性左侧卵巢及输卵管、男性左侧精索、淋巴结。

九区分法较细，定位较准确，但因各区较小，脏器常超过一个分区。另外因人体型不同，脏器位置有时会出现差异。

二、视诊

腹部视诊时，被评估者排空膀胱后取低枕仰卧位，充分暴露全腹，但时间不宜太长，以免腹部

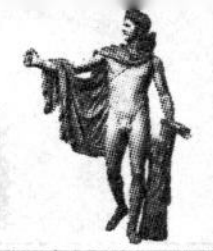

受凉引起不适。光线宜充足而柔和，从前侧方射来，有利于观察腹部表面的器官轮廓、肿块、肠型、蠕动波等。评估者站在被评估者的右侧，按一定顺序自上而下作全面的观察，有时为了观察腹部细微的变化，诊视者需自腹部侧面呈切线方向观察。

腹部视诊的主要内容有腹部外形、呼吸运动、腹壁静脉、胃肠型和蠕动波等。

1. 腹部外形

应注意腹部外形是否对称、有无全腹或局部膨隆或凹陷，有腹水或腹部包块时还应测量腹围的大小。

正常人腹部两侧对称。平卧时前腹壁大致位于肋缘至耻骨联合水平面或略低凹，称为腹部平坦，见于发育营养良好的青壮年。小儿或肥胖者腹部呈圆形微隆起，称为腹部饱满。如前腹壁低于肋缘至耻骨联合的平面，称腹部低平，多见于老年人和消瘦者。这些都属于正常腹部外形。

(1) 腹部膨隆　平卧时前腹壁明显高于肋缘至耻骨联合的平面，称腹部膨隆(abdominal distension)。可见于生理状况如肥胖、足月妊娠或病理状况如腹腔积液、腹内积气、巨大肿瘤等。根据情况不同可分为。

1) 全腹膨隆：腹外形可呈球状或椭圆状，除因肥胖，脐部凹陷，亦可由腹内压增高所致，此时脐部膨出，有下列几种状况：①腹腔积液：腹腔内有大量液体滞留时，称腹水(ascites)。腹部外形可随体位而变化，平卧位时腹壁松弛，液体下沉于腹腔两侧，致腹部扁而宽，称蛙腹(frog belly)。常见于肝硬化门脉高压症、心力衰竭、肾病综合征、腹膜肿瘤转移等；②腹内积气：胃肠道内大量积气时全腹膨隆，腹部呈球形，两侧腰部膨出不明显，外形不随体位变化，多见于肠梗阻、肠麻痹等。如积气在腹腔内，称气腹(pneumoperitoneum)，见于胃肠穿孔或人工气腹；③巨大腹内肿块：如巨大卵巢囊肿，足月妊娠等，可使全腹膨隆。

为了动态观察膨隆腹部的程度和变化，应定期测量腹围。方法是取平卧位，空腹及排尿后，用软尺测量经脐绕腹部一周的长度，每次测量腹围均须在同样条件下进行。

2) 局部膨隆：见于腹内有肿大的脏器、肿瘤、炎性肿块、局部积液或局部胃肠胀气、腹壁上的肿物和疝等。视诊时应注意膨隆的部位、外形、有无搏动，是否随体位改变、呼吸运动而移位等。①右上腹膨隆见于肝肿大(肿瘤、脓肿、淤血)、胆囊肿大及结肠肝曲肿瘤等；②上腹部膨隆见于各种原因所致肝左叶肿大、胃扩张、胃癌和胰腺肿瘤等；③左上腹膨隆多见于脾肿大；④腰部膨隆见于患侧多囊肾、巨大肾上腺肿瘤、肾盂大量积水或积脓等；⑤右下腹膨隆见于阑尾周围脓肿、回盲部结核或肿瘤等；⑥左下腹膨隆见于降结肠或乙状结肠肿瘤，亦可因干结粪块所致；⑦下腹部膨隆多见于尿潴留、妊娠子宫、子宫肌瘤和卵巢囊肿。

局部肿块是在腹壁上或腹腔内，应予鉴别。可嘱被评估者平卧位做屈颈抬肩动作，使腹壁肌肉紧张，如肿块更明显，说明是腹壁上肿块；反之，如肿块变得不明显或消失，说明是腹腔内肿块，被收缩变硬的腹肌所掩盖。

(2) 腹部凹陷　平卧位时前腹壁明显低于肋缘至耻骨联合的平面，称腹部凹陷(abdominal concavity)。全腹凹陷见于消瘦、脱水等，严重时前腹壁凹陷几乎贴近脊柱，肋弓、髂嵴和耻骨联合显露，腹外形呈舟状，常可看到腹主动脉搏动及胃肠轮廓，称舟状腹(scaphoid abdomen)，见于结核病、恶性肿瘤等慢性消耗性疾病的恶病质。局部凹陷多由于手术后腹壁瘢痕收缩所致。

2. 呼吸运动

腹壁随呼吸运动而上下起伏称为腹式呼吸运动。正常状况下，男性及儿童以腹式呼吸为主；成年女性则以胸式呼吸为主。如有腹膜炎或腹水、腹内巨大肿块或膈肌麻痹时，则腹式呼吸运动减弱或消失。

3. 腹壁静脉

正常人腹壁静脉一般不显露，在较瘦和肤色较白的人才隐约可见，腹壁皮肤薄而松弛的老年人可见静脉显露，且可突出皮肤，但静脉条数不多，也不迂曲怒张，无病理意义。当门静脉高压或上、下腔静脉回流受阻而形成侧支循环时，腹壁静脉可显著迂曲、扩张，称腹壁静脉曲张。检查腹壁曲张静脉的血流方向，有助于辨别静脉曲张的来源。

检查血流方向的方法：检查者用食指和中指并拢，压迫一段无分支的曲张静脉，一指向外推挤血液使血管空虚，然后交替抬起一指，观察血液从何端流入而使血管充盈，即可判断血流方向(图 3－22)。

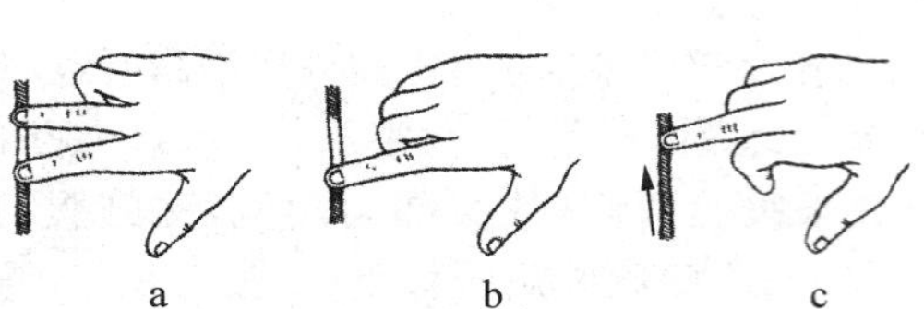

图 3－22　判断静脉血流方向示意图

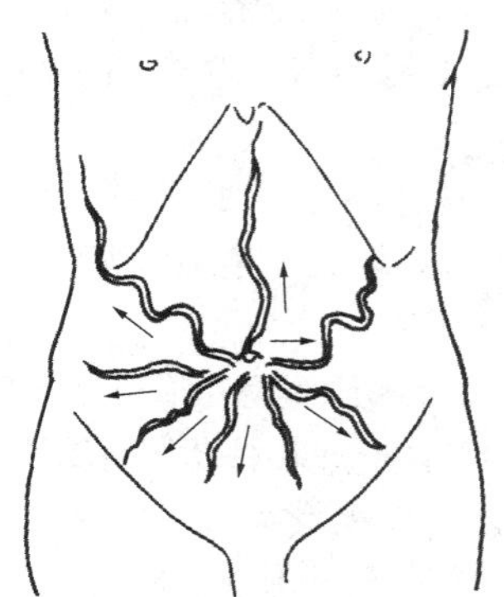
图 3－23　门静脉高压时腹壁浅静脉血流分布和方向

正常时脐水平线以上的腹壁静脉自下向上经胸壁静脉和腋静脉进入上腔静脉，脐水平线以下的腹壁静脉自上向下经大隐静脉进入下腔静脉。腹壁静脉曲张见于下列情况：门静脉阻塞引起门脉高压时，曲张的静脉以脐为中心向四周伸展，称水母头(caput medusae)。血流方向为脐水平以上的向上、脐水平以下的向下，与正常的血流方向相同(图 3－23)。下腔静脉阻塞时，曲张的静脉大部分布在腹壁两侧，脐上、下的腹壁静脉血流方向均为自下而上(图 3－24)。上腔静脉阻塞时，脐部上、下腹壁静脉血流方向均为由上而下(图 3－25)。

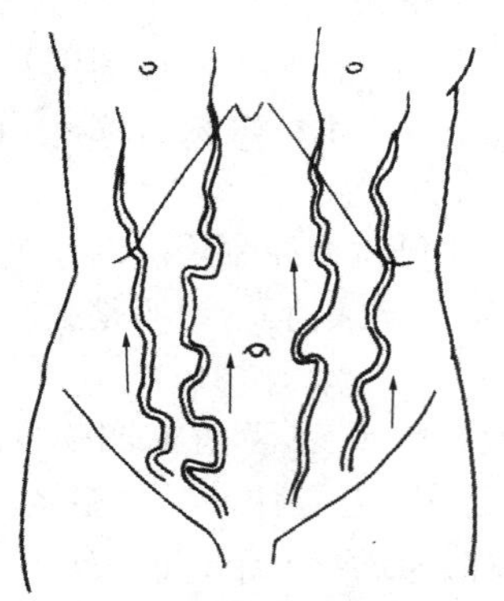
图 3－24　下腔静脉阻塞时腹壁浅静脉血流分布和方向

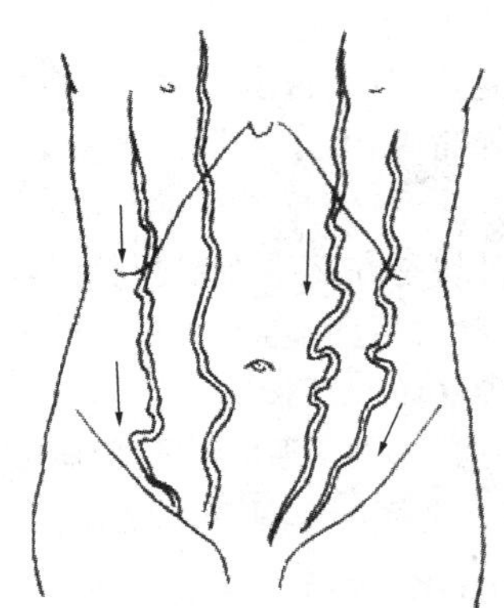
图 3－25　上腔静脉阻塞时腹壁浅静脉血流分布和方向

4. 胃肠型和蠕动波

正常人一般看不到胃肠轮廓及蠕动波，腹壁薄或松弛的老年人、经产妇、极度消瘦者可能见到。当胃肠道梗阻时，梗阻近端的胃肠段饱满膨隆，显出各自的轮廓，称为胃型或肠型(gastral or

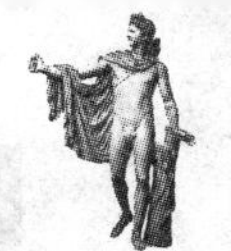

intrestinal pattern)，通常伴有该部位蠕动增强，可见到蠕动波(peri-stalsis)，此时用手轻弹或按摩腹壁后，微弱的蠕动波更为明显，而腹壁薄的老年人、经产妇所见蠕动波轻按则消失。

三、触诊

触诊是腹部评估的重要内容。被评估者采取低枕仰卧位，两手自然置于身体两侧，两腿屈曲后稍分开，使腹肌放松，作张口缓慢腹式呼吸。评估者站立于被评估者右侧，面向被评估者，前臂与腹部表面保持同一水平。检查时，手应温暖，指甲剪短，动作轻柔，由浅入深。一般自左下腹开始逆时针方向至右下腹，再至脐部，最后触诊肝脾及肾脏。原则是从健康部位开始，逐渐移向病变区域，以免造成患者的感受错觉。触诊时注意观察被评估者的反应及表情，亦可边触诊边与其谈话，转移其注意力使腹肌放松。触诊内容主要检查腹壁紧张度、有无压痛和反跳痛、腹腔脏器及腹部包块等情况。

1. 腹壁紧张度

正常人腹壁有一定张力，但触之柔软。某些病理情况可使全腹或局部腹肌紧张度增加或减弱。

(1) 腹壁紧张度增加　当腹腔内容物增加，如腹水、肠胀气、气腹时，触诊腹壁张力增加，但无肌痉挛，也无压痛。如因实质脏器破裂或胃肠道穿孔所致的急性弥漫性腹膜炎，腹膜受刺激引起腹肌痉挛，腹壁明显紧张，甚至强直硬如木板，称板状腹(board-like rigidity)；结核性炎症或其他慢性病变发展较慢，对腹膜刺激缓和，且有腹膜增厚和肠管、肠系膜的粘连，故触诊时腹壁柔韧而有抵抗感，不易压陷，称揉面感(dough kneading sensation)或柔韧感。局部腹肌紧张常是局部腹膜炎所致，如急性阑尾炎引起右下腹壁紧张，急性胆囊炎导致右上腹壁紧张。在小儿腹部触诊时，因恐惧可使腹壁反应敏感；而年老体弱、腹肌发育不良、大量腹水、过度肥胖者，虽腹膜有炎症，腹壁紧张可不明显。

(2) 腹壁紧张度减低　检查时腹壁松软无力，多为腹肌张力降低或消失所致。全腹紧张度减低，见于慢性消耗性疾病或刚放出大量腹水者，也可见于年老体弱、经产妇或脱水患者。脊髓损伤所致腹肌瘫痪和重症肌无力可使全腹张力消失。

2. 压痛及反跳痛

正常腹部触诊时一般不引起疼痛，如由浅入深按压发生疼痛，称为压痛(tenderness)，多提示该部位腹壁或内脏器官有病变，如炎症、结核、结石、肿瘤等。压痛可分为广泛性和局限性。广泛性压痛见于各种原因引起的弥漫性腹膜炎；局限性压痛见于局部脏器的病变或局限性腹膜炎。若压痛局限于一点，称为压痛点。固定的压痛点是某些疾病诊断的重要依据。如位于脐与右髂前上棘连线中、外 1/3 交界处的 Mc Burney 点(麦氏点)标志阑尾的病变；右锁骨中线与肋缘交界处的胆囊点压痛标志胆囊的病变等。常见腹部疾病的压痛点(图 3-26)。

当评估者用手触诊腹部出现压痛后，用并拢的 2～3 根手指压于原处稍停片刻，使压痛感觉趋于稳定，然后迅速将手抬起，如此时患者感觉腹痛骤然加重，并有痛苦表情或呻吟，称为反跳痛(rebound tenderness)。反跳痛表示炎症已波及腹膜壁层。腹膜炎患者常有腹肌紧张、压痛与反跳痛，称腹膜刺激征(peritoneal irritation sign)，亦称腹膜炎三联征。

3. 脏器触诊

腹腔内脏器较多，如肝、胆囊、脾、肾、胰腺、膀胱、胃肠等，通过触诊可判断脏器有无肿大、肿块等，对评估疾病有重要意义。

(1) 肝脏触诊　可用单手或双手触诊法。腹壁较薄、软，肝脏位置较浅者可用单手触诊法，若腹壁较厚或肝脏位置较深者，可用双手触诊法。

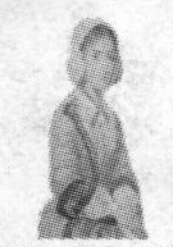

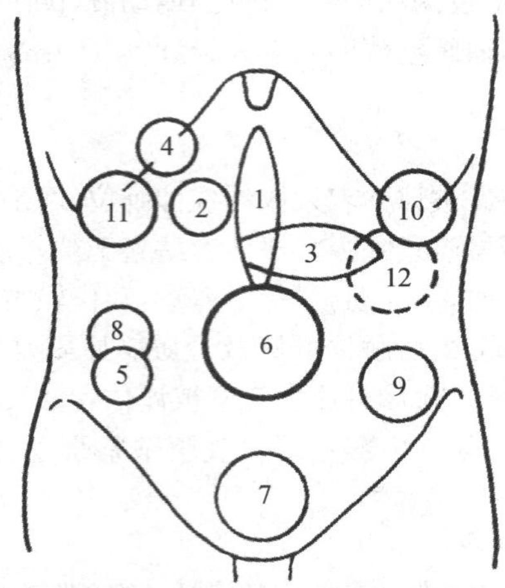

图 3-26 腹部常见疾病的压痛点

注 1. 胃炎、胃溃疡；2. 十二指肠溃疡；3. 胰腺炎或肿瘤；4. 胆囊炎；5. 阑尾炎；6. 小肠疾病；7. 膀胱、子宫病变；8. 回盲部炎症、结核；9. 乙状结肠炎症；10. 脾、结肠脾区病变；11. 肝、结肠肝区病变；12. 胰腺炎的腰部压痛点。

1）单手触诊法：较为常用，评估者将右手四指并拢，掌指关节伸直，与肋缘大致平行的放在右上腹部（或脐右侧）估计肝下缘的下方，被评估者呼气时，手指压向腹部深部，吸气时，手指随腹壁缓慢抬起并朝肋缘向上，以迎触下移的肝缘，但不要离开腹壁且稍加压力，若未触及，可逐渐向上移动，每次移动不超过 1 cm，直到触及肝缘或肋缘为止，并沿右肋缘向外及剑突触诊，以了解全部肝下缘的情况。

2）双手触诊法：评估者右手同单手法，左手置于被评估者右腰部后方，相当于第 11、第 12 肋骨与其稍下的部位，拇指张开置于季肋部，右手下压时，左手向前托起肝脏便于右手触诊。

触及肝脏时，应详细描述下列内容。

A. 大小：正常成人的肝脏一般在肋缘下触不到，但腹壁松软的瘦长体型，于深吸气时在右肋缘下 1 cm 内、剑突下 3 cm 内可触及肝脏。肝下缘超过上述标准，可能是肝下移，也可能是肝大。如肝上界相应降低，则为肝下移，见于右侧胸腔积液、肺气肿等所致膈肌下降；若肝上界正常或升高，则提示肝大，局限性肝大见于肝脓肿、肝肿瘤、肝囊肿等，弥漫性肝肿大见于肝炎、肝淤血、脂肪肝、肝硬化早期等。肝脏缩小见于急性或亚急性肝坏死，肝硬化晚期。

B. 质地：肝脏质地一般分为 3 个等级，即质软、质韧（中等硬度）、质硬。正常肝脏质地柔软，如触嘴唇；急性肝炎及脂肪肝质地稍韧，慢性肝炎肝淤血质韧如触鼻尖；肝硬化质硬，肝癌质地最硬，如触额部。

C. 表面及边缘状况：正常肝脏表面光滑，边缘整齐、厚薄均匀一致。脂肪肝或肝淤血时肝边缘圆钝；肝硬化时边缘锐利，表面可略不平，有时可触及小结节；肝癌、多囊肝、肝包虫病时肝边缘不规则，表面高低不平，有结节样隆起；若肝表面呈大块状隆起，见于巨块型肝癌、肝脓肿。

D. 压痛：正常肝脏无压痛，当肝包膜有炎症或肝大使肝包膜张力增加，则有压痛。见于急性肝炎、肝淤血、肝脓肿、肝肿瘤等。

（2）胆囊触诊　用单手滑行触诊法，方法同肝脏触诊。正常胆囊不能触到。胆囊肿大时，在右肋缘与腹直外缘交界处可触到一梨形或卵圆形肿块，张力较高，随呼吸上下移动。见于急性胆囊炎、胆囊结石或胆囊癌等。

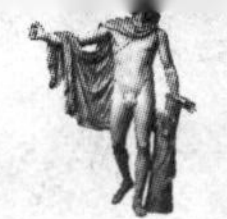

胆囊疾患时，有时胆囊有炎症，但未肿大到肋缘下，触不到胆囊，此时可检测胆囊触痛。检查者将左手掌平放于被评估者右胸下部，以拇指指腹压于胆囊点处，然后嘱被评估者缓慢深呼吸，在吸气过程中下移的发炎胆囊碰到用力按压的拇指引起疼痛，为胆囊触痛，如患者因剧烈疼痛而突然屏气称 Murphy 征(Murphy sign)阳性(图 3-27)。由于胰头癌压迫胆总管导致胆道阻塞，黄疸进行性加深，胆囊显著肿大，但无压痛，称 Courvoisier 征(Courvoisier sign)阳性。

(3) 脾脏触诊　正常状况脾脏不能触及。除外脾脏向下移位，能触及脾脏提示脾脏肿大至正常 2 倍以上。脾脏明显肿大而位置又较表浅时，浅部触诊法就可触及。若肿大脾脏位置较深或腹壁较厚，则用双手触诊法，被评估者仰卧，双腿稍屈曲，检查者左手绕过被评估者腹前方置于左胸下部第 9～第 11 肋处，将其脾脏从后向前托起，右手掌平放于左侧腹部，与肋弓成垂直方向，自脐平面开始配合呼吸迎触脾尖，直到触及脾缘或左肋缘(图 3-28)。脾脏轻度肿大而仰卧位不易触及时可嘱被评估者改用右侧卧位，双下肢屈曲，此时容易触到脾脏。

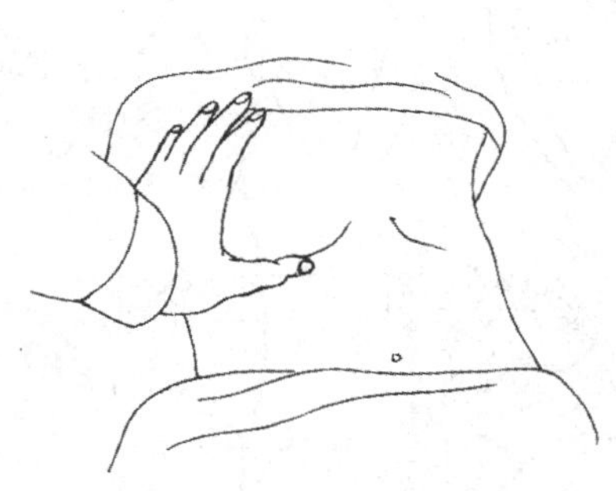

图 3-27　Murphy 征检查示意图

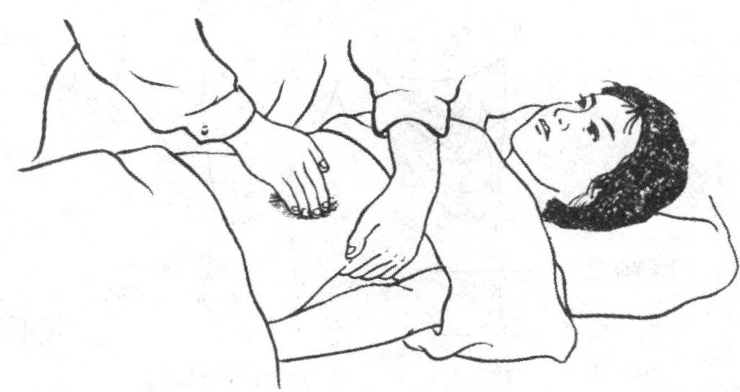

图 3-28　脾脏触诊示意图

脾脏肿大的测量方法(图 3-29)：脾脏肿大不超过脐水平时，可只测量左锁骨中线上肋下缘至脾下缘的距离(第Ⅰ线)，以厘米表示(下同)；脾大超过脐水平时，应加测左锁骨中线与左肋缘交叉点至脾尖最远点的距离(第Ⅱ线)和脾右缘到正中线的垂直的距离(第Ⅲ线，超过前正中线以“＋”号表示，未超过则以“－”号表示)。

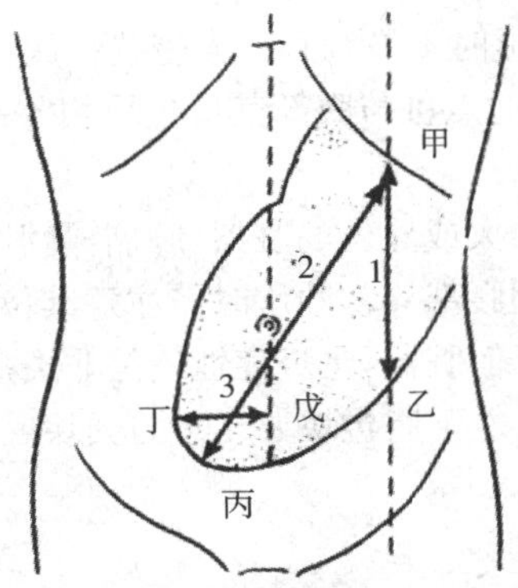

图 3-29　脾肿大的测量

临床上常将肿大的脾脏分为轻、中、高 3 度。深吸气时，脾缘不超过肋缘 2 cm 为轻度肿大；超过 2 cm，在脐水平线以上为中度肿大；超过脐水平线或前正中线则为高度肿大，即巨脾。

触到脾脏后除注意大小外，还应注意脾脏的质地、边缘及表面情况、有无压痛等。这些常可

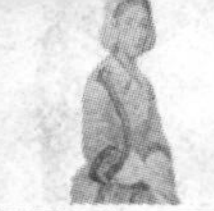

提示脾肿大的病因。脾脏肿大常见于急慢性传染病(如急慢性肝炎、伤寒等)、肝硬化及慢性淋巴细胞性白血病等。

(4) 肾脏触诊　一般用双手触诊法检查肾脏。如平卧位未触及,可立位触诊。正常人的肾脏一般不易触及,身材瘦长者,肾下垂、游走肾、肾脏肿大时易触及。在深吸气时能触到1/2以上的肾脏即为肾下垂,如下垂明显并且移动度较大称为游走肾。肾脏肿大见于肾盂积水或积脓、肾肿瘤、多囊肾等。

当肾脏和尿路有炎症时,出现压痛点(图3-30)。①季肋点:在第10肋前端;②上输尿管点:在腹直肌外缘脐水平线上;③中输尿管点:腹直肌外缘髂前上棘水平;④肋脊点:脊柱与第12肋骨的交角(肋脊角)顶点;⑤肋腰点:腰肌外缘与第12肋骨的交角(肋腰角)顶点。肾脓肿或肾盂肾炎时,肋脊点和肋腰点常有压痛;输尿管结石、结核或化脓性炎症时,可于上、中输尿管点出现压痛。

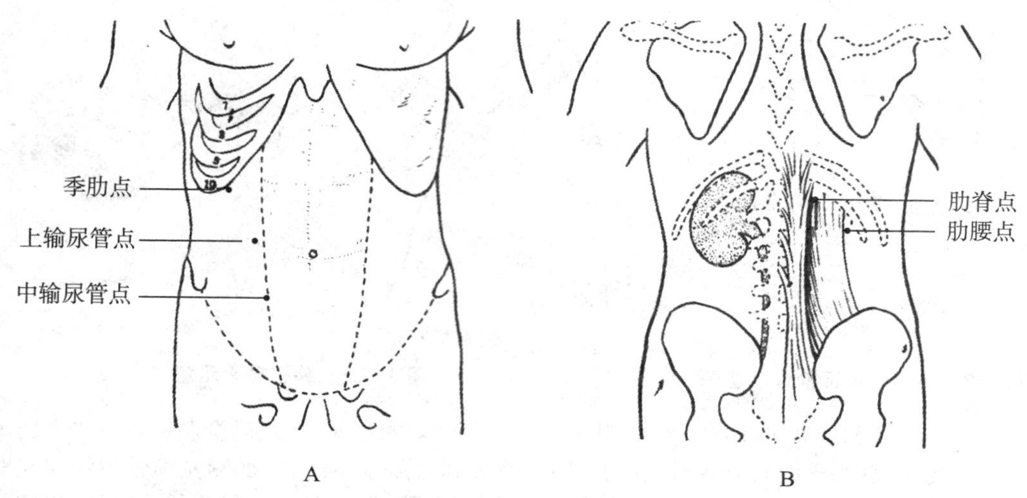

图3-30　肾、输尿管疾病压痛点示意图

注　A. 腹面;B. 背面。

(5) 膀胱触诊　正常膀胱空虚时不易触到。当膀胱积尿而充盈时,在下腹中部可触到圆形、表面光滑的囊状物,排尿后消失,此点可与腹部其他包块相鉴别。一般采用单手滑行触诊法。

4. 腹部肿块

除腹部正常结构外,腹腔内肿大或异位的脏器、肿瘤、囊肿或脓肿、炎症性肿块或肿大的淋巴结等,均可形成异常肿块。如触到腹部异常肿块时需注意其位部位、大小、形态、质地、有无压痛、活动度、搏动等。要鉴别其来源于何脏器,是炎症性还是非炎症性,是实质性还是囊性,是良性还是恶性,在腹腔内还是在腹壁上。左下腹包块要注意与粪块鉴别。

四、叩诊

直接叩诊法和间接叩诊法均可应用于腹部,一般多采用间接叩诊法。腹部叩诊的主要作用是叩出脏器的大小和叩击痛,胃肠道充气情况,腹腔内有无积气、积液和肿块等。

1. 腹部叩诊音

正常腹部除肝、脾、充盈的膀胱和增大的子宫叩诊呈浊音、实音外,其余部位均为鼓音。胃肠高度胀气、人工气腹和胃肠穿孔时,鼓音的范围扩大。实质脏器极度肿大、腹腔内肿块或大量腹

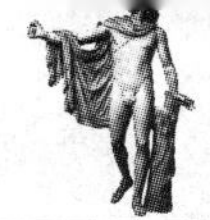

水时，病变部可出现浊音或实音，鼓音范围缩小。

2. 肝脏叩诊

叩诊法确定肝上界时，一般沿右锁骨中线自上而下，叩指用力要适当，勿过轻或过重，当由清音转为浊音时，即为肝上界，相当于肺遮盖的肝顶部，故又称为肝相对浊音界。继续向下叩诊1～2肋间，由浊音转为实音处，即为肝脏绝对浊音界，相当于肺下缘的位置。确定肝下界时，由腹部鼓音区沿右锁骨中线向上叩诊确定，由鼓音转为浊音处即是。一般叩得的肝下界要比触的肝下缘高1～2 cm。匀称体型者的正常肝脏在右锁骨中线上，上界在第5肋间，下界位于右季肋下缘，肝上下径为9～11 cm。矮胖体型者肝上下界均可高1个肋间，瘦长体型者则可低1个肋间。

肝浊音界扩大见于肝脓肿、肝淤血、肝癌、多囊肝等；肝浊音界缩小见于胃肠胀气、肝硬化及急性重症肝炎等；肝浊音界消失代之以鼓音，主要见于急性胃肠穿孔、人工气腹；肝浊音界上移，见于腹水、鼓肠、右肺纤维化、右肺不张等；肝浊音界下移，见于慢性肺气肿，右侧张力性气胸等。

3. 移动性浊音

腹腔内有较多的游离液体时，因重力作用，液体积聚于腹腔低处，故在此处叩诊呈浊音。检查时患者先取仰卧位，腹部两侧因腹水聚集，叩诊呈浊音，腹中部因肠管内有气体而浮在液面上，故叩诊呈鼓音。评估者自腹中部脐水平面向左侧叩诊，发现浊音时，扳指固定不动，嘱患者右侧卧，再次叩诊，如呈鼓音，表明浊音移动。同样方法向右侧叩诊，叩得浊音后嘱患者左侧卧，以核实浊音是否移动。此种因体位不同而出现浊音区变动的现象，称移动性浊音（shifting dullness）。此为发现腹水的重要检查方法。当腹腔内游离积液在1 000 ml以上时，即可查出移动性浊音。如果腹水量少，可采取肘膝位，使脐部处于最低位，叩脐部，如该部由仰卧位的鼓音转为浊音，则提示有腹水可能。

4. 膀胱叩诊

膀胱空虚时，耻骨上方叩诊呈鼓音，当其有尿液充盈时，耻骨上方叩诊呈圆形浊音区。妊娠的子宫、子宫肌瘤或卵巢囊肿，在该区也呈浊音，应予鉴别。如排尿或导尿后浊音区转为鼓音，则为尿潴留引起的膀胱胀大。腹水时，耻骨上叩诊也可有浊音，但浊音区的弧形上缘凹向脐部，而胀大膀胱的浊音区的弧形上缘凸向脐部。

5. 叩击痛

主要用于检查肝肾病变。叩击肾区取坐位或侧卧位，肝区取平卧位。评估者用左手掌平放于右季肋部（肝区）、肋脊角（肾区），右手握拳以轻至中等力量叩击左手背。正常时右季肋部、肋脊角无叩击痛，肝区叩击痛见于肝炎、肝脓肿等，肾区叩击痛见于肾炎、肾盂肾炎、肾结核、肾结石及肾周围炎等。

五、听诊

腹部听诊时，将听诊器膜形体件轻置于腹壁上，全面听诊各区，重点在上腹部、中腹部、腹部两侧及肝、脾区。

1. 肠鸣音

肠蠕动时，肠管内气体和液体随之流动，产生一种断断续续的咕噜声（或气过水声），称肠鸣音（bowel sound）。通常右下腹部为肠鸣音听诊点。正常情况下，肠鸣音每分钟4～5次。当肠蠕动增强时，肠鸣音每分钟达10次以上，但音调不特别高亢，称肠鸣音活跃，见于急性肠炎、服泻药后或胃肠道大出血等；如次数多且肠鸣音响亮、高亢称肠鸣音亢进，见于机械性肠梗阻。持续3～5分钟以上才听到一次或听不到肠鸣音者，称肠鸣音减弱或消失，见于老年性便秘、腹膜炎、电解质紊乱或肠麻痹等。

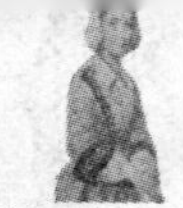

2. 振水音

胃内气体与液体相撞击发出的声音称振水音(succussion splash)。检查时患者仰卧,评估者以一耳凑近上腹部,同时用冲击触诊法振动胃部,即可听到气、液撞击的声音,亦可用听诊器置于上腹部听诊。正常人在饮进多量的液体后可出现振水音,但若在空腹或餐后6～8小时以上仍有此音,则提示胃扩张或幽门梗阻。

3. 血管杂音

腹部血管杂音有动脉性杂音和静脉性杂音。腹中部的收缩期血管杂音(喷射性杂音)常提示腹主动脉狭窄或腹主动脉瘤,如收缩期血管杂音在左、右上腹部常为肾动脉狭窄,如该杂音在下腹两侧,应考虑髂动脉狭窄。左叶肝癌压迫肝动脉或腹主动脉时,可在肿块部位听到吹风样杂音。

静脉性杂音为连续性潺潺声,无收缩期与舒张期性质,常出现在胸骨剑突下部或脐附近,提示门静脉高压时的侧支循环形成,尤其是腹壁静脉严重曲张时明显。

在**案例**3-8中,根据患者的症状和体征可能的诊断是十二指肠溃疡合并幽门梗阻;在**案例**3-9中,根据患者的病史变化特征及体检的发现,可能是十二指肠溃疡合并穿孔;在**案例**3-10中,肝脏触诊的特点提示该患者可能是肝癌。

六、腹部常见疾病的主要症状与体征

1. 消化性溃疡

消化性溃疡(peptic ulcer)主要指发生于胃、十二指肠的慢性溃疡,即胃溃疡(gastric ulcer, GU)和十二指肠溃疡(duodenal ulcer, DU),因其形成均有胃酸和胃蛋白酶的消化作用参与,故而得名。

(1) 症状　上腹痛是本病的主要症状,其可能机制:①胃酸作用于溃疡及其周围组织的化学性炎性,使溃疡壁和溃疡底部的痛阈降低;②局部肌张力增高或痉挛;③胃酸对溃疡面的刺激;④溃疡穿透,使浆膜面受侵。

1) 上腹痛的特点具体如下。

A. 部位:多位于中上腹,可偏右或偏左。胃或十二指肠后壁溃疡发生慢性穿孔时,背部常出现放射痛。疼痛范围多为数厘米直径大小。

B. 性质:常为持续性灼痛,亦可为钝痛、胀痛、饥饿样不适等。当溃疡穿透至浆膜层或穿孔,可呈持续性剧痛如绞拧或刀割样。

C. 节律性:胃溃疡的疼痛多在餐后0.5～1 h出现,经1～2 h后逐渐缓解,至下一餐后再重复上述规律,即进餐—疼痛—缓解的规律。十二指肠溃疡的疼痛则多在两餐之间,持续至下次进餐后缓解,呈疼痛—进餐—缓解的规律,故又称空腹痛,也可出现夜间痛。

D. 周期性:发作与自发缓解相交替,发作期可为数周或数月,缓解期亦长短不一,短者数周、长者数年;发作常有季节性,多在秋冬或冬春之交发病。

E. 长期性:溃疡愈合后易复发,延续数年至数十年。

F. 诱因及缓解:过度紧张、劳累、焦虑、抑郁、生冷饮食及烟酒等均可诱发疼痛发作。休息、服制酸药或稍进食物可缓解。

2) 其他伴随症状:常有餐后腹胀、反酸、嗳气、流涎、恶心、呕吐、食欲不振、便秘或体重下降等。

(2) 体征　患者多体型瘦长、腹上角成锐角。溃疡活动时上腹部可有局限性轻压痛,十二指肠偏右侧,缓解期无明显体征。后壁溃疡穿孔,可有明显背部压痛。

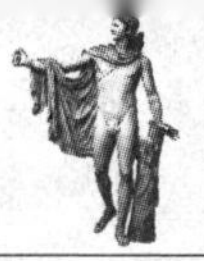

2. 急性腹膜炎

腹膜受到细菌感染或化学物质如胃液、肠液、胰液、胆汁等的刺激时，即可致腹膜急性炎症，称为急性腹膜炎（acute peritonitis）。按发病的来源分为继发性和原发性，绝大多数腹膜炎为继发性，常继发于腹内脏器的穿孔、脏器炎症的直接蔓延，或外伤及手术的感染。原发性腹膜炎系指病原菌从腹外病灶经血液或淋巴播散至腹腔引起腹膜炎。常见于抵抗力低下的患者，如患有肾病综合征或肝硬化者。

另外，按炎症范围可分为弥漫性和局限性，按炎症开始时的性质可分为无菌性及感染性。

(1) 症状　急性弥漫性腹膜炎常见于消化性溃疡穿孔和外伤性胃肠穿孔。主要表现为突发的持续性剧烈腹痛，一般以原发病灶处最显著，常迅速扩展至全腹，在深呼吸、咳嗽和变换体位时疼痛加重。开始因腹膜受刺激引起反射性恶心呕吐，呕吐物为胃内容物，有时带有胆汁，其后由于麻痹性肠梗阻，呕吐变为持续性，呕吐物为棕黄色的肠内容物，可有恶臭。全身表现可有发热等毒血症状，严重者可出现休克。

急性局限性腹膜炎疼痛往往局限于病变脏器部位的附近，如阑尾炎时局限于右下腹；胆囊炎时局限于右上腹，多为持续性钝痛。

(2) 体征　急性弥漫性腹膜炎患者多呈急性危重病面容，冷汗，表情痛苦。被迫采取仰卧位，双下肢屈曲，呼吸频速表浅。在毒血症后期，由于高热，不进饮食、失水、酸中毒等，患者精神萎靡，面色灰白，皮肤及舌面干燥，眼球及两颊内陷，脉搏频数而无力，血压下降。腹部检查视诊可见腹式呼吸运动减弱或消失，当腹腔渗出增多及肠管发生麻痹时，可显示腹部膨胀。触诊时可及典型的腹膜炎三联征——腹壁肌紧张、腹部压痛和反跳痛。溃疡穿孔时由于胃酸的剧烈刺激，可出现板状腹，腹壁肌肉呈木板样强直。而弥漫性腹膜炎则遍及全腹。

如局部已形成脓肿，或炎症使附近的大网膜及肠袢粘连成团，则该处可触及明显压痛的肿块。

(3) 叩诊　由于胃肠内气体游离于腹腔内以及肠麻痹，叩诊肝浊音界缩小或消失，腹腔内有较多游离液体时，可叩出移动性浊音。

(4) 听诊　肠鸣音减弱或消失。局限性腹膜炎，三联征局限于腹部的一个部位。

3. 肝硬化

肝硬化（liver cirrhosis）是一种常见的慢性进行性肝病。主要病因有病毒性肝炎、慢性酒精中毒、血吸虫病、营养不良、药物及工业毒物中毒和慢性心功能不全等。临床上有多系统受累，以肝功能损害和门静脉高压为主要表现，晚期常出现消化道出血、肝性脑病、继发感染等严重并发症。

(1) 症状　肝硬化起病隐匿，进展缓慢，肝脏又有较强的代偿功能，所以在肝硬化发生后有一段较长的时间内并无明显症状及体征。

临床上肝硬化可分为代偿期（早期）和失代偿期（中、晚期），但两期界限常不清楚。

1) 代偿期：症状较轻，缺乏特异性。可有食欲不振、消化不良、腹胀、恶心、大便不规则等消化系统症状及乏力、头晕、消瘦等。

2) 失代偿期：上述症状加重，并可出现水肿、腹水、黄疸、皮肤黏膜充血、发热、肝昏迷、无尿等。

(2) 体征　代偿期于面部、颈部、上胸部可见毛细血管扩张或蜘蛛痣，也可见肝掌。肝脏轻度肿大，表面光滑，质地偏硬，多无压痛；脾脏可呈轻、中度肿大。

失代偿期患者面色晦暗，缺少光泽，皮肤、巩膜多有黄疸，男性患者可有乳房发育、压痛。肝脏由肿大而缩小，质地变硬，表面不光滑可有结节，并出现肝功能障碍及门静脉高压的表现。

1) 腹水：是肝硬化最突出的临床表现。出现腹水以前，常发生肠内胀气，有腹水时腹壁紧张

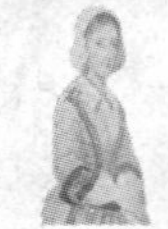

度增加。患者直立时下腹部饱满，仰卧时则腰部膨隆呈蛙腹状。脐可突出而形成脐疝。叩诊有移动性浊音，腹水量多时有液波震颤。因横膈抬高和运动限制，可发生呼吸困难和心悸。本身压迫下腔静脉可引起肾淤血和下肢水肿。部分患者伴有胸水，为腹水通过膈淋巴管或裂隙进入胸腔所致。

2）静脉侧支循环的建立与开放：肝硬化使门静脉回流受阻，促使门静脉与体静脉之间形成侧支循环，门静脉血流由此直接进入体静脉。临床上较重要的侧支循环有3条：

A. 经胃冠状静脉、食管静脉、奇静脉而入上腔静脉。当侧支循环在食管下端和胃底部的黏膜下高度发展时，可形成静脉曲张。当进食粗糙食物或腹内压突然升高，致曲张的静脉破裂出血。或由于食管下段炎症糜烂，侵蚀静脉而出血。患者表现呕血、黑便及休克、肝昏迷等症状，严重时危及生命。

B. 经再通的脐静脉（肝圆韧带）、腹壁静脉、胸廓内静脉与上腔静脉相通。可形成脐周及腹壁的静脉曲张，脐以上的静脉血流向上，流入胸壁静脉、腋静脉和乳内静脉进入上腔静脉；脐以下的静脉血流方向向下，流入大隐静脉经髂外静脉进入下腔静脉，有时在脐周或剑突下可听到静脉营营音。

C. 门静脉系统的直肠上静脉与腔静脉系统的直肠中下静脉吻合相通，明显扩张形成痔核，破裂时引起便血。

3）脾肿大及脾功能亢进：门静脉压力增高时，脾脏由于淤血而肿大，常为中、高度肿大，为正常的2～3倍，部分病例可平脐或达脐下。脾大时出现脾功能亢进，全血减少。上消化道出血时，脾脏可暂时缩小，甚至不能触及。如发生脾周围炎，可引起左上腹隐痛或胀痛。

4. 急性阑尾炎

急性阑尾炎（acute appendicitis）是指阑尾的急性细菌性感染，为急腹症中最常见的疾病。

（1）症状

1）腹痛：典型的早期表现为上腹痛或脐周痛（内脏神经传导之疼痛），6～8小时后转移至右下腹部。部分病例发病开始即出现右下腹痛。不同位置的阑尾炎，其腹痛的位置也有差异，如盲肠后位阑尾炎疼痛在右侧腰部，盆位者腹痛在耻骨上区。

2）胃肠道症状：发病早期，常伴有恶心、呕吐、便秘，儿童常有腹泻；盆位阑尾炎可引起排便、里急后重症状，还可出现腹胀、排气排便减少。

3）全身症状：早期乏力，炎症重时出现中毒症状，心率增快，发热等。

（2）体征

1）右下腹压痛和反跳痛：早期阑尾炎尚未累及壁层腹膜时，右下腹可不出现压痛，而是在上腹部或脐周围有位置不定的压痛。起病数小时后，右下 McBurney 点（阑尾点）有显著而固定的压痛和反跳痛。

2）右下腹肿块：如发现右下腹饱满，扪及一压痛性肿块，边界不清、固定，多为阑尾周围脓肿。

3）结肠充气试验（Rovsing 征）：患者仰卧位，用右手压迫左下腹，再用左手挤压近侧结肠，结肠内气体可传至盲肠和阑尾，引起右下腹疼痛者，为洛氏（Rovsing）征阳性。

4）腰大肌试验：嘱患者左侧卧位，两腿伸直，当使右腿被动向后过伸时发生右下腹痛，称腰大肌征阳性，此征提示盲肠后位的阑尾炎。

5）闭孔内肌试验：患者仰卧位，使右髋和大腿屈曲，然后被动向内旋转，引起右下腹疼痛者为阳性，提示阑尾靠近闭孔内肌。

6）阑尾炎时直肠指诊可有明显的局部触痛。

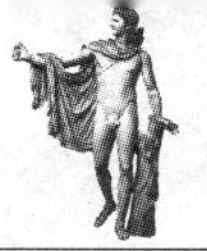

5. 肠梗阻

肠内容物不能正常运行、顺利通过肠道，称为肠梗阻(intestinal obstruction)，是临床上常见的一种急腹症。根据发生的基本原因，肠梗阻可分为3大类型：机械性肠梗阻、动力性肠梗阻、血管性肠梗阻。

此外，根据肠壁有无循环障碍，分为单纯性和绞窄性肠梗阻；根据肠梗阻的程度，分为完全性和不完全性肠梗阻；根据肠梗阻的发展快慢，分为急性和慢性肠梗阻。

肠梗阻亦可随其病情不断发展和演变，可由单纯性发展为绞窄性；由不完全性变为完全性；由慢性变为急性；机械性肠梗阻如存在时间过长，可转化为麻痹性肠梗阻。

(1) 症状

1) 腹痛：机械性肠梗阻时，由于梗阻近端肠段平滑肌产生强烈收缩，表现为阵发性绞痛，约数分钟1次。多在腹中部，也可偏于梗阻所在的部位。腹痛发作时，自觉有“气块”在腹内窜动，并受阻于某一部位。

2) 呕吐：早期为反射性呕吐，吐出物为发病前所进食物。以后呕吐则按梗阻部位的高低而有所不同。高位梗阻者呕吐发生早，次数多。如高位小肠梗阻(十二指肠和上段空肠)，早期频繁呕吐胃液、十二指肠液、胰液及胆汁，呕吐量大。低位小肠梗阻呕吐出现较晚，先吐胃液和胆汁，以后吐出小肠内容物，棕黄色，有时带粪臭味。结肠梗阻时，很少出现呕吐。

3) 腹胀：肠道气体和液体的积聚引起腹胀，以上腹部和中腹部为最明显。高位肠梗阻腹胀不明显，低位肠梗阻及麻痹性肠梗阻腹胀显著，遍及全腹。

4) 肛门停止排气排便：完全性肠梗阻患者除早期可排出大肠内积存的少量气体和粪便外，一般均无排气排便。

(2) 体征　呈重症病容，痛苦表情，脱水貌，呼吸急促，脉搏增快，甚至休克。

1) 视诊：腹部膨隆，腹式呼吸减弱或消失，机械性肠梗阻时可见肠型及蠕动波。

2) 触诊：腹壁紧张，有压痛。绞窄性肠梗阻有反跳痛。

3) 叩诊：全腹呈高调鼓音，肝浊音界缩小或消失。绞窄性肠梗阻时腹腔内有渗液，可叩出移动性浊音。

4) 听诊：肠鸣音明显亢进，呈金属音调。麻痹性肠梗阻时无肠型，肠鸣音减弱或自失。

6. 腹部肿块

腹部肿块(abdominal mass)为腹部常见的体征之一。可由很多病因引起，如脏器肿大、炎性肿块、肿瘤、寄生虫等。肿块种类繁多，可来源于腹壁、腹腔内或腹膜，位置又很邻近，诊断有时困难。因此必须认真检查，广开思路，加以鉴别。

(1) 症状与体征

1) 症状：肿块发展进程、大小、形状及硬度变化、肿块伴随的症状等具有诊断意义。如肿块长时间无明显变化且一般情况无改变者多为良性；肿块进行性长大多为恶性肿瘤；肿块活动幅度大多在小肠、系膜或网膜；肿块伴黄疸多为肝胆疾病；肿块伴腹部绞痛、呕吐多与胃肠道有关。

2) 体征：

A. 全身检查：注意一般情况改变、发育营养状况，有否贫血、黄疸、出血倾向等。还应注意身体其他部位是否有相似肿块，有否恶性肿瘤转移可能，包括检查锁骨上窝、腋窝淋巴结，直肠膀胱窝，以及肝、肺等。

B. 腹部检查：

a. 视诊：观察腹部的轮廓，是否有局限性隆起，肿块位置、外形，有无搏动，是否随呼吸或体位而变动。

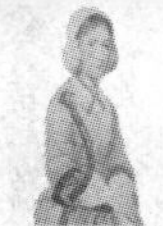

b. 触诊：为诊断腹部肿块最重要的检查步骤。注意检查顺序，后查肿块，手法轻柔。应注意肿块的位置、大小、轮廓、质地、压痛、搏动及活动度等，同时注意肿块的数量、边缘及有否震颤等特征。

可根据肿块的具体情况选择以下检查法：

屏气起坐试验 嘱患者仰卧位，先注意检查腹肌放松时肿块鼓起的程度。然后，患者抬头试行起坐而不起（勿用手帮忙），或两腿悬空举起，或屏气用力等，使腹肌紧张和腹内压增高。此时若肿块鼓起更为明显，则提示肿块位于腹肌表面或是腹壁疝。如此时肿块反而消失，说明肿块位于腹肌深面或腹内。

肘膝位检查法 用于区别肿块位于腹腔内还是腹膜后。嘱患者肘膝位，若肿块在腹腔内，不仅肿块更为清楚，活动度增加，而有下垂感；若肿块位于腹膜后，大多深在而固定，不能推动，也无下垂感，反而不如在仰卧位清楚。

浮沉触诊法 检查时以三、四个并拢的手指，取70°～90°角，手指尖置放于腹壁肿块所在的部位，作数次急速而较有力的冲击动作，在冲击时即会获得肿块质地的感觉。适用于腹腔内有较多积液者。

c. 叩诊：肝、脾肿大时，其浊音界扩大。胃肠道肿瘤发展到一定的大小，可以叩到浊音，与肝、脾浊音区不相连。

d. 听诊：腹主动脉瘤者可听到血管杂音。肿块致胃肠道梗阻时，可听到肠鸣音亢进，有气过水声或金属音。

(2) 腹部肿块的诊断步骤 首先确定有无肿块及明确肿块所在的位置，肿块是在腹壁、腹腔内或腹膜后。然后注意肿块的形态、大小、质地、移动性、搏动，尤其注意肿块与脏器的关系（多数肿块与脏器有关）。再结合病史、实验室检查和必要的特殊检查，如X线、B超、内镜、核素显像、CT、腹腔血管造影和活组织检查等，综合分析肿块的性质和病因。

（张　舰）

第七节　生殖器、肛门与直肠评估

生殖器、肛门与直肠评估是身体评估不可忽略的一部分。对有指征的评估对象应向其说明检查目的、方法及重要性，以解除心理顾虑，取得配合。

一、男性生殖器

男性生殖器检查时一般先检查外生殖器，后检查内生殖器。检查方法有视诊和触诊。其检查内容包括如下项目。

1. 阴茎

视诊时注意阴茎有无形态异常，如有无偏斜或屈曲畸形，以及包皮、阴茎头和阴茎颈、尿道口等情况。触诊时注意海绵体及尿道有无硬结和压痛。

(1) 阴茎大小和形态 成人阴茎过小（婴儿型）多见于垂体或性腺功能不全；儿童阴茎过大（成人型）多见于促性腺激素过早分泌（真性性早熟）和睾丸间质细胞瘤（假性性早熟）。

(2) 包皮 包皮是随年龄增长逐渐退缩的，包皮口也逐渐扩大。婴幼儿期包皮较长，包住整个阴茎头，包皮口也小。3岁后90%小儿的包皮能翻转。成人当阴茎松弛时，包皮不应掩盖尿道口，上翻后可退到冠状沟，露出阴茎头。包皮长过阴茎头但上翻后能露出尿道外口和阴茎头，称为包皮过长(redundant prepuce)，易引起炎症、包皮嵌顿，甚至阴茎癌；若包皮上翻后不能露出阴茎头，则称为包茎(phimosis)，常由先天性包皮口狭窄引起。

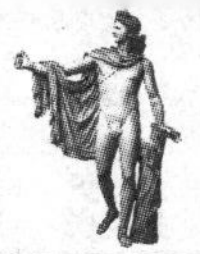

(3) 阴茎头和阴茎颈　正常阴茎头红润光滑，无红肿和结节。检查时应注意阴茎头有无充血、水肿、糜烂、溃疡、肿块等，包皮过长者应将其包皮翻开进行检查。如看到或触到硬结，伴有暗红色溃疡、易出血，或呈菜花状、表面覆有灰白色坏死组织、有腐臭味，可能是阴茎癌。阴茎颈处若有单个椭圆形硬质溃疡，称为下疳，可见于梅毒。

(4) 尿道外口　正常尿道外口呈竖鱼口形，黏膜红润，无分泌物。尿道外口发红、附有分泌物并沿尿道有压痛者，见于尿道炎、淋病等。

2. 阴囊

检查时评估对象取站立位，充分暴露下身。检查方法主要有视诊和触诊。检查时注意观察阴囊皮肤是否粗糙，有无颜色改变，有无渗出、糜烂、皮疹及水肿等。触诊时检查者双手拇指置于阴囊前面，其余四指置于阴囊后面进行检查。

(1) 睾丸　正常者两侧各一，呈椭圆形，质地光滑柔韧。触诊时应两侧对比，注意其大小、形状、硬度、有无触痛及缺如等。

1) 睾丸增大：一侧睾丸肿大、质硬或伴结节，可见于睾丸肿瘤；睾丸急性肿大，并有明显触压痛，可见于睾丸外伤或急性睾丸炎、流行腮腺炎、淋病等炎症。

2) 睾丸过小：多由先天性因素和内分泌异常所致，如肥胖性生殖无能症。

3) 睾丸萎缩：可由外伤后遗症、流行性腮腺炎及精索静脉曲张所致。

4) 睾丸缺如：可为单侧或双侧，常见于性染色体数目异常所致的先天性无睾症。若在阴囊内未触及睾丸，还应仔细检查同侧的阴茎根部、腹股沟管、会阴部或腹腔等处，如果在上述部位触及较正常小而柔软的睾丸，则为隐睾。

(2) 附睾　呈新月形，紧贴睾丸上端和后缘略偏外侧。急性附睾炎时，附睾肿痛；慢性附睾炎时，触诊能摸到结节，稍有压痛。附睾结核时，附睾肿胀，可触到结节状硬块，但一般无挤压痛，与周围组织粘连并伴输精管增粗且呈串珠状。

(3) 精索　位于附睾上方，呈柔软的圆索状结构，正常无压痛。若触及蚯蚓状柔软的团块，且团块于站立位或增加腹压时明显，平卧位时消失，则见于精索静脉曲张。

(4) 其他异常改变　阴囊皮肤肿胀发亮，达到透明程度，称阴囊水肿，见于全身性水肿，也可由炎症，过敏反应、下腔静脉阻塞等引起；阴囊单侧或双侧肿大，触之有囊性感，可回纳至腹腔，但咳嗽或腹压增高时又降至阴囊者，见于阴囊疝。

3. 前列腺和精囊

正常成人前列腺呈栗子大小，中等硬度，有弹性，能触及中间沟，表面光滑，无结节和压痛。评估对象取膝胸位、左侧卧位或站立弯腰体位，检查前排空膀胱，用直肠指诊进行检查。老年人的良性前列腺肥大时，触诊可见前列腺肿大、中间沟消失、表面平滑、质韧、无压痛和粘连；急性前列腺炎时，前列腺肿大并有明显压痛；前列腺癌时，前列腺肿大、表面凹凸不平、质硬。

正常精囊柔软、光滑，通过直肠指诊一般不能触及。前列腺炎症或积脓累及精囊时，可触及精囊呈条索状肿胀并有压痛；前列腺结核累及精囊时，可触及精囊表面呈结节状；前列腺癌累及精囊时，可触及不规则硬结。

二、女性生殖器

女性生殖器包括内、外两部分，一般不常规检查，如病情需要应由妇科医生协助进行，未婚者禁作双合诊及窥阴器检查。检查时须戴手套，被检者应排空膀胱，仰卧在检查床上，暴露外阴部，两腿外展、屈曲。

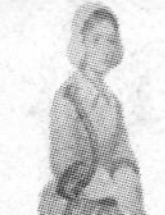

1. 外生殖器

(1) 阴阜　位于耻骨联合前面的外阴部，皮下脂肪丰富，性成熟后表面可有倒三角形分布的阴毛，为妇女第二性征之一。

(2) 大阴唇　为两股内侧，起自阴阜，止于会阴的1对纵行隆起的皮肤皱襞，性成熟后表面可有阴毛，未生育妇女两侧大阴唇自然合拢遮盖外阴，经产妇常分开，绝经后则萎缩。

(3) 小阴唇　位于大阴唇内侧一对较薄的皮肤皱襞，常合拢遮盖阴道外口，表面光滑、无毛，呈褐色，前端融合后再分开包绕阴蒂，后端会合形成阴唇系带。若有红肿、疼痛常见于炎症；若有溃烂要考虑性传播疾病甚至癌变可能。

(4) 阴蒂　位于两侧小阴唇前端会合处，由阴蒂包皮包绕，与男性阴茎海绵体组织相似。阴蒂头富含神经末梢，极为敏感，有勃起性。

(5) 阴道前庭　为两侧小阴唇之间的菱形区，前方为尿道口，后方为阴道口。前庭大腺位于大阴唇后部，开口于小阴唇与处女膜的沟内，如黄豆大。若见局部红肿、疼痛或有脓液，常见于细菌感染。

2. 内生殖器

(1) 阴道　为内外生殖器之间的通道，平时前后壁相互贴近，但富于伸展性。未婚女性一般不做阴道检查。检查时分开两侧小阴唇，在前庭后部可见阴道外口，周围有处女膜。正常阴道黏膜呈淡红色，柔软、光滑，有较多横纹皱襞，检查时要注意其紧张度，有无瘢痕、分泌物、出血。阴道顶端为宫颈阴道部，环绕宫颈周围的阴道按部位分为前、后、左、右穹窿，如有糜烂、息肉，常提示炎症；如有接触性出血或肿块，要考虑宫颈癌可能。

(2) 子宫　为一空腔器官，位于骨盆腔中央，呈倒梨形，常用双合诊检查。正常未孕子宫长为7～8 cm、宽为4～5 cm、厚为2～3 cm；触之较韧，光滑无压痛。如体积增大可见妊娠、肿瘤等。

(3) 输卵管　为一对细长而弯曲的管状器官，长8～14 cm，多用双合诊检查。正常输卵管表面光滑，质韧无压痛，如触之肿胀、增粗、结节感，与周围组织粘连、固定、压痛等，常见于急、慢性炎症或结核，常难以受孕。

(4) 卵巢　为一对扁椭圆形腺体，为女性性腺，产生卵子，分泌性激素，成人一般为4 cm×3 cm×1 cm大小，表面常不平；绝经后则萎缩变小、变硬。卵巢增大常见于肿瘤或卵巢巧克力样囊肿(子宫内膜异位症常出现部位)。

三、肛门与直肠

1. 检查体位

评估对象的体位对肛门、直肠的检查很重要，若体位不当可能引起疼痛或遗漏病情，因此检查时，应根据评估对象身体情况和检查要求，选择合适的体位。常用体位有以下几种。

(1) 肘膝位或胸膝位　该体位能使肛门部显露清楚，是肛门和直肠检查的最常用体位。评估对象双膝屈曲跪伏于检查台上，肘关节和胸部紧贴台面，臀部抬高。此体位适用于前列腺、精囊及乙状结肠镜检查等，但不能持久，故病重或年老体弱者不宜采用。

(2) 左侧卧位　评估对象臀部靠近检查台右侧，左腿伸直，右腿向腹部屈曲，检查者位于评估对象背后进行检查。此体位适用于肛门直肠小手术或病重、年老体弱患者或女患者。

(3) 仰卧位或截石位　评估对象仰卧，臀部垫高，两腿屈曲、抬高并外展，充分暴露肛门。此体位适用于重症体弱患者、膀胱直肠窝检查及直肠双合诊。

(4) 弯腰扶椅位　评估对象向前弯腰，至少达90°，双手扶椅，暴露臀部及肛门。此体位适用于门诊检查。

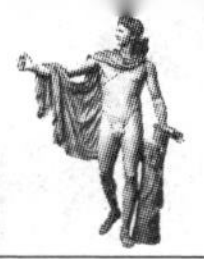

肛门与直肠检查结果及其病变部位应按时钟方向记录，并注明检查时的体位。如胸膝位时肛门后正中点为12点钟位，前正中点为6点钟位，而仰卧位的时钟位则与此相反。

肛门、直肠的检查应在光线充足处进行，动作宜轻柔。另外，由于该检查涉及评估对象的隐私，故还应注意做好适当保护。检查方法以视诊和触诊为主，辅以内镜检查。

2. 视诊

首先应观察肛门周围皮肤颜色及皱褶，正常其颜色较深，皱褶呈放射状。观察肛周皮肤有无增厚，有无粪便、脓血、黏液、皮疹、肛裂、外痔、肿块及瘘管外口等，以便判断病变性质。

3. 触诊

触诊包括肛门指诊和直肠指诊。它是一种简便易行而又有效的检查方法。许多肛门直肠疾病通过指诊就可早期发现，如80%直肠癌可在直肠指诊时被发现，也能及时发现肛裂、内痔、息肉等，另外还有助于检查阑尾炎、前列腺与精囊、子宫与输卵管病变等盆腔疾病。

检查时要求评估对象保持肌肉松弛，避免肛门括约肌紧张。检查者右手戴橡皮手套或指套，食指涂以液体石蜡、肥皂液或凡士林等润滑剂，以指腹轻轻按摩肛门外口，让评估对象做深呼吸，再缓慢插入肛门及直肠内进行检查。插入直肠后，有顺序地上下左右全面检查，注意有无触痛、黏膜是否光滑，有无包块、狭窄或波动感。食指抽出后，观察指套上有无黏液、脓血等分泌物，必要时送检。

4. 经肛门、直肠视诊和触诊可发现以下一些异常改变

(1) 肛门外伤与感染　肛门有创口或瘢痕，见于外伤与术后；肛门周围有红肿、压痛及波动感，见于肛门周围脓肿。

(2) 痔(hemorrhoid)　是肛门和直肠下部静脉丛淤血扩张形成的静脉团。临床上分为内痔、外痔和混合痔。内痔位于齿状线上方，表面被直肠黏膜所覆盖，患者排便时常有便血并有痔块脱出于肛门外，视诊于肛门内口可见紫红色柔软包块；外痔位于齿状线下方，表面为肛管皮肤所覆盖，患者常有疼痛感，视诊于肛门外口可见紫红色柔软包块；混合痔位于齿状线上下，表面为肛管皮肤和直肠黏膜所覆盖，兼有内、外痔的特点。

(3) 肛裂(anal fissure)　是肛管齿状线以下深达皮肤全层的狭长裂口，可伴有梭形或椭圆形多发溃疡。患者于排便时疼痛剧烈，便后可缓解，再次排便时又发生疼痛，排出的粪便表面或便纸上可有少量鲜血。检查时肛门括约肌高度紧张呈挛缩状，肛门触痛明显。

(4) 直肠脱垂(proctoptosis)　嘱评估对象取蹲位，用力屏气。若在肛门外看到紫红色、圆形、光滑的肿物且黏膜皱襞呈“放射状”，且直肠指诊时能感到其肛管括约肌收缩无力，此为直肠部分脱垂(即直肠黏膜脱垂)。

(5) 其他　直肠指诊在内口处有轻度压痛，可扪及硬结样内口及索样瘘管者见于肛瘘；触到表面凹凸不平、质地坚硬的肿块可考虑直肠癌；触及柔软、表面光滑、有弹性、有或无蒂、活动的球形肿物多为直肠息肉；指诊后指套上带有黏液、脓液或血液，说明有炎症或组织破坏。

（张　舰）

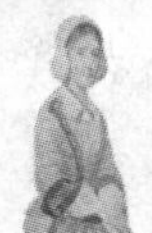

第八节　脊柱与四肢评估

案例 3－11

患者，男，29岁，出租车驾驶员。3个月前一次长时间弯腰维修汽车后，引起腰下部和左腿痛及麻木，咳嗽时加重，症状持续，在外院进行多种治疗无效。

讨论：1）应进一步询问哪些病史？

2）身体评估应重点评估哪些部位？

3）应注意哪些阳性体征？

4）该患者腰腿痛及麻木为何种原因所致？

一、脊柱评估

脊柱作为躯体活动的枢纽，是支撑体重、维持躯体各种姿势的重要支柱。由7个颈椎、12个胸椎、5个腰椎、5个骶椎、4个尾椎组成。脊柱的病变主要表现为疼痛、姿势或形态异常以及活动度受限等。脊柱评估时被评估者可处站位和坐位，按视、触、叩的顺序进行。

1. 脊柱弯曲度

（1）生理性弯曲　正常人直立时，脊柱从侧面观察有4个生理弯曲，即颈段稍向前凸，胸段稍向后凸，腰椎明显向前凸，骶椎则明显向后凸。让被评估者取站立位或坐位，从后面观察脊柱有无侧弯。评估方法是评估者用手指沿脊椎的棘突尖以适当的压力往下划压，划压后皮肤出现一条红色充血痕，以此痕为标准，观察脊柱有无侧弯。正常人脊柱无侧弯。除以上方法评估外还应侧面观察脊柱各部形态，了解有无前后突出畸形。

（2）病理性变形

1）颈椎变形：颈部评估可通过自然姿势有无异常，如被评估者立位时有无侧偏、前屈、过度后伸和僵硬感。颈侧偏常见于先天性斜颈，被评估者头向一侧倾斜，患侧胸锁乳突肌隆起。

2）脊柱后凸：脊柱过度后弯称为脊柱后凸，亦称驼背，多发生于胸段脊柱。脊柱后凸时前胸凹陷，头颈部前倾。脊柱胸段后凸的原因甚多，表现也不完全相同，常见病因如下：

A. 佝偻病：多在儿童期发病，坐位时胸段呈明显均匀性向后弯曲，仰卧位时弯曲可消失。

B. 结核病：多在青少年时期发病，病变常在胸椎下段及腰段。由于椎体被破坏、压缩，棘突明显向后凸出，形成特征性的成角畸形。常伴有全身其他脏器的结核病变如肺结核等。

C. 强直性脊柱炎：常见于成年人，脊柱胸段成弧形（或弓形）后凸，常有脊柱强直性固定，仰卧位时亦不能伸直。

D. 脊椎退行性变：常见于老年人，椎间盘退行性萎缩，骨质退行性变，胸腰椎后凸曲线增大，造成胸椎明显后凸，形成驼背。

E. 其他：如外伤所致脊椎压缩性骨折，造成脊柱后凸，可发生于任何年龄；青少年胸段下部均匀性后凸，常见于脊椎骨软骨炎。

3）脊柱前凸：脊柱过度向前凸出性弯曲，称为脊柱前凸，多发生在腰椎部位，被评估者腹部明显向前突出，臀部明显向后突出，常见于晚期妊娠、大量腹水、腹腔巨大肿瘤、第5腰椎向前滑脱、水平骶（腰骶角＞34°）、被评估者髋关节结核及先天性髋关节后脱位等所致。

4）脊柱侧凸：脊柱离开后正中线向左或右偏曲称为脊柱侧凸。根据侧凸发生部位不同，分

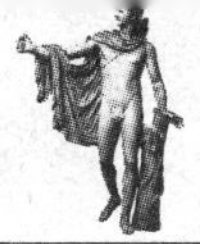

为胸段侧凸、腰段侧凸及胸腰段联合侧凸；亦可根据侧凸的性质分为姿势性和器质性两种。

A. 姿势性侧凸：无脊柱结构的异常。姿势性侧凸早期脊柱的弯曲度多不固定，改变体位可使侧凸得以纠正，如平卧位或向前弯腰时脊柱侧突可消失。姿势性侧凸的原因有：儿童发育期坐、立姿势不良；代偿性侧凸可因一侧下肢明显短于另一侧所致；坐骨神经性侧突，常见于椎间盘突出（被评估者改变体位，放松对神经根压迫的一种保护性措施，突出的椎间盘如位于神经根外侧，腰椎突向患侧；如位于神经根内侧，腰椎突向健侧）、脊髓灰质炎后遗症等。

B. 器质性侧凸：脊柱器质性侧凸的特点是改变体位不能使侧凸得到纠正。常见于先天性脊柱发育不全、肌肉麻痹、营养不良、慢性胸膜肥厚、胸膜粘连、肩部或胸廓的畸形等。

2. 脊柱活动度

(1) 正常活动度　正常人脊柱有一定活动度，但各部位活动范围明显不同。颈椎段和腰椎段的活动范围最大；胸椎段活动范围最小；骶椎和尾椎已融合成骨块状，几乎无活动性。

评估脊柱的活动度时，应让被评估者作前屈、后伸、侧弯、旋转等动作，以观察脊柱的活动情况及有无变形。已有脊柱外伤可疑骨折或关节脱位时，应避免脊柱活动，以防止损伤脊髓。正常人直立、骨盆固定的条件下，一般颈椎可前屈45°、后伸45°、旋转70°、左右侧弯40°；腰椎可前屈75°、后伸30°、旋转8°、左右侧弯35°。

(2) 活动受限　评估脊柱颈段活动度时，医师固定被评估者肩部，嘱被评估者做前屈后仰，侧弯及左右旋转，颈及软组织有病变时，活动常不能达以上范围，否则有疼痛感，严重时出现僵直。

1) 脊柱颈椎段活动受限常见于：颈部肌纤维织炎及韧带受损、颈椎病、结核或肿瘤浸润、颈椎外伤、骨折或关节脱位等。

2) 脊柱腰椎段活动受限常见于：腰部肌纤维织炎及韧带受损、腰椎椎管狭窄、椎间盘突出、腰椎结核或肿瘤、腰椎骨折或脱位等。

3. 脊柱压痛与叩击痛

(1) 压痛　脊柱压痛的评估方法是嘱被评估者取端坐位，身体稍向前倾。评估者以右手拇指从枕骨粗隆开始自上而下逐个按压脊椎棘突及椎旁肌肉，正常每个棘突及椎旁肌肉均无压痛。如有压痛，提示压痛部位可能有病变，并以第七颈椎棘突骨性标志计数病变椎体的位置。除颈椎外，颈旁组织的压痛也提示相应病变，如落枕时斜方肌中点处有压痛；颈肋综合征及前斜角肌综合征时，压痛点在锁骨上窝和颈外侧三角区内，颈部肌纤维织炎时压痛点在颈肩部，范围比较广泛。胸腰椎病变如结核、椎间盘突出及外伤或骨折，均在相应脊椎棘突有压痛，若椎旁肌肉有压痛，常为腰背肌纤维炎或劳损。

(2) 叩击痛　常用的脊柱叩击方法有2种。

1) 直接叩诊法：用中指或叩诊锤垂直叩击各椎体的棘突，多用于评估胸椎与腰椎。颈椎疾病，特别是颈椎骨关节损伤时，需慎用或不用此法评估。

2) 间接叩诊法：嘱被评估者取坐位，医师将左手掌置于其头部，右手半握拳以小鱼际肌部位叩击左手背，评估患者脊柱各部位有无疼痛。

叩击痛阳性常见于脊柱结核、脊椎骨折及椎间盘突出等。叩击痛的部位多为病变部位，如有颈椎病或颈椎间盘脱出症，间接叩诊时可出现上肢的放射性疼痛。

二、四肢与关节评估

四肢及其关节的评估通常运用视诊与触诊，两者相互配合，特殊情况下采用叩诊和听诊。四肢评估除大体形态和长度外，应以关节评估为主。

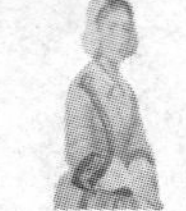

1. 上肢

(1) 长度　双上肢长度可用目测，嘱被评估者双上肢向前并拢比较，也可用带尺测量肩峰至桡骨茎突或中指指尖的距离。上臂长度则从肩峰至尺骨鹰嘴的距离。前臂长度测量是从鹰嘴突至尺骨茎突的距离。双上肢长度正常情况下等长，长度不一常见于先天性短肢畸形、骨折重叠和关节脱位等。如肩关节脱位时，患侧上臂长于健侧，肱骨颈骨折患侧短于健侧。

(2) 肩关节

1) 外形：嘱被评估者脱去上衣，取坐位，在良好的照明情况下，观察以下内容，双肩姿势外形有无倾斜。正常双肩对称，双肩呈弧形，如肩关节弧形轮廓消失肩峰突出，呈"方肩"，常见于肩关节脱位或三角肌萎缩。两侧肩关节一高一低，颈短耸肩，常见于先天性肩胛高耸症及脊柱侧弯。锁骨骨折，远端下垂，使该侧肩下垂，肩部突出畸形如戴肩章状，常见于外伤性肩锁关节脱位，锁骨外端过度上翘所致。

2) 运动：嘱被评估者做自主运动，观察有无活动受限，或评估者固定肩胛骨，另一手持前臂进行多个方向的活动。肩关节外展可达 90°、内收 45°、前屈 90°、后伸 35°、旋转 45°。肩关节周围炎时，关节各方向的活动均受限，称冻结肩。冈上肌腱炎，外展达 60°～120°范围时感疼痛，超过 120°时则消失。肩关节外展开始即痛，但仍可外展，常见于肩关节炎；轻微外展即感疼痛，常见于肱骨或锁骨骨折；肩肱关节或肩锁骨关节脱位搭肩试验常为阳性(Dugas 征)阳性。做法是嘱被评估者用患侧手掌平放于对侧肩关节前方，如不能搭上而前臂不能自然贴紧胸壁，提示肩关节脱位。

3) 压痛点：肩关节周围不同部位的压痛点，对鉴别诊断很有帮助，肱骨结节间的压痛常见于肱二头肌长头腱鞘炎，肱骨大结节压痛可常见于冈上肌腱损伤。肩峰下内方有触痛，可常见于肩峰下滑囊炎。

(3) 肘关节

1) 形态：正常肘关节双侧对称、伸直时肘关节轻度外翻，称携物角，5°～15°，评估此角时嘱患者伸直两上肢，手掌向前，左右对比。此角度>15°为肘外翻，此角度<15°为肘内翻。肘部骨折，脱位可引起肘关节外形改变，如髁上骨折时，可见肘窝上力一出，为肱骨下端向前移位所致；桡骨头脱位时，肘窝外下方向桡侧突出；肘关节后脱位时，鹰嘴向肘后方突出，Hŭter 氏线及 Hŭter 氏三角(肘关节伸时肱骨内外上髁及尺骨鹰嘴形成的连线，和屈肘时形成的三角)解剖关系改变。评估肘关节时应注意双侧及肘窝部是否饱满、肿胀。肘关节积液和滑膜增生常出现肿胀。

2) 运动：正常肘关节运动时可屈 135°～150°、伸 10°、旋前(手背向上转动)80°～90°、旋后(手背向下转动)80°～90°。

3) 触诊：评估肘关节周围皮肤温度，有无肿块，肱动脉搏动，桡骨小头是否压痛，滑车淋巴结是否肿大。

(4) 腕关节及手

1) 外形：于自然休息姿势呈半握拳状，腕关节稍背伸约 20°，向尺侧倾斜约 10°，拇指尖靠达示指关节的桡侧，其余四指呈半屈曲状，屈曲程度由示指向小指逐渐增大，且各指尖均指向舟骨结节处。手的功能位置为腕背伸 30°并稍偏尺侧，拇指于外展时掌屈曲位，其余各指屈曲，呈握茶杯姿势。

2) 局部肿胀与隆起：腕关节肿胀可因外伤、关节炎、关节结核而肿胀，腕关节背侧或旁侧局部隆起常见于腱鞘囊肿，腕背侧肿胀常见于腕肌腱腱鞘炎或软组织损伤。下尺桡关节半脱位可使尺骨小头向腕背侧隆起，手指关节可因类风湿性关节炎出现梭形肿胀，如单个指关节出现梭形肿胀(图 3-31)，可能为指骨结核或内生软骨瘤，手指侧副韧带损伤可使指间关节侧方肿胀。

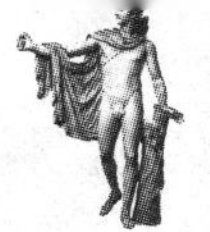

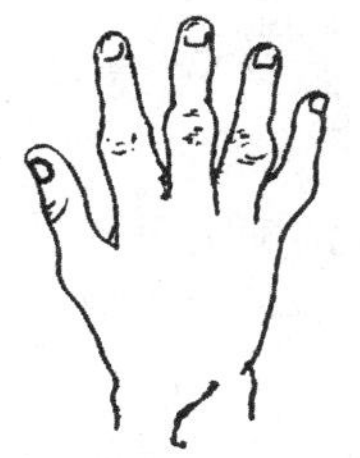

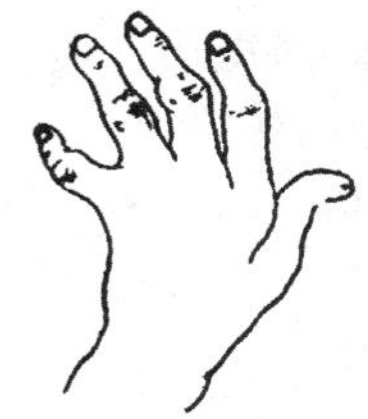

图 3-31 梭形关节

3）畸形：腕部手掌的神经、血管、肌腱及骨骼的损伤或先天性因素，均可引起畸形，常见的手部畸形有如下几种。

A. 垂腕症：桡神经损伤所致。

B. 猿掌：正中神经损伤。

C. 爪形手：手指呈鸟爪样，常见于尺神经损伤，进行性肌萎缩。

D. 餐叉样畸形：Colles 骨折。

E. 杵状指(趾)：手指或足趾末端增生、肥厚、增宽、增厚，指甲从根部到末端拱形隆起呈杵(图 3-32)。其发生机制可能与肢体末端慢性缺氧、代谢障碍及中毒性损害有关，缺氧时末端肢体毛细血管增生扩张，因血流丰富软组织增生，末端膨大。杵状指(趾)常见于：慢性肺脓肿、支气管扩张、支气管肺癌、发绀型先天性心脏病、亚急性感染性心内膜炎、营养障碍性疾病(如肝硬化)等。

F. 匙状甲：亦称反甲，特点为指甲中央凹陷，边缘翘起，指甲变薄，表面粗糙有条纹(图 3-33)，常见于缺铁性贫血和高原疾病，偶见于风湿热及甲癣。

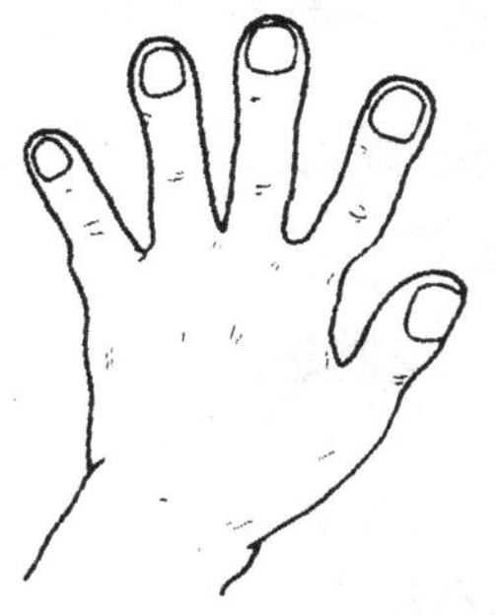

图 3-32 杵状指

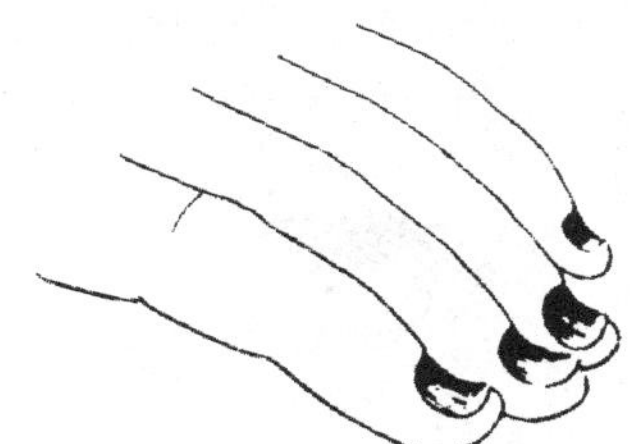

图 3-33 匙状甲

4）运动：腕关节可作屈、伸、外展和内收运动；指关节只能作屈、伸运动。

2. 下肢

(1) 髋关节　髋关节评估内容有步态、畸形、肿胀、皮肤皱褶、肿块、窦道和瘢痕、压痛、活动度等。

1）步态：由髋关节疾病引起的异常步态主要有如下几种。

A. 跛行：①疼痛性跛行：髋关节疼痛不敢负重行走，患肢膝部微屈，轻轻落下，足尖着地，然后迅速改换健肢负重，步态短促不稳，常见于髋关节结核，暂时性滑膜炎，股骨头无菌性坏死等；②短肢跛行：以足尖落地或健侧下肢屈膝跳跃状行走，一侧下肢缩短 3 cm 以上则可出现跛行，常见于小儿麻痹症后遗症。

B. 鸭步：走路时两腿分开的距离宽，左右摇摆，如鸭子行走，常见于先天性双侧髋关节脱位，

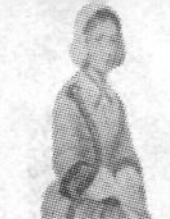

髋内翻和小儿麻痹症所致的双侧臀中、小肌麻痹。

C. 呆步：步行时下肢向前甩出，并转动躯干，步态呆板，常见于髋关节强直、化脓性髋关节炎。

2）畸形：被评估者取仰卧位，双下肢伸直，使病侧髂前上棘连线与躯干正中线保持垂直，腰部放松，腰椎放平贴于床面观察关节有无下列畸形，如果有多为髋关节脱位，股骨干及股骨头骨折错位。

A. 内收畸形：正常时双下肢可伸直并拢，如一侧下肢超越躯干中线向对侧偏移，而且不能外展为内收畸形。

B. 外展畸形：下肢离开中线，向外侧偏移，不能内收，称外展畸形。

C. 旋转畸形：仰卧位时，正常髌骨及踇趾指向上方，若向内外侧偏斜，为髋关节内外旋畸形。

3）肿胀及皮肤皱褶：腹股沟异常饱满，示髋关节肿胀；臀肌是否丰满，如髋关节病变时臀肌萎缩；臀部皱折不对称，示一侧髋关节脱位。

4）肿块、窦道瘢痕：注意髋关节周围皮肤有无肿块，窦道及瘢痕，髋关节结核时常有以上改变。

5）压痛：髋关节位置深，只能触及其体表位置，腹股沟韧带中点后下 1 cm，再向外 1 cm，触及此处有无压痛及波动感，髋关节有积液时有波动感，如此处硬韧饱满时，可能为髋关节前脱位，若该处空虚，可能为后脱位。

6）运动：髋关节可作屈、伸、内收、外展、外旋和内旋运动。

（2）膝关节

1）膝外翻：令被评估者暴露双膝关节，处站立位及平卧位进行评估，直立时双腿并拢，两股骨内髁及两胫骨内踝可同时接触，如两踝距离增宽，小腿向外偏斜，双下肢呈“X”状（图 3－34），称“X 形腿”，常见于佝偻病。

2）膝内翻：直立时，被评估者双股骨内髁间距增大，小腿向内偏斜，膝关节向内形成角度，双下肢形成“O”状（图 3－35），称“O 形腿”，常见于小儿佝偻病。

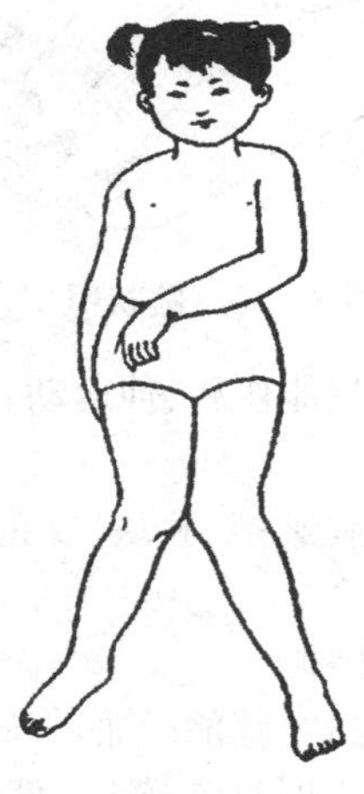

图 3－34　膝外翻

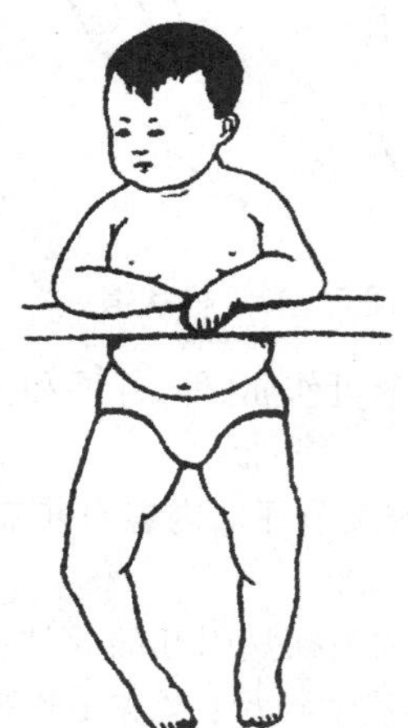

图 3－35　膝内翻

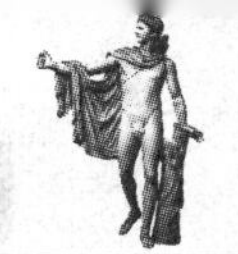

3）膝反张：膝关节过度后伸形成向前的反屈状，称膝反屈畸形，常见于小儿麻痹后遗症、膝关节结核。

4）肿胀：膝关节对称性胀大，双侧膝眼消失并突出，常见于膝关节积液。髌骨上方明显隆起常见于髌上囊内积液；髌骨前面明显隆起常见于髌前滑囊炎；膝关节呈梭形膨大，常见于膝关节结核；关节间隙附近有突出物常为半月板囊肿。评估关节肿胀的同时应注意关节周围皮肤有无发绀、灼热及窦道形成。

5）肌萎缩：膝关节病变时，因疼痛影响步行，常导致相关肌肉的废用性萎缩，常见为股四头肌及内侧肌明显。

6）压痛：膝关节发炎时，双膝眼处压痛；髌骨软骨炎时髌骨两侧有压痛；膝关节间隙压痛提示半月板损伤；侧副韧带损伤，压痛点多在韧带上下两端的附着处，胫骨结节骨骺炎时，压痛点位于髌韧带在胫骨的止点。

7）肿块：对膝关节周围的肿块，应注意大小、硬度、活动度，有无压痛及波动感。髌骨前方肿块，并可触及囊性感，常见于髌前滑囊炎，膝关节间隙处可触及肿块，且伸膝时明显，屈膝后消失，常见于半月板囊肿；胫前上端或股骨下端有局限性隆起，无压痛，多为骨软骨瘤；腘窝处出现肿块，有囊状感，多为腘窝囊肿，如伴有与动脉同步的搏动，常见于动脉瘤。

8）摩擦感：评估者一手置于患膝前方，另一手握住被评估者小腿做膝关节的伸屈动作，如膝部有摩擦感，提示膝关节面不光滑，常见于炎症后遗症及创伤性关节炎。推动髌骨作上下左右活动，如有摩擦感，提示髌骨表面不光滑，常见于炎症及创伤后遗留的病变。

9）活动：膝关节可作屈、伸、内旋、外旋运动。

10）几种特殊试验：

A. 浮髌试验：被评估者取平卧位，被检者下肢伸直放松，医师一手虎口卡于患膝髌骨上极，并加压压迫髌上囊，使关节液集中于髌骨低面，另一手示指垂直按压髌骨并迅速抬起，按压时髌骨与关节面有碰触感，松手时髌骨浮起，即为浮髌试验阳性，提示有中等量以上关节积液。

B. 拇指指甲滑动试验：以拇指指甲背面沿髌骨表面自上而下滑动，如有明显疼痛，可疑为髌骨骨折。

C. 侧方加压试验：被评估者取仰卧位，膝关节伸直，医师一手握住踝关节向外侧推抬，另一手置于膝关节外上方向内侧推压，使内侧副韧带紧张度增加，如膝关节内侧疼痛为阳性，提示内侧副韧带损伤，如向相反方向加压，外侧膝关节疼痛，提示外侧副韧带损伤。

（3）踝关节与足　踝关节与足部评估时多让被评估者取站立或坐位，有时需被评估者步行，从步态观察正常与否。

1）肿胀：

A. 均称性肿胀：正常踝关节两侧可见内外踝轮廓，跟腱两侧各有一凹陷区，踝关节背伸时，可见伸肌腱在皮下走行，踝关节肿胀时以上结构消失，常见于踝关节扭伤、结核、化脓性关节炎及类风湿性关节炎。

B. 局限性肿胀：足背或内、外踝下方局限肿胀常见于腱鞘炎或腱鞘囊肿；跟骨结节肿胀常见于跟腱周围炎，第 2、3 跖趾关节背侧或跖骨干局限肿胀，可能为跖骨头无菌性坏死或骨折引起。

2）局限性隆起：足背部骨性隆起常见于外伤、骨质增生或先天性异常等；内外踝明显突出，常见于胫腓关节分离、内外踝骨折；踝关节前方隆起，常见于距骨头骨质增生。

3）畸形：足部常见畸形有如下几种。

A. 扁平足：足纵弓塌陷，足跟外翻，前半足外展，形成足旋前畸形，横弓塌陷，前足增宽，足底前部形成胼胝。

B. 高弓足：足纵弓高起，横弓下陷，足背隆起，足趾分开。

C. 马蹄足：踝关节跖屈，前半足着地，常因跟腱挛缩或腓总神经麻痹引起。

D. 跟足畸形：小腿三头肌麻痹，足不能跖屈，伸肌牵拉使踝关节背伸，形成跟足畸形，行走和站立时足跟着地。

E. 足内翻：跟骨内旋，前足内收，足纵弓高度增加，站立时足不能踏平，外侧着地（图 3 - 36），常见于小儿麻痹后遗症。

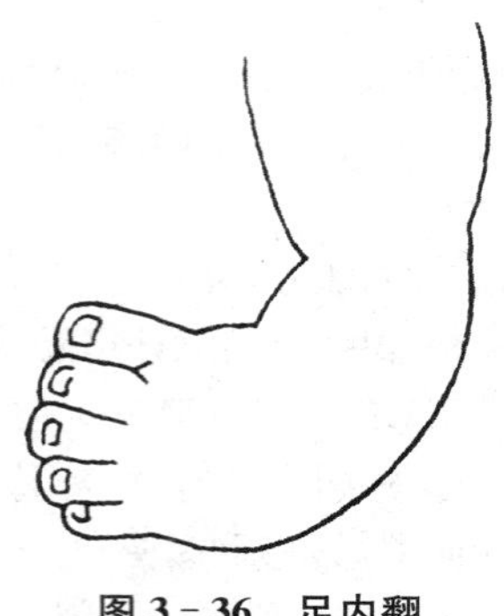

图 3 - 36　足内翻

F. 足外翻：跟骨外旋，前足外展，足纵弓塌陷，舟骨突出，扁平状，跟腱延长线落在跟骨内侧，常见于胫前胫后肌麻痹。

4）压痛点：内外踝骨折，跟骨骨折，韧带损伤局部均可出现压痛，第 2、第 3 跖骨头处压痛，常见于跖骨头无菌性坏死；第 2、第 3 跖骨干压痛，常见于疲劳骨折；跟腱压痛，常见于跟腱腱鞘炎；足跟内侧压痛，常见于跟骨骨刺或跖筋膜炎。

5）活动：踝关节可作背伸、跖屈、内翻、外翻运动；跗骨间关节可作内收、外展运动；跖趾关节可作跖屈、背伸运动。

（姚　阳）

第九节　神经系统评估

> **案例 3 - 12**
>
> 患者，女，68 岁，教师。因突发言语不清、左侧肢体活动障碍 1 天急诊入院。
>
> 讨论：1）应如何进一步问诊？
>
> 2）身体评估中应重点评估哪些部位？
>
> 3）应注意哪些阳性体征？
>
> 4）该患者突发言语不清、左侧肢体活动障碍的原因？

掌握神经系统的基本评估方法，能获取对疾病的定位与定性诊断信息，是护理专业健康评估中不可缺少的部分。在进行神经系统评估时，首先要确定被评估者对外界刺激的反应状态，即意识状态。完成神经系统评估常需具备的一定评估工具，包括：叩诊锤、棉签、大头针、音叉、双规

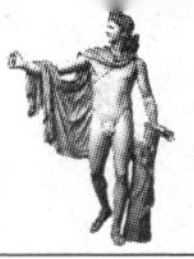

仪、试管、手电筒、眼底镜以及嗅觉、味觉、失语测试用具等。

一、脑神经评估

脑神经共12对，评估脑神经对颅脑病变的定位诊断极为重要。评估时应按序进行，以免遗漏，同时注意双侧对比。

1. 嗅神经

嗅神经是第Ⅰ对脑神经。评估前先确定被评估者是否鼻孔通畅、有无鼻黏膜病变。然后嘱被评估者闭目，依次评估双侧鼻孔嗅觉。先压住一侧鼻孔，用被评估者熟悉的、无刺激性气味的物品（如杏仁、松节油、肉桂油、牙膏、香烟或香皂等）置于另一鼻孔下，让被评估者辨别嗅到的各种气味。然后，换另一侧鼻孔进行测试，注意双侧比较。根据评估结果可判断被评估者的一侧或双侧嗅觉状态。嗅觉功能障碍如能排除鼻黏膜病变，常见于同侧嗅神经损害。嗅神经损害常见于颅脑创伤、前颅凹占位性病变和脑膜结核等。

2. 视神经

视神经是第Ⅱ对脑神经，包括视力、视野和眼底评估。

3. 动眼神经、滑车神经和展神经

动眼神经、滑车神经和展神经这3对神经分别为第Ⅲ、Ⅳ、Ⅵ对脑神经，共同管理眼球运动，合称眼球运动神经。评估时需注意眼裂外观、眼球运动、瞳孔及对光反射、调节反射等。评估中，如发现眼球运动向内、向上及向下活动受限，以及上睑下垂、调节反射消失均提示有动眼神经麻痹。如眼球向下及向外运动减弱，提示滑车神经有损害。眼球向外转动障碍则为展神经受损。瞳孔反射异常可由动眼神经或视神经受损所致。另外，眼球运动神经的麻痹可出现相应眼外肌的功能障碍导致麻痹性斜视，单侧眼球运动神经的麻痹可导致复视。

4. 三叉神经

三叉神经是第Ⅴ对脑神经，是混合性神经。感觉神经纤维分布于面部皮肤、眼、鼻、口腔黏膜；运动神经纤维支配咀嚼肌、颞肌和翼状内外肌。

（1）面部感觉 嘱被评估者闭眼，以针刺评估痛觉、棉签评估触觉和盛有冷或热水的试管评估温度觉。两侧对比，观察被评估者的感觉反应是否减退、消失或过敏，同时确定感觉障碍区域。

（2）角膜反射 嘱被评估者睁眼向内侧注视，用细棉签纤维从被评估者视野外接近并轻触外侧角膜，避免触及睫毛，正常反应为被刺激侧迅速闭眼，称为直接角膜反射。如刺激一侧角膜，对侧也出现眼睑闭合反应，称为间接角膜反射。直接与间接角膜反射均消失常见于三叉神经病变（传入障碍），直接反射消失，间接反射存在，常见于患侧面神经瘫痪（传出障碍）。

（3）运动功能 评估者双手触按被评估者颞肌、咀嚼肌，嘱被评估者作咀嚼动作，对比双侧肌力强弱；再嘱被评估者作张口运动，观察张口时下颌有无偏斜。当一侧三叉神经运动纤维受损时，病侧咀嚼肌肌力减弱或出现萎缩，张口时翼状肌瘫痪下颌偏向病侧。

5. 面神经

面神经是第Ⅶ对脑神经，主要支配面部表情肌和具有味觉功能。

（1）运动功能 评估面部表情肌时，首先观察双侧额纹、鼻唇沟、眼裂及口角是否对称。然后，嘱被评估者作皱额、闭眼、露齿、微笑、鼓腮或吹哨动作。面神经受损可分为周围性和中枢性损害两种，一侧面神经周围性（核或核下性）损害时，病侧额纹减少、眼裂增大、鼻唇沟变浅，不能皱额、闭眼，微笑或露齿时口角歪向健侧，鼓腮及吹口哨时病变侧漏气。中枢性（核上的皮质脑干束或皮质运动区）损害时，由于上半部面肌受双侧皮质运动区的支配，皱额闭眼无明显影响，只出现病灶对侧下半部面部表情肌的瘫痪。

(2) 味觉评估　嘱被评估者伸舌，将少量不同味感的物质(食糖、食盐、醋或奎宁溶液)以棉签涂于舌面测试味觉，每种味觉试验完成后，用水漱口，再测试下一种味觉。面神经损害者则舌前2/3味觉丧失。

6. 位听神经

位听神经是第Ⅷ对脑神经，包括前庭及耳蜗两种感觉神经。

(1) 听力评估　见本章第四节内容。

(2) 前庭功能评估　询问被评估者有无眩晕、平衡失调，评估有无自发性眼球震颤。通过外耳道灌注冷、热水试验或旋转试验，观察有无前庭功能障碍所致的眼球震颤反应减弱或消失。

7. 舌咽神经和迷走神经

舌咽神经和迷走神经分别是第Ⅸ、第Ⅹ对脑神经，两者在解剖与功能上关系密切，常同时受损。

(1) 运动　评估时注意被评估者有无发音嘶哑或带鼻音，是否呛咳、有无吞咽困难。观察被评估者张口发"啊"音时悬雍垂是否居中，两侧软腭上抬是否一致，当一侧神经受损时，该侧软腭上抬减弱，悬雍垂偏向健侧。

(2) 咽反射　用压舌板轻触左侧或右侧咽后壁，正常者出现咽部肌肉收缩和舌后缩，并有恶心反应，有神经损害者则反射迟钝或消失。

(3) 感觉　可用棉签轻触两侧软腭和咽后壁，观察感觉。舌后1/3的味觉减退多为舌咽神经损害，评估方法同面神经。

8. 副神经

副神经是第Ⅺ对脑神经，支配胸锁乳突肌及斜方肌。评估时注意肌肉有无萎缩，嘱被评估者作耸肩及转头运动，比较两侧肌力。副神经受损时，可出现一侧肌力下降、肌肉萎缩。

9. 舌下神经

舌下神经是第Ⅻ对脑神经。评估时嘱被评估者伸舌，注意观察有无伸舌偏斜、舌肌萎缩及肌束颤动。单侧舌下神经麻痹时伸舌舌尖偏向病侧，双侧麻痹者则不能伸舌。

二、运动功能评估

运动包括随意和不随意运动，随意运动由锥体束支配，不随意运动(不自主运动)由锥体外系和小脑支配。

1. 肌力

肌力是指肌肉运动时的最大收缩力。评估时令被评估者作肢体伸屈动作，评估者从相反方向给予阻力，测试被查者对阻力的克服力量，并注意两侧比较。

1) 肌力的记录采用0～5级的6级分级法：

0级　完全瘫痪，看不到肌肉收缩。

1级　仅见肌肉收缩，但无肢体运动。

2级　肢体在床面上能水平移动，但不能抬离床面。

3级　肢体能抬离床面，但不能对抗阻力。

4级　能对抗阻力运动，但较正常差。

5级　正常肌力。

2) 临床意义：

不同程度的肌力减退可分别称为完全性瘫痪和不完全性瘫痪(轻瘫)。不同部位或不同组合

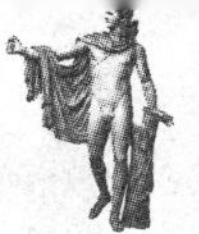

的瘫痪可分别进行如下命名。

A. 单瘫：单一肢体瘫痪，常见于脊髓灰质炎。

B. 偏瘫：为病灶对侧肢体（上、下肢）瘫痪，常伴有同侧脑神经损害，常见于脑血管病变、脑肿瘤等。

C. 交叉瘫：为病灶对侧肢体瘫痪及病灶同侧脑神经损害，常见于一侧脑干病变。

D. 截瘫：为双侧下肢或四肢瘫痪，是脊髓横贯性损伤所致，常见于脊髓外伤、炎症等。

2. 肌张力

肌张力是指静息状态下的肌肉紧张度，其实质是一种牵张反射，即骨骼肌受到外力牵拉时产生的收缩反应，这种收缩是通过反射中枢控制的。评估时根据触摸肌肉的硬度以及伸屈其肢体时感知肌肉对被动伸屈的阻力作判断。

（1）肌张力增高　触摸肌肉，坚实感，伸屈肢体时阻力增加，可表现如下。

1）痉挛状态：在被动伸屈其肢体时，起始阻力大，终末突然阻力减弱，亦称折刀现象，为锥体束损害表现。

2）铅管样强直：即伸肌和屈肌的肌张力均增高，做被动运动时各个方向的阻力增加是均匀一致的，为锥体外系损害表现。

（2）肌张力降低　肌肉松软，伸屈其肢体时阻力低，关节运动范围扩大，常见于周围神经炎、前角灰质炎和小脑病变等。

3. 不自主运动

不自主运动是指被评估者意识清楚的情况下，随意肌不自主收缩所产生的一些无目的的异常动作，多为锥体外系损害的表现。

（1）震颤　为两组拮抗肌交替收缩引起的不自主动作，可有以下几种类型。

1）静止性震颤：静止时表现明显，而在运动时减轻，睡眠时消失，常伴肌张力增高，常见于震颤麻痹。

2）意向性震颤：震颤在休息时消失，动作时发生，愈近目的物愈明显，常见于小脑疾患。

（2）舞蹈样运动　为面部肌肉及肢体的快速、不规则、无目的、不对称的不自主运动，表现为做鬼脸、转颈、耸肩、手指间断性伸曲、摆手和伸臂等舞蹈样动作，睡眠时可减轻或消失，常见于儿童期脑风湿性病变。

（3）手足徐动　为手指或足趾的一种缓慢持续的伸展扭曲动作，常见于脑性瘫痪、肝豆状核变性和脑基底节变性。

4. 共济失调

机体任一动作的完成均依赖于某组肌群协调一致的运动，称共济运动。这种协调主要靠小脑的功能以协调肌肉活动、维持平衡和帮助控制姿势，也需要运动系统的正常肌力，前庭神经系统的平衡功能，眼睛、头、身体动作的协调，以及感觉系统对位置的感觉共同参与作用。这些部位的任何损伤均可出现共济失调。评估时先睁眼做，后闭眼重复动作。

（1）指鼻试验　嘱被评估者手臂外展伸直，再以示指触自己的鼻尖，由慢到快，先睁眼、后闭眼重复进行。小脑半球病变时同侧指鼻不准；如果睁眼时指鼻准确，闭眼时出现障碍则为感觉性共济失调。

（2）跟-膝-胫试验　嘱被评估者仰卧，上抬一侧下肢，将足跟置于另一下肢膝盖下端，再沿胫骨前缘向下移动，先睁眼、后闭眼重复进行。小脑损害时，动作不稳；感觉性共济失调者则闭眼时出现该动作障碍。

（3）轮替动作　嘱被评估者伸直手掌并以前臂作快速旋前旋后动作，共济失调者动作缓慢、

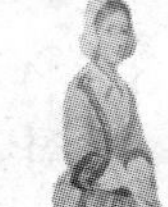

不协调。

(4) 闭目难立征　嘱被评估者足跟并拢站立，闭目，双手向前平伸，若出现身体摇晃或倾斜则为阳性，提示小脑病变。如睁眼时能站稳而闭眼时站立不稳，则为感觉性共济失调。

三、感觉功能评估

评估时，被评估者必须意识清晰，评估前让被评估者了解评估的目的与方法，以取得充分合作。评估时要注意左右侧和远近端部位的差别。感觉功能评估时注意被评估者需闭目，以避免主观或暗示作用。

1. 浅感觉评估

(1) 痛觉　用大头针的针尖均匀地轻刺被评估者皮肤以评估痛觉，注意两侧对称比较，记录感觉障碍类型(正常、过敏、减退或消失)与范围。痛觉障碍常见于脊髓丘脑侧束损害。

(2) 触觉　用棉签轻触被评估者的皮肤或黏膜。触觉障碍常见于后索病损。

(3) 温度觉　用盛有热水(40～50℃)或冷水(5～10℃)的试管交替测试被评估者皮肤温度觉。温度觉障碍常见于脊髓丘脑侧束损害。

2. 深感觉评估

(1) 运动觉　评估者轻轻夹住被评估者的手指或足趾两侧，上或下移动，令被评估者根据感觉说出“向上”或“向下”。运动觉障碍常见于后索病损。

(2) 位置觉　评估者将被评估者的肢体摆成某一姿势，请被评估者描述该姿势或用对侧肢体模仿，位置觉障碍常见于后索病损。

(3) 震动觉　用震动着的音叉(128 Hz)柄置于骨突起处(如内、外踝，手指、桡尺骨茎突、胫骨、膝盖等)，了解有无震动感觉，判断两侧有无差别，障碍常见于后索病损。

3. 复合感觉评估

复合感觉是大脑综合分析的结果，也称皮质感觉。

(1) 皮肤定位觉　评估者以手指或棉签轻触被评估者皮肤某处，障碍常见于皮质病变。让被评估者指出被触部位，有功能障碍常见于皮质病变。

(2) 两点辨别觉　用分开的双脚规轻轻刺激皮肤上的两点(小心不要造成疼痛)，检测被评估者辨别两点的能力，再逐渐缩小双脚间距，直到被评估者感觉为一点时，测其实际间距，两侧比较。当触觉正常而两点辨别觉障碍时则为额叶病变。

(3) 实体觉　嘱被评估者用单手触摸熟悉的物体，如钢笔、钥匙、硬币等，并说出物体的名称。先测功能差的一侧，再测另一侧。功能障碍常见于皮质病变。

(4) 体表图形觉　被评估者闭目，在其皮肤上画图形(方、圆、三角形等)或写简单的字(一、二、十等)，观察其能否识别。如有障碍，常为丘脑水平以上病变。

四、神经反射评估

神经反射是由反射弧的形成而完成，反射弧包括感受器、传入神经元、中枢、传出神经元和效应器等。反射弧中任一环节有病变都可影响反射，使其减弱或消失；反射又受高级神经中枢控制，如锥体束以上病变，可使反射活动失去抑制而出现反射亢进。根据刺激的部位不同，可将神经反射分为浅反射和深反射。

1. 浅反射

刺激皮肤或黏膜引起的反应。

(1) 角膜反射　嘱被评估者眼睛向内上注视，评估者用捻成细束的棉絮由角膜外侧缘向内

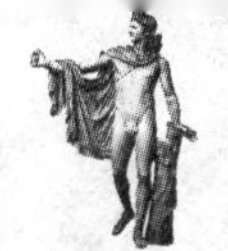

轻触角膜，被刺激侧眼睑迅速闭合，称为直接角膜反射，受试对侧的眼睑闭合称为间接角膜反射。角膜反射的传出神经为面神经，传入神经为三叉神经眼支，中枢在桥脑。直接、间接角膜反射均消失见于三叉神经病变；直接反射消失、间接反射存在见于同侧面神经麻痹；深昏迷患者两侧角膜反射都消失。

(2) 腹壁反射　被评估者仰卧，下肢稍屈曲，使腹壁松弛，然后用钝头竹签分别沿肋缘下(胸髓7～8节)、脐平(胸髓9～10节)及腹股沟上(胸髓11～12节)的方向，由外向内轻划腹壁皮肤(图3-37)。正常反应是局部腹肌收缩。上、中或下部反射消失分别常见于上述不同平面的胸髓病损。双侧上、中、下部反射均消失常见于昏迷和急性腹膜炎被评估者。一侧上、中、下部腹壁反射消失常见于同侧锥体束病损。肥胖、老年及经产妇由于腹壁过于松弛也会出现腹壁反射减弱或消失。

(3) 提睾反射　与评估腹壁反射相同，竹签由下而上轻划股内侧上方皮肤，可引起同侧提睾肌收缩，睾丸上提(图3-37)。双侧反射消失为腰髓1～2节病损。一侧反射减弱或消失常见于锥体束损害。局部病变如腹股沟疝、阴囊水肿等也可影响提睾反射。

(4) 跖反射　被评估者仰卧、下肢伸直，评估者手持被评估者踝部，用钝头竹签划足底外侧，由足跟向前至小趾跖关节处转向拇趾侧(图3-38)，正常反应为足跖屈(即Babinski征阴性)，反射消失为骶髓1～2节受损。

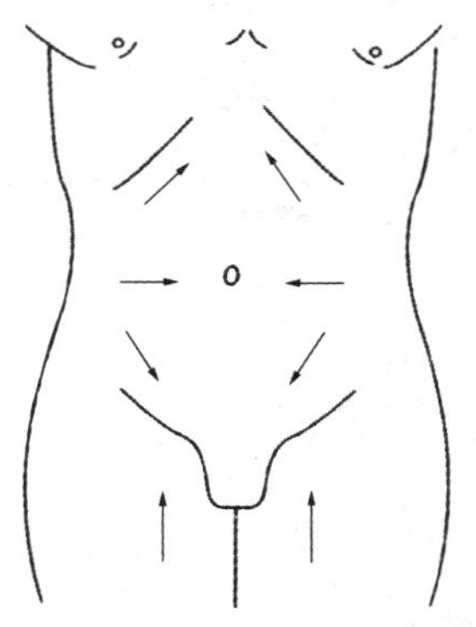

图37　腹壁反射及提睾反射

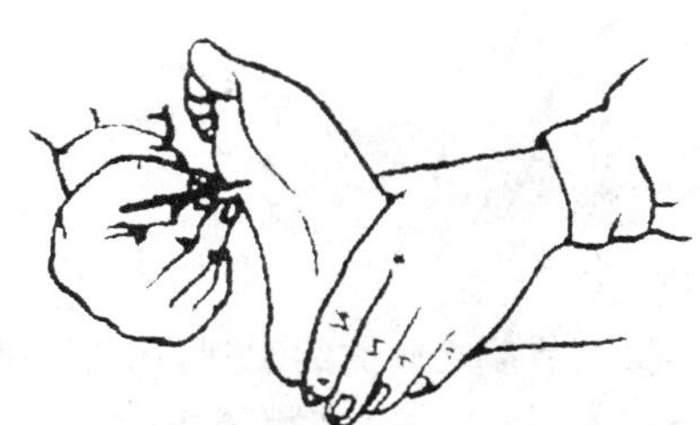

图3-38　跖反射

(5) 肛门反射　用钝头竹签轻划肛门周围皮肤，可引起肛门外括约肌收缩。反射障碍为骶髓4～5节、肛尾神经病损。

2. 深反射

刺激骨膜、肌腱经深部感受器完成的反射称深反射，亦称腱反射。评估时被评估者要合作，肢体应放松。评估者叩击力量要均等，两侧要对比。

(1) 肱二头肌反射　被评估者前臂屈曲，评估者以左拇指置于被评估者肘部肱二头肌腱上，然后右手持叩诊锤叩击左拇指，可使肱二头肌收缩，前臂快速屈曲(图3-39)。反射中枢为颈髓5～6节。

(2) 肱三头肌反射　被评估者外展上臂，半屈肘关节，评估者用左手托住其上臂，右手用叩诊锤直接叩击鹰嘴上方的肱三头肌腱，可使肱三头肌收缩，引起前臂伸展(图3-40)。反射中枢为颈髓6～7节。

(3) 桡骨骨膜反射　被评估者前臂置于半屈半旋前位，评估者以左手托住其腕部，并使腕关节自然下垂，以叩诊锤叩桡骨茎突，可引起肱桡肌收缩，发生屈肘和前臂旋前动作。反射中枢在颈髓5～6节。

(4) 膝反射　坐位评估时，被评估者小腿完全松弛下垂，卧位评估则被评估者仰卧，评估者

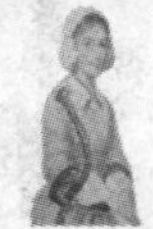

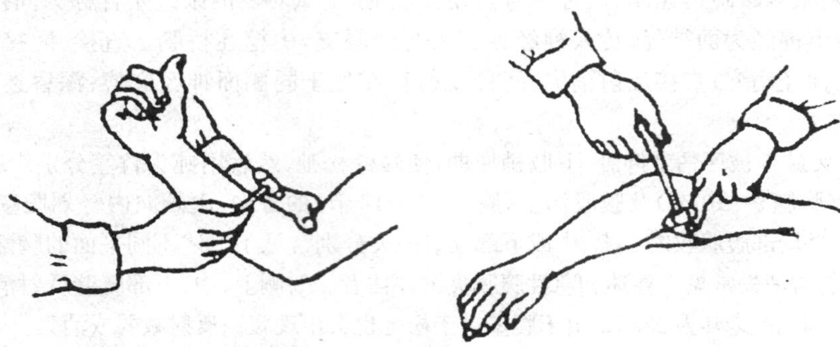

图 3-39　肱二头肌反射

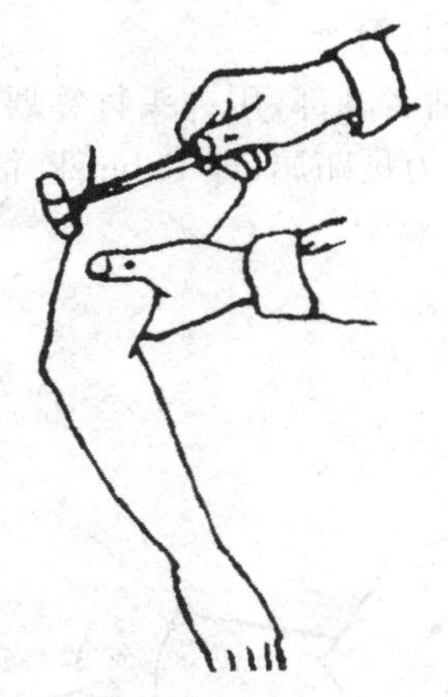

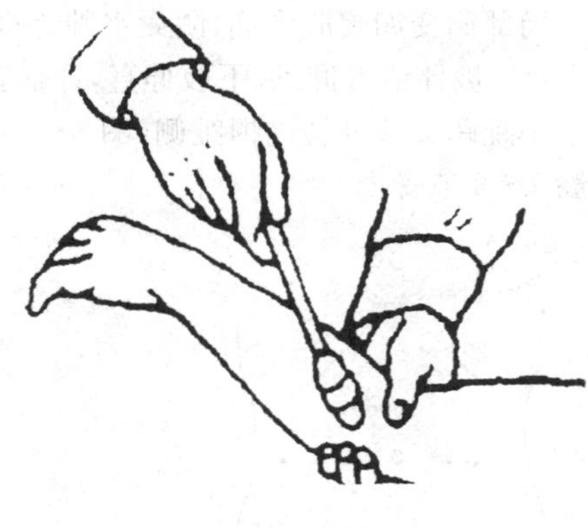

图 3-40　肱三头肌反射

以左手托起其膝关节使之屈曲约 120°,用右手持叩诊锤叩击膝盖髌骨下方股四头肌腱,可引起小腿伸展(图 3-41)。反射中枢在腰髓 2～4 节。

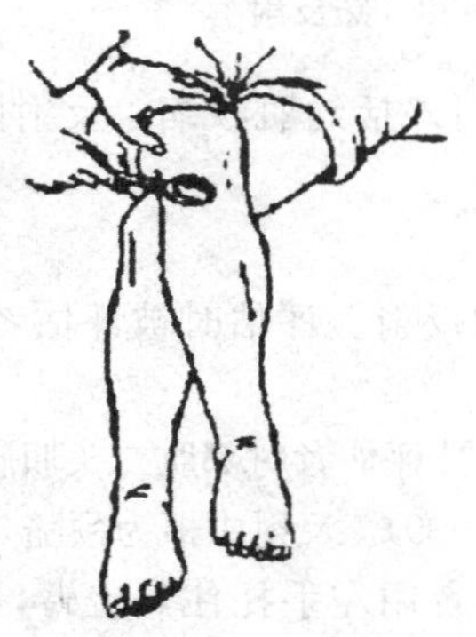

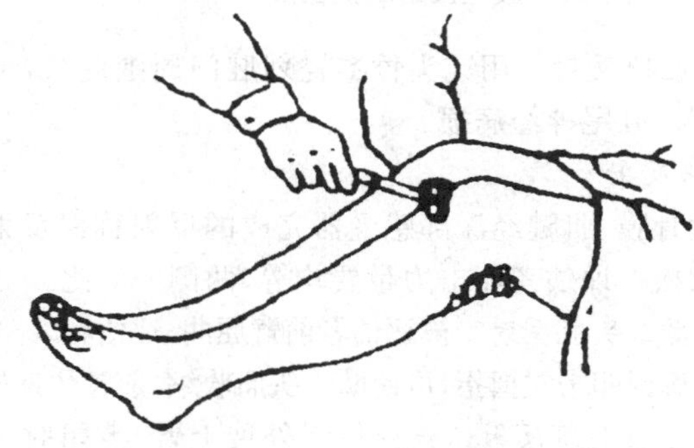

图 3-41　膝反射

(5) 跟腱反射　亦称踝反射。被评估者仰卧,髋及膝关节稍屈曲,下肢取外旋外展位。评估者左手将被评估者足部背屈成直角,以叩诊锤叩击跟腱,反应为腓肠肌收缩,足向跖面屈曲(图 3-42)。反射中枢为骶髓 1～2 节。

(6) Hoffmann 征　反射中枢为颈髓 7 节至胸髓 1 节。该征为牵张反射,是深反射亢进的表

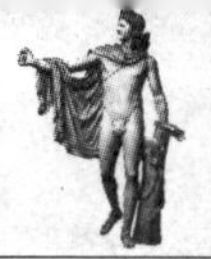

现，也常见于腱反射活跃的正常人。评估者左手持被评估者腕部，然后以右手中指与示指夹住被评估者中指并稍向上提，使腕部处于轻度过伸位，以拇指迅速弹刮被评估者的中指指甲，引起其余四指轻度掌屈反应则为阳性（图 3－43）。

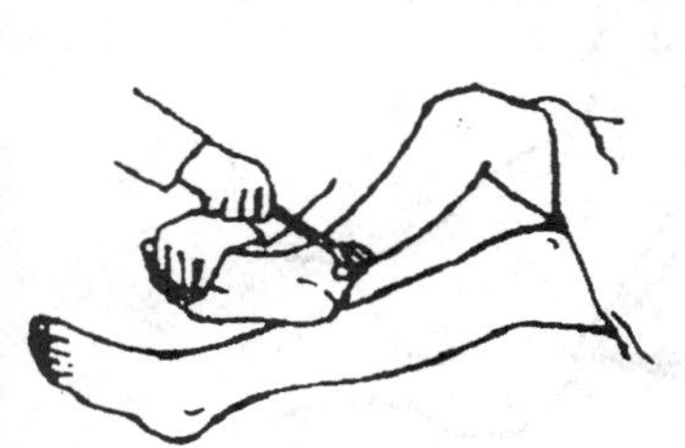

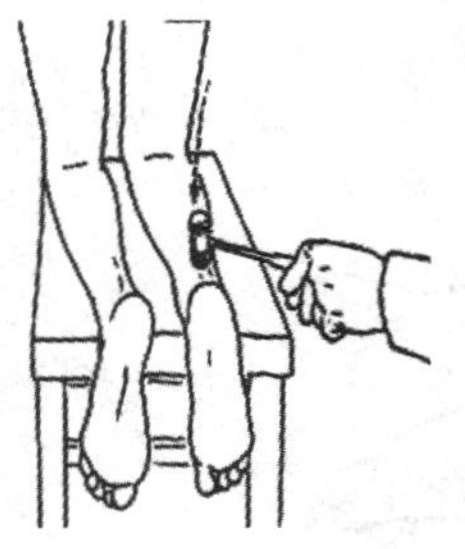

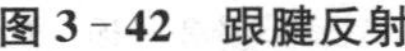

图 3－42 跟腱反射

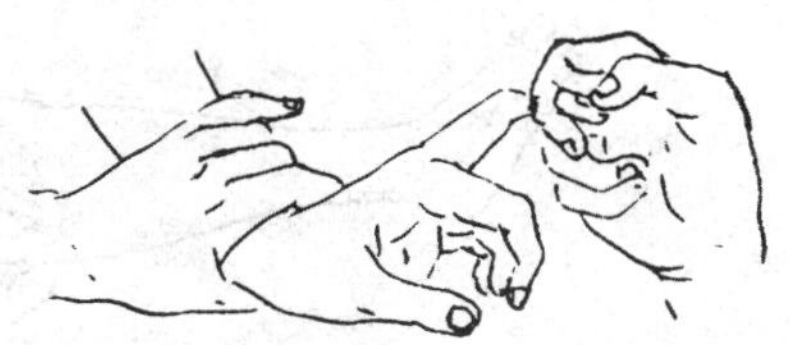

图 3－43 Hoffmann 征

（7）阵挛 在锥体束以上病变，深反射亢进时，用力使相关肌肉处于持续性紧张状态，该组肌肉发生节律性收缩，称为阵挛，常见的有以下两种。

1）踝阵挛：被评估者仰卧，髋与膝关节稍屈，评估者一手持被评估者小腿，一手持被评估者足掌前端，突然用力使踝关节背屈并维持（图 3－44）。阳性表现为腓肠肌与比目鱼肌发生连续性节律性收缩而致足部呈现、交替性屈伸动作，系腱反射极度亢进。

2）髌阵挛：被评估者下肢伸直，评估者以拇指与示指控住其髌骨上缘，用力向远端快速连续推动数次后维持推力（图 3－45）。阳性反应为股四头肌发生节律性收缩使髌骨上下移动，其意义同上。

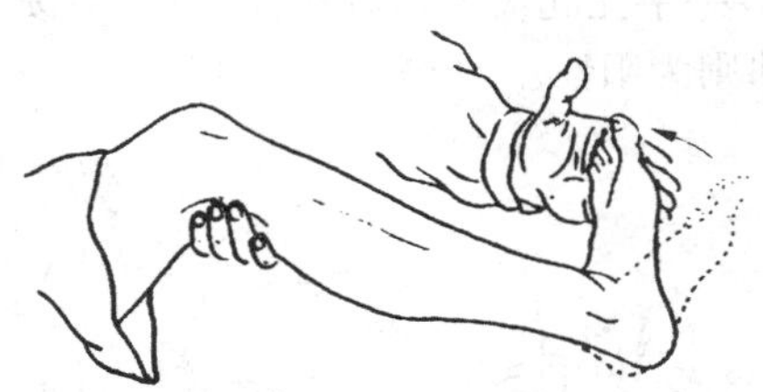

图 3－44 踝阵挛

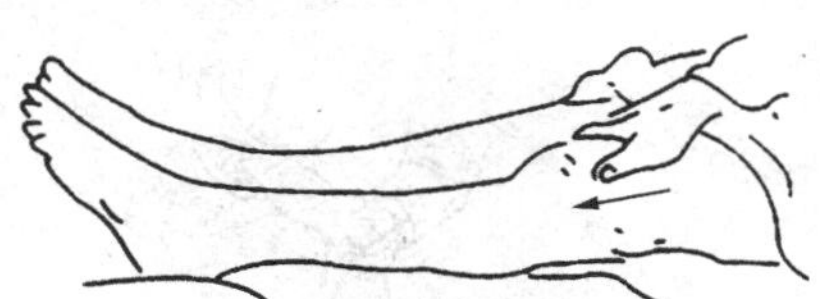

图 3－45 髌阵挛

3．病理反射

（1）Babinski 征 被评估者仰卧、下肢伸直，评估者手持被评估者踝部，用钝头竹签划足底外侧，由足跟向前至小趾跖关节处转向拇趾侧（图 3－46）。阳性反应为踇趾背伸，余趾呈扇形展开。

（2）Oppenheim 征 评估者用拇指及示指沿被评估者胫骨前缘用力由上向下滑压（图 3－47），阳性表现同 Babinski 征。

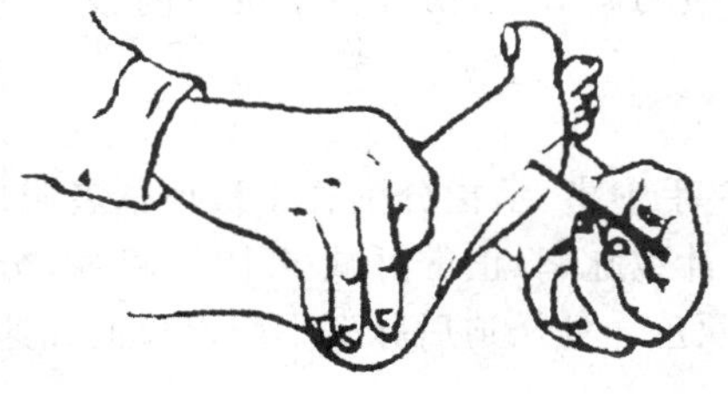

图 3－46 Babinski 征

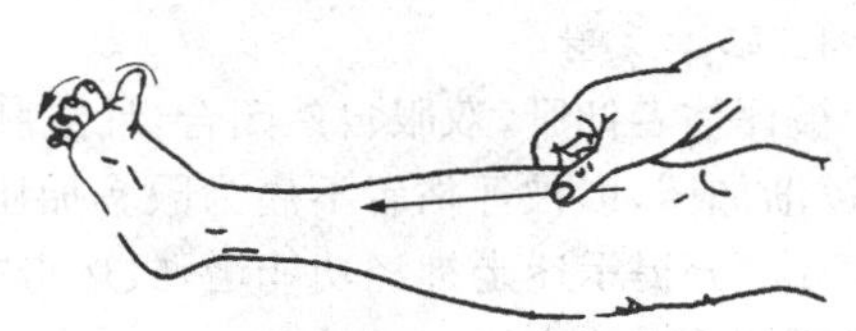

图 3－47 Oppenheim 征

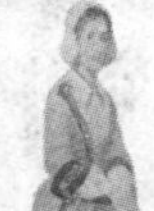

(3) Gordon 征　评估时用手以一定力量捏压腓肠肌(图 3-48),阳性表现同 Babinski 征。

(4) Chaddock 征　评估者用钝头竹签在被评估者外踝下方足背外缘由后向前轻划至趾掌关节处(图 3-49),阳性表现同 Babinski 征。

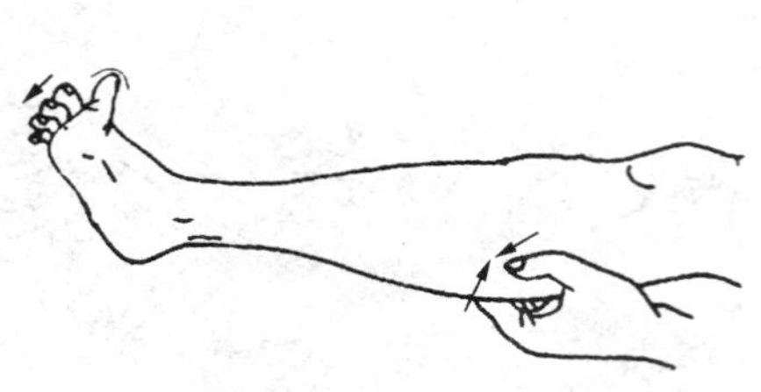

图 3-48　Gordon 征

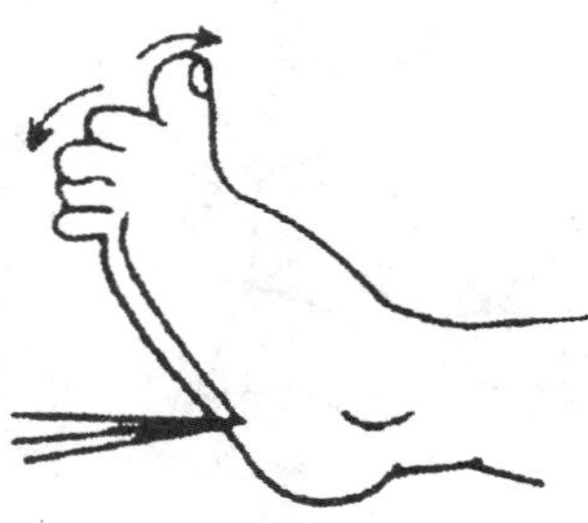

图 3-49　Chaddock 征

以上 4 种体征临床意义相同,Babinski 征是最常见、最早出现的病理反射。

4. 脑膜刺激征

脑膜刺激征为脑膜受激惹的体征,常见于脑膜炎、蛛网膜下隙出血和颅压增高等。

(1) 颈强直　被评估者仰卧,评估者以一手托被评估者枕部,另一只手置于胸前作屈颈动作。如这一被动屈颈评估时感觉到抵抗力增强,即为颈部阻力增高或颈强直。在排除颈椎或颈部肌肉局部病变后即可诊断为脑膜刺激征。

(2) Kernig 征　被评估者仰卧,一侧下肢髋、膝关节屈曲成直角,评估者将被评估者小腿抬高伸膝(图 3-50)。正常人膝关节可伸达 135°以上,如伸膝受阻且伴疼痛与屈肌痉挛,则为阳性。

(3) Brudzinski 征　被评估者仰卧,下肢伸直,评估者一手托起被评估者枕部,另一手按于其胸前(图 3-51)。当头部前屈时,双髋与膝关节同时屈曲则为阳性。

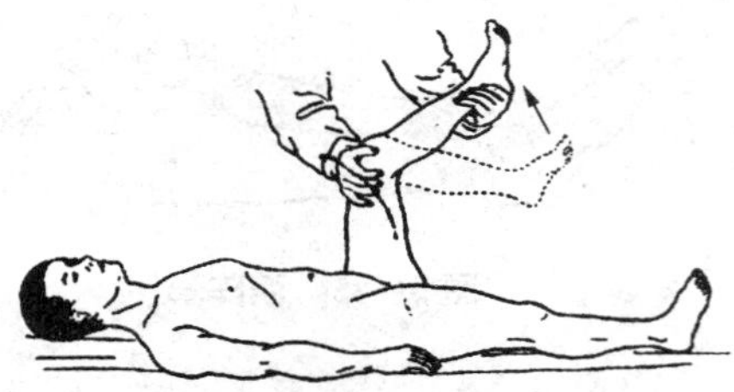

图 3-50　Kernig 征

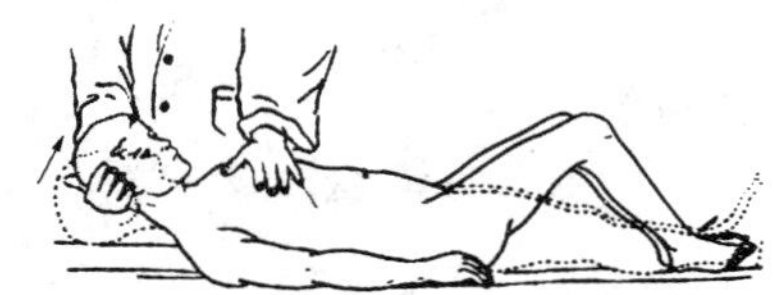

图 3-51　Brudzinski 征

五、自主神经功能评估

自主神经可分为交感与副交感两个系统,主要功能是调节内脏、血管与腺体等活动。大部分内脏接受交感和副交感神经纤维的双重支配,在大脑皮质的调节下,协调整个机体内、外环境的平衡。临床常用评估方法有以下几种。

1. 眼心反射

被评估者仰卧,双眼自然闭合,计数脉率。医师用左手中指、示指分别置于被评估者眼球两侧,逐渐加压,以被评估者不痛为限。加压 20～30 秒后计数脉率,正常可减少 10～12 次/分,超过 12 次/分提示迷走神经功能增强,迷走神经麻痹则无反应。如压迫后脉率不减慢反而加速,提示交感神经功能亢进。

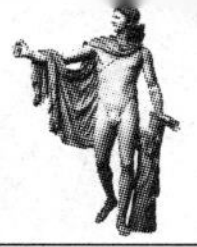

2. 卧立位试验

平卧位计数脉率，然后起立站直，再计数脉率。如由卧位到立位脉率增加超过 10～12 次/分为交感神经兴奋性增强。由立位到卧位，脉率减慢超过 10～12 次/分则为迷走神经兴奋性增强。

3. 皮肤划痕试验

用钝头竹签在皮肤上适度加压划一条线，数秒钟后，皮肤先出现白色划痕（血管收缩）高出皮面，以后变红，属正常反应。如白色划痕持续较久，超过 5 分钟，提示交感神经兴奋性增高。如红色划痕迅速出现、持续时间较长、明显增宽甚至隆起，提示迷走神经兴奋性增高或交感神经麻痹。

4. 竖毛反射

竖毛肌由交感神经支配。将冰块置于被评估者颈后或腋窝，数秒钟后可见竖毛肌收缩，毛囊处隆起如鸡皮。根据竖毛反射障碍的部位来判断交感神经功能障碍的范围。

5. 发汗试验

常用碘淀粉法，即以碘 1.5 g，蓖麻油 10.0 ml，与 95%酒精 100 ml 混合成淡碘酊涂布于皮肤，干后再敷以淀粉。皮下注射毛果芸香碱 10 mg，作用于交感神经节后纤维而引起出汗，出汗处淀粉变黄色，无汗处皮肤颜色不变，可协助判断交感神经功能障碍的范围。

6. Valsalva 动作

被评估者深吸气后，在屏气状态下用力作呼气动作 10～15 秒。计算此期间最长心搏间期与最短心搏间期的比值，正常人大于或等于 1.4，如小于 1.4 提示压力感受器功能不灵敏或其反射弧的传入纤维或传出纤维损害。

六、神经系统常见疾病的主要症状和体征

1. 多发性神经炎

病变主要发生在周围神经的远端部位，又称末梢神经炎。主要症状是双下肢或上肢远端对称性软弱无力，严重时行走困难或四肢瘫痪，并伴有四肢远端感觉异常，如手足麻木、疼痛、发凉或灼热等。常见体征是感觉异常呈对称手套、袜套样分布，痛觉、触觉、温度觉及指趾运动功能不同程度的障碍，严重者出现腕下垂与足下垂，肌张力减低、腱反射减弱或消失，无病理反射，晚期出现肌萎缩。皮肤可有菲薄、干燥、变色及泌汗、温度等自主神经功能障碍，还可见到指（趾）甲粗糙、松脆现象。

2. 急性脊髓炎

病变常局限于脊髓几个节段，以上胸段最多见，为非特异性急性横贯性脊髓损害。主要症状是起病急，全身不适，躯干有束带感，双下肢或四肢瘫痪，大小便障碍。主要体征是脊髓病变以下节段支配的肢体深、浅感觉全部消失；病变早期。瘫痪肢体肌张力减低，腱反射减弱或消失，无病理反射，此期称脊髓休克期，约 1～3 周后，逐渐转为肌张力增高，腱反射亢进，病理反射阳性。

3. 脑血栓形成

为一种常见脑血管病，症状与体征取决于闭塞的血管。主要症状是发病前数天或数周可出现头昏、头痛、手足麻木，一过性肢体无力或感觉异常等前驱症状。多在睡眠中发病，起床时发现肢体运动不能或感觉异常，大多意识清楚，严重者出现意识障碍。主要体征依据闭塞的血管而定。

（1）颈内动脉　病变同侧单眼暂时失明，同侧霍纳征（Horner），即病变侧瞳孔缩小，眼睑下垂，眼裂狭小，眼球轻度内陷，颜面少汗或无汗；病变对侧肢体有不同程度的瘫痪或感觉障碍，优势半球损害可有失语。

（2）大脑前动脉　皮质支闭塞表现病变对侧下肢运动及感觉障碍，同时伴有小便功能障碍，

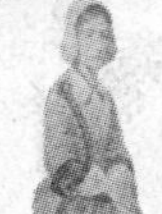

面部和上肢少有受累；深支闭塞出现病变对侧中枢性面、舌和上肢瘫痪。亦可出现淡漠、欣快等精神症状。

(3) 大脑中动脉　皮质支闭塞表现病变对侧偏瘫及感觉障碍以面部和上肢为主；深支闭塞出现病变对侧上下肢程度一致的偏瘫；主干闭塞出现病变对侧偏瘫、偏身感觉障碍和偏盲（三偏征）。如病变在优势半球，还伴有失语。

(4) 椎-基底动脉　椎动脉主干闭塞可出现四肢瘫痪、延髓麻痹、昏迷，常迅速死亡。若其主要分支小脑后下动脉闭塞，出现病变同侧霍纳征，同侧共济失调，同侧Ⅸ、Ⅹ脑神经麻痹，对侧半身痛、温度觉减退；基底动脉个别分支闭塞，则出现与闭塞部位相应的交叉性瘫痪，构成不同的综合征。

（姚　阳）

【思考题】

1. 身体评估的基本方法有哪些？
2. 手的哪些部位对触觉的敏感度最高？
3. 深部触诊法分为哪几种？每种主要适用于检查哪些部位？
4. 为什么下腹部检查时需先排尿？
5. 正常情况下，浊音、实音、鼓音及过清音各在何处可以叩得？病理情况下各见于哪些疾病？
6. 常见的呼吸气味的异常有哪些及各自的临床意义？
7. 一般状态的评估主要从哪些方面进行？
8. 意识障碍根据受损的程度可以分为哪几类？
9. 判断成人发育正常的指标是什么？
10. 如何区分消瘦、明显消瘦、超重和肥胖？
11. 营养状态的分级主要根据哪些方面来综合判断？
12. 甲状腺功能亢进面容、二尖瓣面容、满月面容、黏液性水肿面容有哪些特点？
13. 如何区别被动卧位与强迫卧位？
14. 水肿按严重情况可分为几种？
15. 如何区别斑疹、丘疹、斑丘疹？
16. 皮下出血按出血点的大小可以分为哪几类？
17. 浅表淋巴结检查的顺序？
18. 浅表淋巴结肿大的临床意义？
19. 简述颈静脉怒张判断标准及临床意义？
20. 扁桃体肿大如何分度？
21. 甲状腺肿大分为几度？
22. 试述气管移位的临床意义？
23. 患者，男性，4岁，在独自玩耍时突然出现惊慌，气促，家长抱送急诊，体格检查发现患儿吸气极度困难，吸气时胸骨上窝、锁骨上窝和肋间隙明显凹陷。请判断该患者最可能发生了什么？
24. 患者，男性，20岁。10天前出现低热，伴右侧胸痛，深呼吸时加剧。入院查体发现：右肺呼吸音稍减弱，并闻及胸膜摩擦音。3天后，随着病情的发展，患者胸痛好转，但出现严重呼吸困

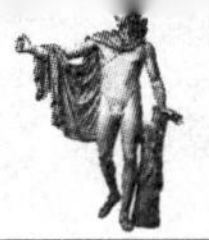

难症状。进一步查体发现：右侧胸廓饱满，呼吸运动减弱，气管向左侧移位，触觉语颤消失，叩诊呈实音，听诊呼吸音消失，听不到胸膜摩擦音。试分析该患者病情发生了什么变化，与案例3—5相比，在体征上有哪些异同点？

25. 患者，女性，68岁。高血压、冠心病病史15年，心悸、气急加重10天，端坐呼吸1天。请分析该患者肺部、心脏检查分别可有哪些体征？

26. 在为某患者进行体检时发现其心尖区闻及舒张期隆隆样杂音，心率86次/分。请分析该患者可能的病因是什么，还可能出现哪些体征？

27. 说出腹部的体表标志及分区。

28. 如何评估腹壁紧张度、压痛、反跳痛，评估的临床意义是什么？

29. 简述肝脏的触诊内容及正常特征。

30. 脾脏触诊脾肿大的分度及临床意义是什么？

31. 简述胆囊点、麦氏点和肋脊角的体表位置以及这些点有压痛或叩击痛的临床意义。

32. 什么是板状腹、舟状腹、移动性浊音、肠鸣音，各有何临床意义？

33. 试述肝浊音界消失的临床意义。

34. 肛门、直肠评估的体位有哪几种？

35. 肛门指诊的评估方法是什么？

36. 简述脊柱叩击痛的检查方法及临床意义。

37. 名词解释：杵状指(趾)、匙状甲、肌力、脑膜刺激征、深反射、浅反射。

38. 深反射、浅反射常用的评估内容、方法及临床意义。

39. 简述常见病理反射和脑膜刺激征的评估方法及临床意义。

40. 简述自主神经的主要功能。

第四章 心电图检查

【教学目标】

1）掌握正常心电图的特点及参考值。
2）掌握心电图机的连接和使用。
3）熟悉常见的异常心电图评估。
4）了解心电图产生原理。

第一节 心电图的基本知识

一、电偶与容积导电

1. 电偶

电偶是由两个电量相等，距离很近的正负电荷组成的总体，如电池。电偶有大小和方向（负→正），是矢量（向量）。

2. 容积导电

（1）容积导体 导电的液体，如盐水。

（2）容积导电 将电偶放入一盆容积导体中，电流从正极→负极并布满整个液体。

3. ECG产生原理

解剖学、生理学、生物化学等知识告诉我们：心脏周围组织和全身体液是导电体（容积导体）；在心脏的电生理活动中，产生动作电位，除极和复极使心肌细胞膜外电荷发生变化，产生电偶。因此，必定发生容积导电，电流布满全身体表。利用精密的电流计（心电图机）可以记录心电变化。

二、心电图产生原理

心脏机械收缩之前，先产生电激动，心房和心室的电激动可经人体组织传到体表。心电图（ECG）是利用心电图机从体表记录心脏每一心动周期所产生电活动变化的曲线图形。

心肌细胞在静息状态时，膜外排列阳离子带正电荷，膜内排列同等比例阴离子带负电荷，保持平衡的极化状态，不产生电位变化。当细胞一端的细胞膜受到刺激（阈刺激），其通透性发生改变，使细胞内外正、负离子的分布发生逆转，受刺激部位的细胞膜出现除极化，使该处细胞膜外正电荷消失而其前面尚未除极的细胞膜外仍带正电荷，从而形成一对电偶。电源（正电荷）在前，电穴（负电荷）在后，电流自电源流入电穴，并沿着一定的方向迅速扩展，直到整个心肌细胞除极完毕。此时心肌细胞膜内带正电荷，膜外带负电荷，称为除极状态。之后，由于细胞的代谢作用，使细胞膜又逐渐复原到极化状态，这种恢复过程称为复极过程，复极与除极先后程序一致，但复极化的电偶是电穴在前，电源在后，并较缓慢向前推进，直至整个细胞全部复极为止。

就单个细胞而言，在除极时，检测电极对向电源（即面对除极方向）产生向上的波形，背向电源（即背离除极方向）产生向下的波形，在细胞中部则记录出双向波形。复极过程与除极过程方向相同，但因复极过程的电偶是电穴在前，电源在后，因此记录的复极波方向与除极波相反。

在正常人的心电图中，记录到的复极波方向常与除极波主波方向一致，与单个心肌细胞不同。因为正常人心室的除极方向从心内膜向心外膜，复极则从心外膜开始向心内膜推进，其机制尚不清楚。可能与心外膜下心肌的温度较心内膜下高，心室收缩时心外膜承受的压力比心内膜小有关，因此心外膜下心肌复极发生较早。

由体表所采集到的心脏电位强度与下列因素有关：①与心肌细胞数量（心肌厚度）成正比关系；②与探查电极位置和心肌细胞之间的距离成反比关系；③与探查电极的方位和心肌除极的方向所构成的角度有关，夹角愈大，心电位在导联上的投影愈小，电位愈弱。这种既具有强度，又具有方向性的电位幅度称为心电向量，通常用箭头表示其方向，而长度表示其电位强度。

心脏的电激动过程中产生许多心电向量。由于心脏的解剖结构及其电活动相当复杂，致使各心电向量间的关系亦较复杂，然而一般均按下列原理合成为心电综合向量：同一轴的两个心电向量的方向相同者，其幅度相加；方向相反者相减。两个心电向量的方向构成一定角度者，应用平行四边形法则取其对角线为综合向量。可以认为，由体表采集到的心电变化，是全部参与电活动心肌细胞的电位变化按上述原理所综合的结果。

三、心电图各波段的组成和命名

心脏的传导系统由窦房结、结间束（分为前、中、后结间束）、房间束（起自前结间束，称Bachmann束）、房室结、房室束、束支（分为左、右束支，左束支又分为前分支和后分支）以及浦肯野纤维构成（图4－1）。心脏的传导系统与每一心动周期顺序出现的心电变化密切相关。

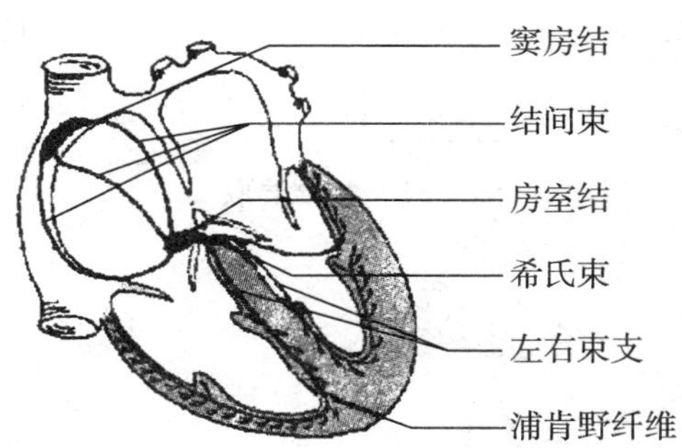

图4－1　心脏的传导系统

正常心电活动始于窦房结，兴奋心房的同时经结间束传导至房室结（激动传导到此出现生理性延迟0.05～0.07 s），然后经房室束传至左、右束支，再到浦肯野纤维顺序传导，最后兴奋心室。这种先后有序的电激动的传导，引起一系列电位改变，形成了心电图上的相应的波段。

临床心电图学对这些波段规定了统一的名称：①最早出现的幅度较小的P波，反映心房的除极过程；②PR间期（传统称谓，实为PQ间期）反映心房开始除极至心室开始除极的时间；③QRS波群反映心室除极的全过程；④除极完毕后，心室的缓慢和快速复极过程分别形成了ST段和T波；⑤QT间期为心室开始除极至心室复极结束的时间。

QRS波群因检测电极的位置不同而呈多种形态，统一命名如下：首先出现的位于等电位线以上的正向波称为R波；R波之前的负向波称为Q波；S波是R波之后第一个负向波；R′波是继S波之后的正向波；R′波后再出现负向波S′波；如果QRS波群只有负向波，则称为QS波。至于采用Q或q、R或r、S或s表示，应根据其幅度大小而定。

正常心室除极始于室间隔中部，自左向右方向除极；随后左右心室游离壁从心内膜朝心外膜

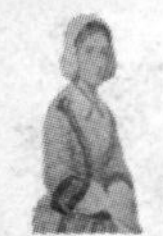

方向除极；左室基底部与右室肺动脉圆锥部是心室最后除极部位。心室肌这种规律的除极顺序，对于理解不同电极部位QRS波群形态的形成非常重要。

四、心电图导联

在人体不同部位放置电极，并通过导联线与心电图机电流计的正负极相连，这种记录心电图的电路连接方法称为心电图导联。电极位置和连接方法不同，可组成不同的导联。在长期临床心电图实践中，已形成了一个由Einthoven创设而目前广泛采纳的国际通用导联体系，称为常规12导联体系。

1. 肢体导联

肢体导联包括标准导联Ⅰ、Ⅱ、Ⅲ及加压单极肢体导联aVR、aVL、aVF。标准导联为双极肢体导联，反映两个肢体之间电位差变化(图4-2)。加压单极肢体导联属单极导联，代表检测肢体的电位变化(图4-3)。肢体导联电极主要放置于右臂(R)、左臂(L)、左腿(F)，连接此3点即成为所谓Einthoven三角。

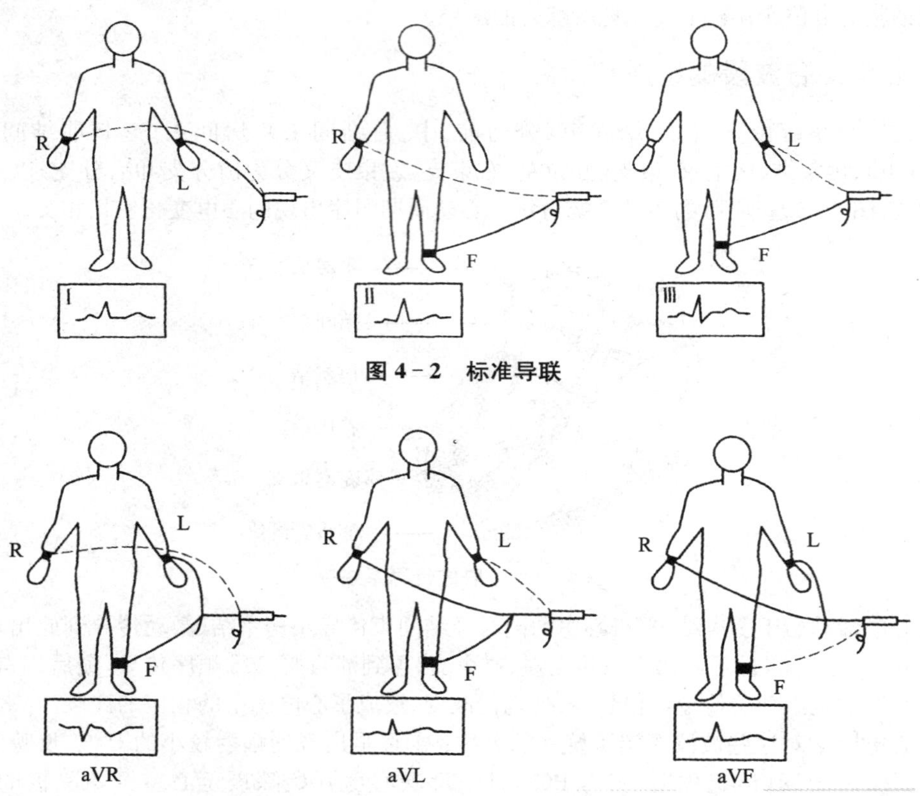

图4-2 标准导联

图4-3 加压单极肢体导联

2. 胸导联

胸导联包括V_1～V_6导联。检测电极应安放于胸壁固定部位，另将肢体导联3个电极分别通过5 kΩ电阻与负极相连构成中心电端(电位接近零且较稳定)。胸导联检测电极具体安放位置如下：V_1位于胸骨右缘第4肋间；V_2位于胸骨左缘第4肋间；V_3位于V_2与V_4两点连线的中点；V_4位于左锁骨中线与第5肋间相交处；V_5位于左腋前线V_4水平处；V_6位于左腋中线V_4水

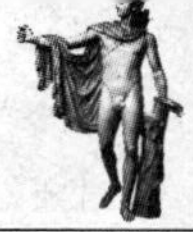

平处(图 4-4)。

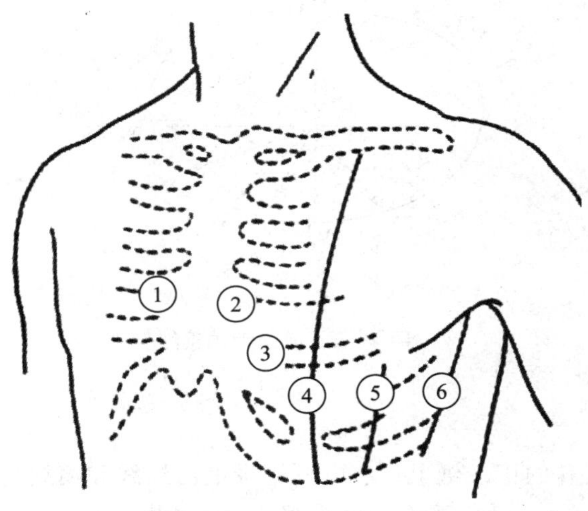

图 4-4　胸导联

临床上诊断后壁心肌梗死还常选用 V_7～V_9 导联：V_7 位于左腋后线 V_4 水平处；V_8 位于左肩胛骨线 V_4 水平处；V_9 位于左脊旁线 V_4 水平处。小儿心电图或诊断右心病(如右室心肌梗死)有时需要选用 V_{3R}～V_{6R} 导联，电极放置右胸部与 V_3～V_6 对称处。

3. 导联轴

在每一个导联正负极之间的假想直线，称为导联轴。它对判断各导联心电图波形有帮助。

为便于表明 6 个肢体导联轴之间的方向关系，将Ⅰ、Ⅱ、Ⅲ导联的导联轴平行移动，使之与 aVR、aVL、aVF 的导联轴一并通过坐标图的轴中心点，便构成额面六轴系统(图 4-5)。

各胸导联均以中心电端为中心，探测电极侧为正，其对侧为负，即构成横面六轴系统(图 4-6)。

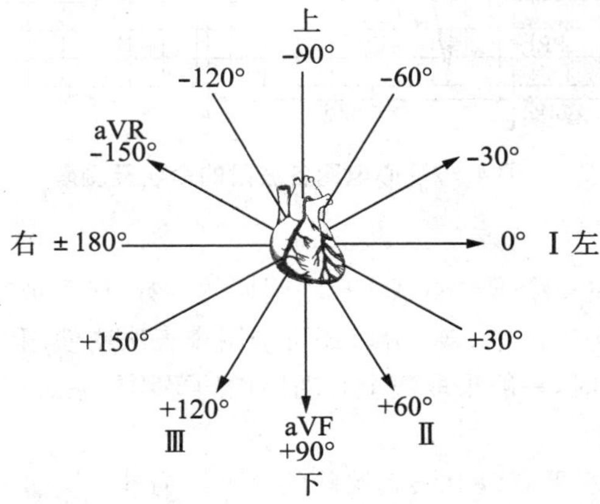

图 4-5　额面六轴系统

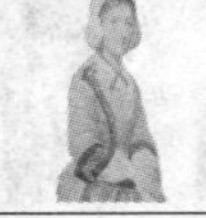

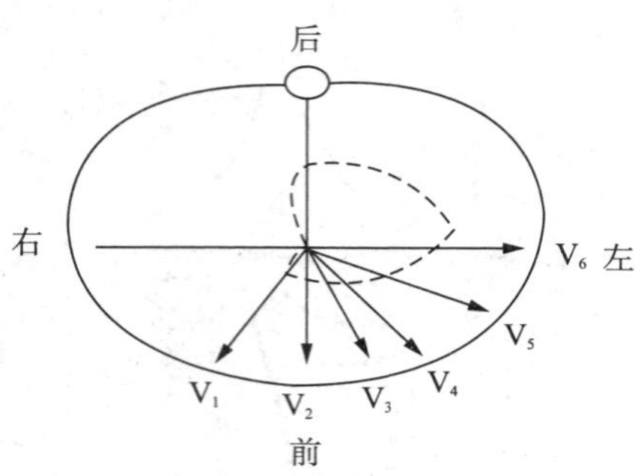

图 4-6　横面六轴系统

五、心电图的测量

心电图多描记在特殊的记录纸上。心电图记录纸由纵线和横线划分成各为 1 mm 的小方格。当走纸速度为 25 mm/s 时，每两条纵线间（1 mm）表示 0.04 s（即 40 ms），当标准电压 1 mV=10 mm时，两条横线间（1 mm）表示 0.1 mV（图 4-7）。

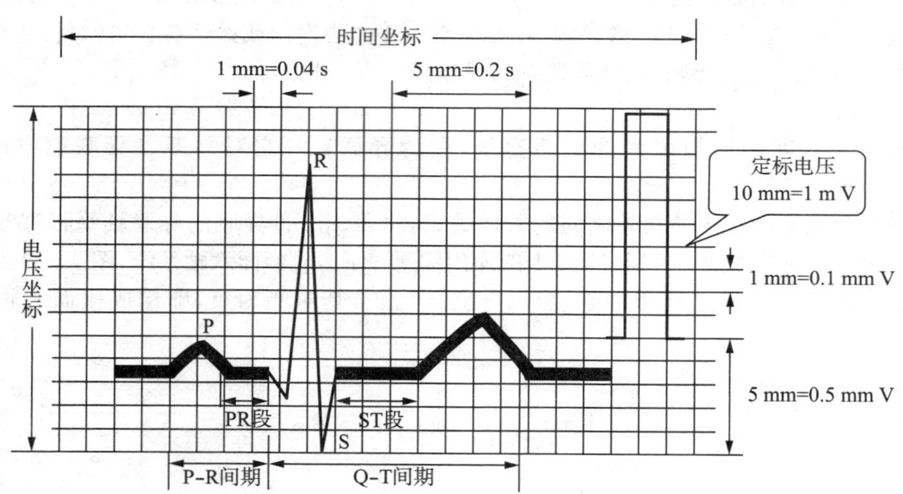

图 4-7　心电图各波段的命名及测量

1. 心率的测量

测量心率时，只需测量一个 R-R（或 P-P）间期的秒数，然后被 60 除即可求出。例如 R-R 间距为 0.8 s，则心率为 60/0.8=75 次/分。还可采用查表法或使用专门的心率尺直接读出相应的心率数。心律明显不齐时，一般采取数个心动周期的平均值来进行测算。

2. 各波段振幅的测量

P 波振幅测量的参考水平应以 P 波起始前的水平线为准。测量 QRS 波群、J 点、ST 段、T 波和 U 波振幅，统一采用 QRS 波群起始部水平线作为参考水平。如果 QRS 波群起始部为一斜段（如受心房复极波影响、预激综合征等），应以 QRS 波群起点作为测量参考点。测量正向波形的高度时，应以参考水平线上缘垂直地测量到波的顶端；测量负向波形的深度时，应以参考水平线下缘垂直地测量到波的底端。

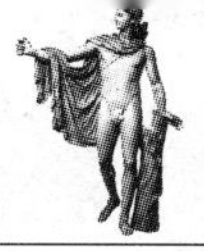

3. 各波段时间的测量

近年来已开始广泛使用12导联同步心电图仪记录心电图，各波、间期的时间测量定义有新的规定：测量P波和QRS波群时间，应分别从12导联同步记录中最早的P波起点测量至最晚的P波终点以及从最早QRS波群起点测量至最晚的QRS波群终点；PR间期应从此导联同步心电图中最早的P波起点测量至最早的QRS波群起点；QT间期应是12导联同步心电图中最早的QRS波群起点至最晚的T波终点的间距。如果采用单导联心电图仪记录，仍应采用既往的测量方法：P波及QRS波群时间应选择12个导联中最宽的P波及QRS波群进行测量；PR间期应选择12个导联中P波宽大且有Q波的导联进行测量；QT间期测量应取12个导联中最长的QT间期。一般规定，测量各波时间应自波形起点的内缘测至波形终点的内缘。

4. 平均心电轴

(1) 概念　心电轴一般指的是平均QRS波群电轴，它是心室除极过程中全部瞬间向量的综合(平均QRS波群向量)，借以说明心室在除极过程这一总时间内的平均电势方向和强度。它是空间性的，但心电图学中通常所指的是它投影在前额面上的心电轴。通常可用任何两个肢体导联的QRS波群的电压或面积计算出心电轴。一般采用心电轴与Ⅰ导联正(左)侧段之间的角度来表示平均心电轴的偏移方向。除测定QRS波群电轴，还可用同样方法测定P波和T波电轴。

(2) 测定方法　最简单的方法是目测Ⅰ和Ⅲ导联QRS波群的主波方向，估测电轴是否发生偏移：若Ⅰ和Ⅲ导联的QRS波群主波均为正向波，可推断电轴不偏；若Ⅰ导联出现较深的负向波，Ⅲ导联主波为正向波，则属电轴右偏；若Ⅲ导联出现较深的负向波，Ⅰ导联主波为正向波，则属电轴左偏。精确的方法可采用分别测算Ⅰ和Ⅲ导联的QRS波群振幅的代数和，然后将这两个数值分别在Ⅰ导联和Ⅲ导联上画出垂直线，求得两垂直线的交叉点。电偶中心0点与该交叉点相连即为心电轴，该轴与Ⅰ导联轴正侧的夹角即为心电轴的角度(表4-1)。

表4-1　目测法判断心电轴

心电轴	QRS波群	
	Ⅰ导联	Ⅲ导联
正常	正向波	正向波
左偏	正向波	负向波
右偏	负向波	正向波
极度右偏	负向波	负向波

(3) 临床意义　正常心电轴的范围为－30°～＋90°；电轴位于－30°～－90°为心电轴左偏；位于＋90°～＋180°为心电轴右偏；位于－90°～－180°，传统上称为电轴极度右偏，近年主张定义为“不确定电轴”。心电轴的偏移，一般受心脏在胸腔内的解剖位置、两侧心室的质量比例、心室内传导系统的功能、激动在心室内传导状态以及年龄、体型等因素影响。左心室肥大、左前分支阻滞等可使心电轴左偏；右心室肥大、左后分支阻滞等可使心电轴右偏；不确定电轴可以发生在正常人(正常变异)，也可常见于病理状态，如肺源性心脏病、冠心病、高血压等。

5. 心脏循长轴转位

自心尖部朝心底部方向观察，设想心脏可循其本身长轴作顺钟向或逆钟向转位。以V_3导联

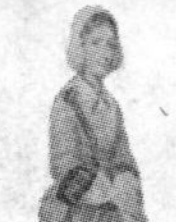

为中心，正常 V_3 应呈 RS 型，R/S 大致相等。"顺钟向转位"时，因右心室转向前、向左，左心室被推向左后，V_3 的图形出现在 V_5、V_6 导联上，即 V_5、V_6 导联呈 RS 型，常见于右心室肥厚。"逆钟向转位"时，因左心室转向前、向右，V_3 导联的图形出现在 V_1、V_2 导联，即 V_1、V_2 导联呈 RS 型，常见于左心室肥大。

六、正常心电图

1. P 波

P 波代表左右心房除极的电位变化。

（1）形态　P 波的形态在大部分导联上一般呈钝圆形，有时可能有轻度切迹。心脏激动起源于窦房结，因此心房除极的综合向量是指向左、前、下的，所以 P 波方向在 Ⅰ、Ⅱ、aVF、V_4～V_6 导联向上，aVR 导联向下，其余导联呈双向、倒置或低平。

（2）时间　正常人 P 波时间＜0.12 s。

（3）振幅　P 波振幅在肢体导联＜0.25 mV，胸导联＜0.20 mV。

2. PR 间期

从 P 波的起点至 QRS 波群的起点，代表心房开始除极至心室开始除极的时间。心率在正常范围时，PR 间期为 0.12～0.20 s。在幼儿及心动过速的情况下，PR 间期相应缩短。老年人及心动过缓时，PR 间期可稍延长，但＞0.22 s。

3. QRS 波群

QRS 波群代表心室除极的电位变化。

（1）时间　正常成人 QRS 波群时间＜0.12 s，多数在 0.06～0.10 s。

（2）波形和振幅　正常人 V_1、V_2 导联多呈 rS 型，V_1 的 R 波一般≯1.0 mV。V_5、V_6 导联 QRS 波群可呈 qR、qRs 波群、Rs 或 R 型，且 R 波一般≯2.5 mV。正常人胸导联的 R 波自 V_1 至 V_6 逐渐增高，S 波逐渐变小（图 4－8），V_1 的 R/S＜1，V_5 的 R/S＞1。在 V_3 或 V_4 导联，R 波和 S 波的振幅大体相等。在肢体导联，Ⅰ、Ⅱ、Ⅲ导联的 QRS 波群在没有电轴偏移的情况下，其主波一般向上。aVR 导联的 QRS 波群主波向下，可呈 QS、rS、rSr′或 Qr 型。aVL 与 aVF 导联的 QRS 波群可呈 qR、Rs 或 R 型，也可呈 rS 型。正常人 aVR 导联的 R 波一般＜0.5 mV，Ⅰ导联的 R 波＜1.5 mV，aVL 导联的 R 波＜1.2 mV，aVF 导联的 R 波＜2.0 mV。

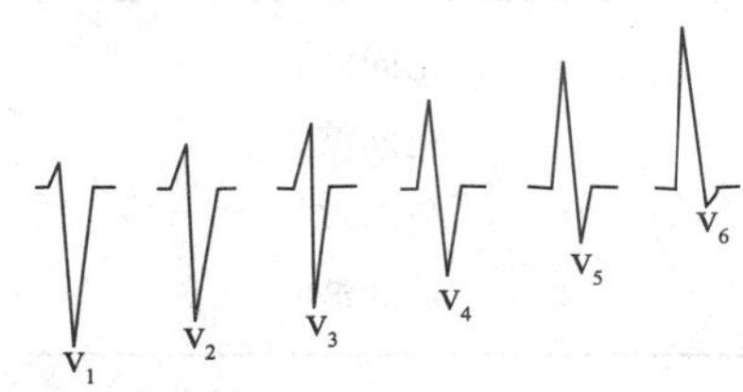

图 4－8　R 波自 V_1 至 V_6 逐渐增高，S 波逐渐变小

6 个肢体导联的 QRS 波群振幅（正向波与负向波振幅的绝对值相加）一般不应都＜0.5 mV；6 个胸导联的 QRS 波群振幅（正向波与负向波振幅的绝对值相加）一般不应都＜0.8 mV，否则称为低电压。

（3）R 峰时间　亦称室壁激动时间，指 QRS 波群起点至 R 波顶端垂直线的间距。如有 R′波，则应测量至 R′峰；如 R 峰呈切迹，应测量至切迹第二峰。正常成人 R 峰时间在 V_1、V_2 导联≯0.04 s，在 V_5、V_6 导联≯0.05 s。

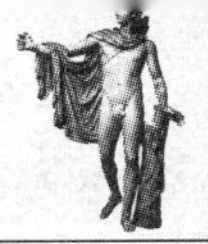

(4) Q波　除aVR导联外,正常人的Q波时间<0.04 s,振幅小于同导联中R波的1/4。超过正常范围的Q波称为病理性(异常)Q波。正常人V_1、V_2导联不应出现Q波,但可呈QS波。

4. J点

QRS波群的终末与ST段起始之交接点称为J点。

J点大多在等电位线上,通常随ST段的偏移而发生移位。有时可因心室除极尚未完全结束,部分心肌已开始复极致使J点上移。

5. ST段

自QRS波群的终点至T波起点间的线段,代表心室缓慢复极过程。

正常的ST段多为一等电位线,有时可轻微的偏移,但在任一导联,ST段下移一般不超过0.05 mV;ST段上移在V_1～V_2导联一般不超过0.3 mV,V_3不超过0.5 mV,在V_4～V_6导联及肢体导联不超过0.1 mV。

6. T波

T波代表心室快速复极时的电位变化。

(1) 方向　在正常情况下,T波的方向大多与QRS波群主波的方向一致。T波方向在Ⅰ、Ⅱ、V_4～V_6导联向上,aVR导联向下,Ⅲ、aVL、aVF、V_1～V_3导联可以向上、双向或向下。若V_1导联的T波方向向上,则V_2～V_6导联就不应向下。

(2) 振幅　除Ⅲ、aVL、aVF、V_1～V_3导联外,其他导联T波振幅一般不应低于同导联R波的1/10。T波在胸导联有时可高达1.2～1.5 mV属正常。

7. QT间期

QT间期指QRS波群的起点至T波终点的间距,代表心室肌除极和复极全过程所需的时间。QT间期长短与心率的快慢密切相关,心率越快,QT间期越短,反之则越长。心率在60～100次/分时,QT间期的正常范围为0.32～0.44 s。

8. u波

在T波之后0.02～0.04 s出现的振幅很小的波称为u波,代表心室后继电位,其产生机制目前仍尚未完全清楚。u波方向大体与T波相一致。u波在胸导联较易见到,以V_3～V_4导联较为明显。u波明显增高常见于低钾血症。

七、小儿心电图特点

为了正确评估小儿心电图,需充分认识其特点。小儿的生理发育过程迅速,其心电图变化也较大。总的趋势可概括为自起初的右室占优势型转变为左室占优势型的过程,其具体特点可归纳如下所述。

1) 小儿心率较成人为快,至10岁以后即可大致保持为成人的心率水平(60～100次/分)。小儿的PR间期较成人为短,7岁以后趋于恒定(0.10～0.17 s)。

2) 小儿的P波时间较成人稍短(儿童<0.09 s),P波电压在新生儿较高,以后则较成人为低。

3) 婴幼儿常呈右室占优势的QRS波群图形特征。Ⅰ导联有深S波;V_1(V_{3R})导联多呈高R波,而V_5、V_6导联常出现深S波;Rv_1电压随年龄增长逐渐减低,Rv_5逐渐增高。小儿Q波较成人为深(常见于Ⅰ、Ⅲ、aVF导联);3个月以内婴儿的QRS波群初始向量向左,因而V_5、V_6常缺乏q波。新生儿期的心电图主要呈"悬垂型",心电轴>+90°,以后与成人大致相同。

4) 小儿T波的变异较大,在新生儿期,其肢体导联及右胸导联常出现T波低平、倒置。

第二节 心电图临床应用

一、心房、心室肥大

1. 心房肥大

心房肥大多表现为心房的扩大而较少表现心房肌肥厚。心房扩大引起心房肌纤维增长变粗以及房间传导束牵拉和损伤发生功能改变，导致整个心房肌除极综合向量的振幅和方向发生变化。心电图上主要表现为P波振幅、时间及形态改变。

(1) 右心房肥大　正常情况下右心房先除极，左心房后除极。当右心房肥大时，除极时间延长，往往与稍后除极的左心房时间重叠，故总的心房除极时间并未延长，心电图主要表现为心房除极波振幅增高。右心房肥大常见于慢性肺源性心脏病，其ECG特征如下(图4-9)。

1) P波尖而高耸，其振幅≥0.25 mV，以Ⅱ、Ⅲ、aVF导联表现最为突出，亦称“肺型P波”。

2) V_1 导联P波直立时，振幅≥0.15 mV，如P波呈双向时，其振幅的算术和≥0.20 mV。

(2) 左心房肥大　由于左心房最后除极，当左心房肥大时心电图主要表现为心房除极时间延长。左心房肥大常见于二尖瓣狭窄，其ECG特征如下(图4-10)。

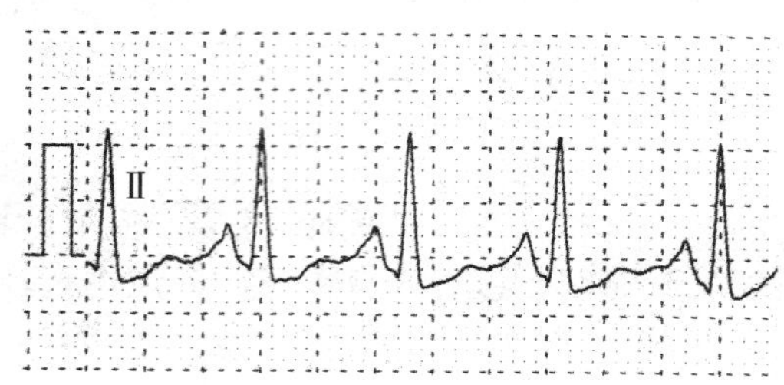

图4-9　右心房肥大

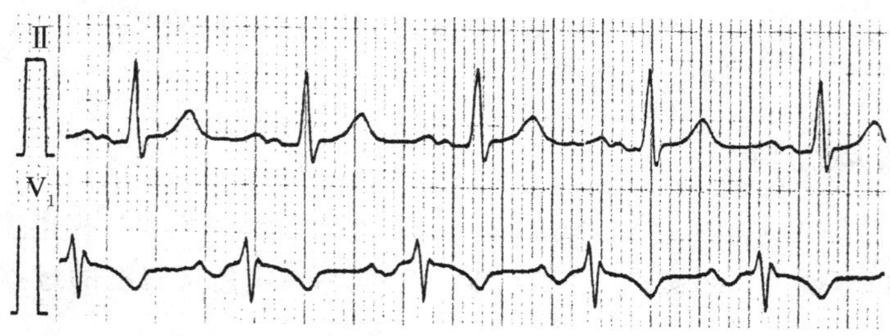

图4-10　左心房肥大

1) Ⅰ、Ⅱ、aVR、aVL导联P波增宽，其时限≥0.12 s，P波含呈双峰型，两峰间距≥0.04 s，以Ⅰ、Ⅱ、aVL导联明显，亦称“二尖瓣型P波”。

2) V_1 导联上P波常呈先正而后出现深宽的负向波。将 V_1 负向P波的时间乘以负向P波振幅，称为P波终末电势(Ptf)。左房肥大时，$Ptfv_1$≥0.04 mm·s。

(3) 双心房肥大

1) P波增宽≥0.12 s，其振幅≥0.25 mV。

2) V_1 导联P波高大双相，上下振幅均超过正常范围。

上述所谓“肺型P波”及“二尖瓣型P波”，并非慢性肺源性心脏病及二尖瓣疾病所特有，故不

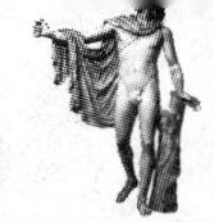

能称为具有特异性的病因学诊断意义的心电图改变。

2. 心室肥大

心室扩大或(和)肥厚是由心室舒张期或(和)收缩期负荷过重所引起，是器质性心脏病的常见后果，当心室肥大达到一定程度时可引起心电图发生变化。

(1) 左室肥大　正常左心室的位置位于心脏的左后方，且左心室壁明显厚于右心室，故正常时心室除极综合向量表现左心室占优势的特征。左心室肥大时，可使左室优势的情况显得更为突出，引起面向左室的导联(Ⅰ、aVL、V_5 和 V_6)其 R 波振幅增加，而面向右室的导联(V_1 和 V_2)则出现较深的 S 波。左室肥大常见于高血压、冠心病、风湿性心瓣膜病及某些先天性心脏病等，其 ECG 特征如下。

1) QRS 波群电压增高，常用的左室肥大电压标准如下。

A. 胸导联：Rv_5 或 $Rv_6>2.5$ mV；$Rv_5+Sv_1>4.0$ mV(男性)或>3.5 mV(女性)。

B. 肢体导联：$R_Ⅰ>1.5$ mV；$R_{aVL}>1.2$ mV； $R_{aVF}>2.0$ mV；$R_Ⅰ+S_Ⅲ>2.5$ mV。

2) 可出现额面 QRS 波群心电轴左偏。

3) QRS 波群时间延长到 0.10～0.11 s，一般仍<0.12 s。

4) 在 R 波为主的导联，其 ST 段可呈下斜型压低达 0.05 mV 以上，T 波低平、双向或倒置。在以 S 波为主的导联(如 V_1 导联)则反而可见直立的 T 波。当 QRS 波群电压增高同时伴有 ST－T改变者，称左室肥大伴劳损。

符合一项或几项 QRS 波群电压增高标准，结合其他阳性指标，可以诊断左室肥大。符合条件越多，诊断可靠性越大。如仅有 QRS 波群电压增高，而无其他任何阳性指标者，诊断左室肥大应慎重。

(2) 右室肥大　右心室壁厚度仅有左心室壁的 1/3，只有当右心室壁的厚度达到相当程度时，才会使综合向量由左心室优势转向为右心室优势，并导致位于右室面导联(V_1、aVR)的 R 波增高，而位于左室面导联(Ⅰ、aVL、V_5)的 S 波变深。右心室肥大常见于慢性肺源性心脏病、二尖瓣狭窄、房间隔缺损等，其 ECG 特征如下。

1) V_1 导联 R/S≥1，$R_{V_1}>1.0$ mV，$R_{V_1}+S_{V_5}>1.2$ mV，$R_{aVR}>0.5$ mV 或 R/S≥1。

2) 额面心电轴右偏≥+90°，显著肥大者可>+110°。

3) QRS 波群时间多正常。

4) V_1～V_3 导联 ST 段压低伴 T 波倒置或双向。

诊断右室肥大，V_1 导联 QRS 波群形态、电压改变及电轴右偏等是可靠指标。一般来说，阳性指标愈多，诊断的可靠性越高。虽然心电图对诊断明显的右心室肥大准确性较高，但敏感性较低。

(3) 双侧心室肥大　与诊断双心房肥大不同，双侧心室肥大的心电图表现并不是简单地把左、右心室异常表现相加，心电图可出现下列情况。

1) 大致正常心电图：由于双侧心室电压同时增高，增加的除极向量方向相反互相抵消。

2) 单侧心室肥大心电图：只表现出一侧心室肥大，而另一侧心室肥大的图形被掩盖。

3) 双侧心室肥大心电图：既表现右室肥大的心电图特征(如 V_1 导联 R 波为主，电轴右偏等)，又存在左室肥大的某些征象(如 V_5 导联 R/S>1，R 波振幅增高等)。

二、心肌缺血

冠状动脉供血不足，主要发生在冠状动脉粥样硬化基础上。当心肌某一部分缺血时，将影响到心室复极的正常进行，可在与缺血区相关导联上发生 ST－T 异常改变。心肌缺血的心电图改

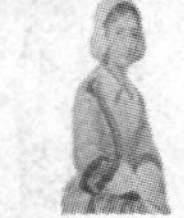

变类型取决于缺血的严重程度、持续时间和发生部位。

1. 心肌缺血的心电图类型

（1）缺血性心电图改变　正常情况下，心外膜处的动作电位时间较心内膜短，心外膜完成复极早于心内膜，因此心室肌复极过程是从心外膜开始向心内膜方向推进。发生心肌缺血时，复极过程发生改变，心电图上出现T波变化。

1）心内膜下心肌缺血：这部分心肌复极时间较正常时更加延迟，使原来存在的与心外膜复极向量相抗衡的心内膜复极向量减小或消失，致使T波向量增加，出现高大的T波。例如下壁心内膜下缺血，下壁导联Ⅱ、Ⅲ、aVF可出现高大直立的T波；前壁心内膜下缺血，胸导联可出现高耸直立的T波（图4－11）。

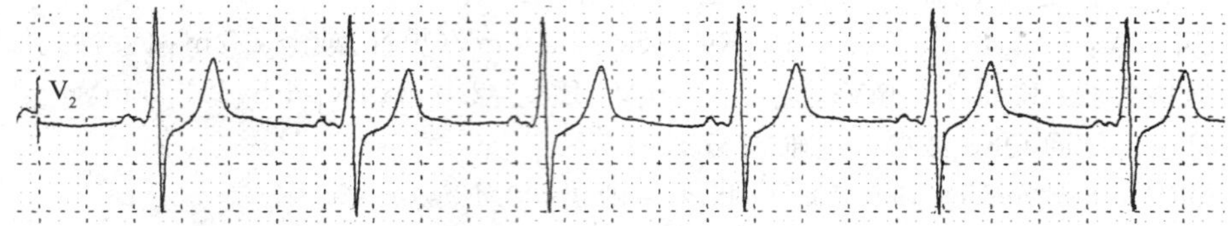

图4－11　前壁心内膜下缺血

2）心外膜下心肌缺血（包括透壁性心肌缺血）：心外膜动作电位时程比正常时明显延长，从而引起心肌复极顺序的逆转，即心内膜开始先复极，膜外电位为正，而缺血的心外膜心肌尚未复极，膜外电位仍呈相对的负性，于是出现与正常方向相反的T波向量。此时面向缺血区的导联记录出倒置的T波。例如下壁心外膜下缺血，下壁导联Ⅱ、Ⅲ、aVF可出现倒置的T波；前壁心外膜下缺血，胸导联可出现T波倒置。

（2）损伤性心电图改变　心肌缺血还可出现损伤性ST改变。损伤性ST段偏移可表现为ST段压低及ST段抬高两种类型。

心肌损伤时，ST向量从正常心肌指向损伤心肌。心内膜下心肌损伤时，ST向量背离心外膜面指向心内膜，使位于心外膜面的导联出现ST段压低；心外膜下心肌损伤时（包括透壁性心肌缺血），ST向量指向心外膜面导联，引起ST段抬高。发生损伤性ST改变时，对侧部位的导联常可记录到相反的ST改变。

心绞痛时，心电图上不同的ST段表现与心肌损伤的程度有关，且发生机制不同。典型心绞痛主要是因耗氧量增加，引起供血不足远端心肌缺氧，大量钾离子自细胞外进入细胞内，导致细胞内钾离子增加，细胞内外钾离子浓度差异常升高，细胞膜出现“过度极化”状态，与周围极化程度相对较低的未损伤心肌形成“损伤电流”，使缺血部位导联上表现为ST段压低（图4－12）。变异型心绞痛主要因为冠状动脉痉挛性狭窄引起心肌急性严重缺血，细胞膜部分丧失维持细胞内外钾离子浓度差的能力，使缺血细胞钾离子外逸，导致细胞内外钾离子浓度差降低，细胞膜极化不足，与周围极化程度相对较高的未损伤心肌形成“损伤电流”，使缺血部位导联上表现为ST段抬高。

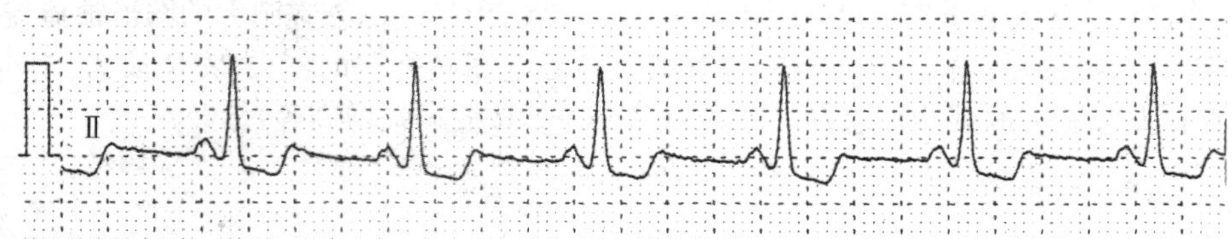

图4－12　心绞痛发作时ST段压低

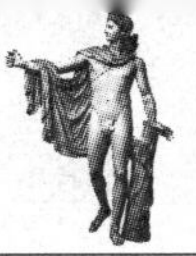

临床上发生透壁性心肌缺血时，心电图往往表现为心外膜下缺血(T 波深倒置)或心外膜下损伤(ST 段抬高)类型。临床研究者认为引起这种现象的原因有：透壁性心肌缺血时，心外膜缺血范围常大于心内膜；由于检测电极靠近心外膜缺血区，因此透壁性心肌缺血在心电图上主要表现为心外膜缺血改变。

2. 临床意义

心肌缺血的心电图可只出现 ST 段或 T 波改变，也可同时出现 ST－T 改变。临床上发现约 50％的冠心病患者未发作心绞痛时，心电图可以正常，仅在心绞痛发作时记录到 ST－T 动态改变。约 10％的冠心病患者在心绞痛发作时心电图可以正常或仅有轻度 ST－T 变化。

典型心绞痛发作时，面向缺血部位的导联常显示缺血性 ST 段压低(水平型或下斜型下移≥0.1 mV)和(或)T 波倒置。有些冠心病患者心电图可呈持续性 ST 改变(水平型或下斜型下移≥0.05 mV)和(或)T 波低平、负正双向和倒置，而在心绞痛发作时出现 ST－T 改变加重或伪性改善。冠心病患者心电图上出现倒置深尖、双肢对称的 T 波(称之为冠状 T 波)，反映心外膜下心肌缺血或有透壁性心肌缺血，这种 T 波改变亦常见于心肌梗死患者。变异型心绞痛(冠状动脉痉挛所致)多引起暂时性 ST 段抬高并常伴有高耸 T 波和对应导联的 ST 段下移，这是急性严重心肌缺血表现，如 ST 段持续的抬高，提示可能发生心肌梗死。

3. 鉴别诊断

心电图上 ST－T 改变只是非特异性心肌复极异常的共同表现，在作出心肌缺血或冠状动脉供血不足的心电图诊断之前，必须结合临床资料进行鉴别诊断。

除冠心病外，其他心血管疾病如心肌病、心肌炎、瓣膜病、心包炎等均可出现此类 ST－T 改变。低钾、高钾等电解质紊乱，药物(洋地黄、奎尼丁等)影响以及自主神经调节障碍也可引起非特异性 ST－T 改变。此外，心室肥大、束支传导阻滞、预激综合征等可引起继发性 ST－T 改变。

三、心肌梗死

绝大多数心肌梗死是在冠状动脉粥样硬化基础上，导致冠状动脉管腔闭塞，引起冠状动脉血供急剧减少或中断，使相应的心肌严重而持久地急性缺血导致心肌坏死，是冠心病的严重类型。除临床表现外，心电图的特征性改变及其演变规律是确定心肌梗死诊断和判断病情的重要依据。

1. 基本图形及机制

冠状动脉发生闭塞后，随着时间的推移在心电图上可先后出现缺血、损伤和坏死 3 种类型的图形。各部分心肌接受不同冠状动脉分支的血液供应，因此图形改变常具有明显的区域特点。心电图显示的电位变化是心肌梗死后心肌多种心电变化综合的结果。

(1) 缺血性改变　冠状动脉急性闭塞后，最早出现的变化是缺血性 T 波改变。通常缺血最早出现于心内膜下肌层，使面向缺血区的导联出现 T 波高而直立。如缺血发生在心外膜下肌层，则面向缺血区的导联出现 T 波倒置。缺血使心肌复极时间延长，特别是 3 位相延缓，引起 QT 间期延长。

(2) 损伤性改变　随着缺血时间延长，缺血程度进一步加重，就会出现损伤性图形改变，主要表现为面向损伤心肌的导联出现 ST 段抬高。

(3) 坏死性改变　更进一步的缺血导致细胞变性、坏死。坏死的心肌细胞丧失了电活动，这部位心肌不再产生心电向量，而正常的心肌仍照常除极，致使产生一个与梗死部位相反的综合向量。由于心肌梗死主要发生于室间隔或左室壁心肌，往往引起起始 0.03～0.04 s 除极向量背离坏死区，所以坏死性图形改变主要表现为面向坏死区的导联出现异常 Q 波(时间≥0.04 s，振幅≥1/4R)或者呈 QS 波。

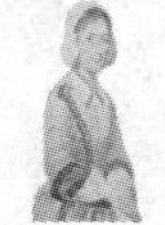

临床上，当冠状动脉某一分支发生闭塞，则受损伤部位的心肌发生坏死，电极直接置于坏死区记录到异常Q波或QS波；靠近坏死区周围受损心肌呈损伤型改变，记录到ST段抬高；而外边受损较轻的心肌呈缺血型改变，记录到T波倒置。体表心电图导联可同时记录到心肌缺血、损伤和坏死的图形改变。如上述3种心电图改变同时存在，则急性心肌梗死的诊断基本成立。

2. 心肌梗死的图形演变及分期

急性心肌梗死发生后，心电图的变化随着心肌缺血、损伤、坏死的发展和恢复而呈现一定演变规律。根据心电图图形的演变过程和演变时间可分为超急性期、急性期、亚急性期和陈旧期(图4-13)。

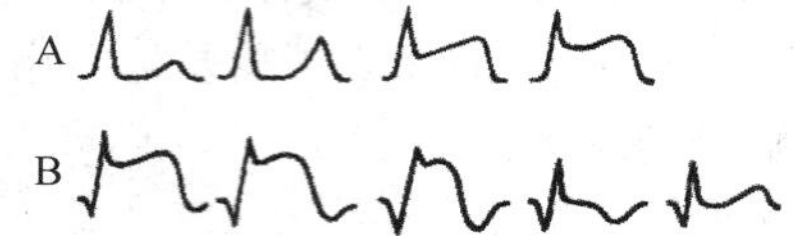

图4-13　急性心肌梗死的图形演变及分期

注　A. 正常→超急性期；B. 急性期→亚急性期→陈旧期。

(1) 超急性期(亦称早期)　急性心肌梗死发生数分钟后，首先出现短暂的心内膜下心肌缺血，心电图上产生高大的T波，以后迅速出现ST段呈斜型抬高，与高耸直立T波相连。由于急性损伤性阻滞，可见QRS波群振幅增高，并轻度增宽，但尚未出现异常Q波。这些表现仅持续数小时，临床上多因持续时间太短而不易记录到。此期若治疗及时而适宜，有可能避免发展为心肌梗死或使已发生梗死的范围趋于缩小。

(2) 急性期　此期开始于梗死后数小时或数日，可持续到数周，心电图呈现一个演变过程。S-T段呈弓背向上抬高，抬高显著者可形成单向曲线，继而逐渐下降；心肌坏死导致面向坏死区导联的R波振幅降低或丢失，出现异常Q波或QS波；T波由直立开始倒置，并逐渐加深。坏死型的Q波、损伤型的ST段抬高和缺血型的T波倒置在此期内可同时并存。

(3) 亚急性期　出现于梗死后数周至数月，此期以坏死及缺血图形为主要特征。抬高的S-T段恢复至基线，缺血型T波由倒置较深逐渐变浅，坏死型Q波持续存在。

(4) 陈旧期　常出现在急性心肌梗死3～6个月之后或更久，ST段和T波恢复正常或T波持续倒置、低平，趋于恒定不变，残留下坏死型的Q波。理论上异常Q波将持续存在终生，但随着瘢痕组织的缩小和周围心肌的代偿性肥大，其范围在数年后有可能明显缩小。小范围梗死的图形改变有可能变得很不典型，异常Q波甚至消失。

近年来，临床上急性心肌梗死的诊断和治疗方法有很大进展，通过对急性心肌梗死患者早期实施有效治疗(包括溶栓、抗凝或介入治疗等)，已显著缩短整个病程，并可改变急性心肌梗死的心电图表现，可不再出现上述典型的演变过程。

3. 心肌梗死的定位诊断

心肌梗死部位的诊断主要根据心电图上坏死型图形(异常Q波或QS波)出现的导联而作出定位判断。发生心肌梗死的部位多与冠状动脉分支的供血区域相关。因此，心电图的定位基本上与病理一致。心肌梗死的心电图定位诊断见表4-2。

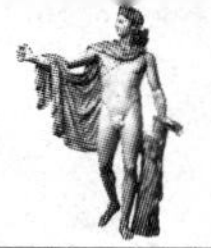

表 4-2 心肌梗死的心电图定位

心肌梗死部位	导联(出现病理 Q 波)
前壁	V_3、V_4、V_5
前间壁	V_1、V_2、V_3
前侧壁	V_4、V_5、V_6
广泛前壁	V_1、V_2、V_3、V_4、V_5、V_6
下壁	Ⅱ、Ⅲ、aVF
高侧壁	Ⅰ、aVL
后壁	V_7、V_8、V_9
右室	V_3R、V_4R

4. 心肌梗死的分类和鉴别诊断

(1) 非 Q 波型心肌梗死　亦称为“非透壁性心肌梗死”或“心内膜下心肌梗死”。部分患者发生急性心肌梗死后，心电图可只表现为 ST 段抬高或压低及 T 波倒置，ST-T 改变可呈规律性演变，但不出现异常 Q 波，需要根据临床表现及其他评估指标明确诊断。近年研究发现：非 Q 波型心肌梗死既可是非透壁性，亦可是透壁性。与典型的 Q 波型心肌梗死比较，此种不典型心肌梗死较常见于多支冠状动脉病变。此外，发生多部位梗死(不同部位的电位变化相互作用发生抵消)或梗死范围局限或梗死区位于心电图常规导联记录的盲区(如右心室、左心室后基底段、孤立正后壁梗死等)均可产生不典型的心肌梗死图形。

(2) ST 段抬高性和非 ST 段抬高性心肌梗死　ST 段抬高性心肌梗死可以不出现异常 Q 波，而非 ST 段抬高梗死有的可出现异常 Q 波，心电图是否出现异常 Q 波通常是回顾性诊断。为了最大程度地改善心肌梗死患者的预后，近年提出把心肌梗死分为 ST 段抬高性和非 ST 段抬高性梗死，与不稳定型心绞痛一起统称为急性冠脉综合征。以 ST 段改变代替传统的 Q 波分类突出了早期干预的重要性。在 Q 波出现之前及时进行干预(包括溶栓、抗凝、介入治疗等)，可挽救濒临坏死的心肌或缩小梗死面积。ST 段抬高性和非 ST 段抬高性心肌梗死两者的干预对策是不同的，可以根据心电图 ST 段是否抬高而选择正确和合理的治疗方案。在作出 ST 段抬高性或非 ST 段抬高性心肌梗死诊断时，应该结合临床病史并注意排除其他原因引起的 ST 段改变。

(3) 心肌梗死合并其他病变　心肌梗死合并室壁瘤时，可见升高的 ST 段持续存在达半年以上。心肌梗死合并右束支阻滞时，心室除极初始向量表现出心肌梗死特征，终末向量表现出右束支阻滞特点，一般不影响二者的诊断。心肌梗死合并左束支阻滞，梗死图形常被掩盖，按原标准进行诊断比较困难。

(4) 心肌梗死的鉴别诊断　单纯的 ST 段抬高还可常见于急性心包炎、变异型心绞痛、早期复极综合征等，可根据病史、是否伴有异常 Q 波及典型 ST-T 演变过程予以鉴别。异常 Q 波不一定都提示为心肌梗死，例如感染或脑血管意外时，可出现短暂 QS 或 Q 波，但缺乏典型演变过程，很快可以恢复正常；心脏横位可导致Ⅲ导联出现 Q 波，但Ⅱ导联通常正常。顺钟向转位、左室肥大及左束支阻滞时，V_1、V_2 导联可出现 QS 波，但并非前间壁心肌梗死。预激综合征心电图在某些导联上可出现 Q 波或 QS 波。此外，右室肥大、心肌病等也可在某些导联出现异常 Q 波，结合病史和其他临床资料一般不难鉴别。仅当异常的 Q 波、抬高的 ST 段以及倒置的 T 波同时出现，并具有一定的演变规律才是急性心肌梗死的特征性改变。

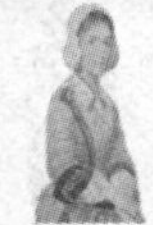

四、心律失常

1. 心肌电生理

心肌细胞具有自律性、兴奋性、传导性和收缩性，前三者与心律失常密切相关。

(1) 自律性　包括自动性和节律性，指心肌在不受外界刺激的影响下能自动地、规律地产生兴奋及发放冲动的特性。自动节律产生的原理是自律心肌细胞在静息状态下(即动作电位的 4 位相时)能自动发生缓慢除极，达到阈电位水平就激活离子通道，产生一个新的动作电位。心房肌和心室肌细胞一般不具有起搏功能，称为工作心肌细胞。起搏(自律)细胞常成簇存在，构成起搏点。例如窦房结内就有数以千计的起搏细胞，其他有起搏细胞的部位包括冠状窦区、心房传导组织、房室交界区、希氏束、束支和浦肯野纤维等。自律性以窦房结为最高，正常约为 60～100 次/分；房室交界区次之，为 40～60 次/分；希氏束以下仅 25～40 次/分。正常情况下窦房结起搏点频率最高，故窦房结节律为正常心脏的主导节律，称窦性心律。若窦房结以外异位起搏点自律性异常增高，其频率超过窦性频率，则可取而代之成为主导节律而形成主动性异位节律，即出现期前收缩或异位心动过速。若是由于窦房结的自律性降低或停搏，或激动虽按时发生，但因传导阻滞无法下传时，房室交界区或更低部位的潜在起搏点便取而代之形成被动性异位节律(保护性机制)，即出现逸搏或逸搏心律。

(2) 兴奋性　心肌细胞对受到的刺激作出应答性反应的能力称为兴奋性(亦称应激性)，这种反应通常表现为细胞膜通透性改变，产生动作电位，并以一定形式向周围扩布，工作心肌细胞兴奋尚会引起收缩。不同细胞或同一种细胞在不同状态下，其兴奋性是不同的。心肌细胞兴奋性最大特点是在一次兴奋之后有较长的不应期，并随着心动周期时间长短改变，其不应期也会发生变化。

1) 绝对不应期和有效不应期：心肌开始除极后在一段时间内用强于阈值 1 000 倍的刺激也不能引起反应，称为绝对不应期，历时约 200 ms。在其后的一小段时间内(约 10 ms)强刺激可以产生局部兴奋，但因除极速度极慢且振幅很小而不能扩布到邻近细胞(但这种局部兴奋仍然会产生新的不应)，两者合起来称为有效不应期。心室肌有效不应期相当于心电图中 QRS 波群、ST 段及 T 波升支前段。

2) 相对不应期：在此期间兴奋性由低逐渐恢复至正常(持续 50～100 ms，相当于动作电位恢复至－60～－80 mV)，较强刺激才能引起激动，且除极化速度和幅度均较正常为低，传导慢或易发生递减传导，由此而新产生的不应期也较短，故易发生心律失常。心室肌相对不应期相当于心电图 T 波尖峰和 T 波降支处。

有效不应期加上相对不应期称总不应期，为 250～400 ms。从绝对不应期到相对不应期前一半的一段时间，心肌细胞的兴奋性已开始恢复，但不一致，各部分心肌的兴奋性和传导速度差异显著，此时若受到一适当强度的刺激，可发生多处的单向阻滞和折返激动而引起颤动，称为易颤期。心室的易颤期相当于心电图上 T 波顶峰偏前约 30 ms 这段时间，无论是内源性期前收缩或外源性电刺激，如落在此(称 RonT 现象)往往容易触发室性心动过速或心室颤动。心房的易颤期相当于心电图上 R 波的降支和 S 波时间。快反应细胞(心房肌、心室肌及希氏束、束支、浦肯野纤维细胞)兴奋性的周期性变化既依赖于复极电压，也依赖于时间。但严格地讲，不应期的变化与动作电位时程的变化不一定成正比，不应期取决于钠通道(快通道)失活后再次激活的恢复时间，而动作电位则取决于钾通道的开放情况。慢反应细胞(窦房结、房室结细胞)兴奋性的周期性变化只依赖于时间，其不应期可持续到跨膜电位完全恢复之后的某时间。

3) 超常期：在相对不应期之后，相当于从－80 mV 到复极完毕一段时间，跨膜电位小于正

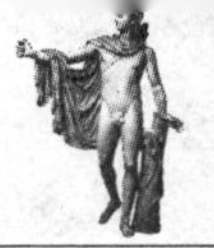

常，用稍低于阈值的刺激也能激发动作电位的产生，称之为超常期。此后心肌细胞兴奋性恢复到正常水平。

(3) 传导性　一处心肌激动时能自动地向周围扩布称为心肌的传导性。心肌细胞之间兴奋的传导主要是通过闰盘部位的联络进行，心肌各部分的传导速度并不相同。有一部分心肌细胞的主要功能就是传导，加上起搏细胞群，构成了特殊的起搏传导系统：窦房结、结间束、房室结、希氏束、束支及其分支、浦肯野纤维。以浦肯野纤维及束支传导速度最快，房室结传导最慢。每一种心肌组织的传导速度又是可变的。影响传导性的主要因素是动作电位的舒张期膜电位和0位相的除极速度，以及下面的心肌组织接受刺激产生兴奋的能力。一般地说，处于不应期的组织使下一次激动不能传导或传导减慢。

心肌传导功能异常有以下几种表现形式：完全性传导阻滞、单向阻滞、隐匿性传导、传导延迟以及折返激动等，均与心律失常有关。

2. 心律失常分类

正常人的心脏起搏点位于窦房结，按正常传导系统顺序激动心房和心室。心脏激动的起源异常和(或)传导异常，称为心律失常。

(1) 心律失常的产生原因

1) 激动起源异常，可分为两类，一类为窦房结起搏点本身激动的程序与规律异常，另一类为心脏激动全部或部分起源于窦房结以外的部位，称为异位节律，异位节律又分为主动性和被动性。

2) 激动的传导异常，最常见的是传导阻滞，包括传导延缓或传导中断；另一类为激动传导通过房室之间的附加异常旁路，使心肌某一部分提前激动，属传导途径异常。

3) 激动起源异常和激动传导异常同时存在，可引起复杂的心律失常表现如下。

(2) 激动起源异常

1) 窦性心律失常：包括窦性过速、过缓、不齐、停搏等。

2) 异位心律

A. 被动性：逸搏与逸搏性心律失常(房性、交界性和室性)。

B. 主动性：期前收缩(房性、交界性和室性)、阵发性与非阵发性心动过速(房性、交界性和室性)、扑动与颤动(心房、心室)。

(3) 激动传导异常

1) 生理性传导异常：干扰与脱节。

2) 病理性传导异常：窦房传导阻滞、房内传导阻滞、房室传导阻滞、室内传导阻滞(左、右束支及分支阻滞)。

3) 传导途径异常：预激综合征。

3. 窦性心律及窦性心律失常

(1) 窦性心律　起源于窦房结的正常心律，称为窦性心律。

ECG特点(图4-14)：P波规律出现，P波形态表明激动来自窦房结(P波在Ⅰ、Ⅱ、aVF、V_4～V_6导联直立，在aVR导联倒置)。正常成人安静时窦性心律的频率范围为60～100次/分。

(2) 窦性心动过速　成人安静时窦性心律的频率>100次/分，称为窦性心动过速。

ECG特点(图4-15)：窦性P波，P波频率>100次/分。常见于运动、精神紧张、发热、甲状腺功能亢进、贫血、失血、心肌炎和拟肾上腺素类药物作用等。

(3) 窦性心动过缓　成人安静时窦性心律的频率<60次/分，称为窦性心动过缓。

ECG特点(图4-16)：窦性P波，P波频率<60次/分，P-R间期>0.12 s。常见于老年人

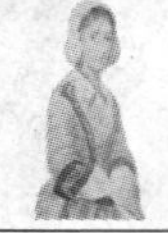

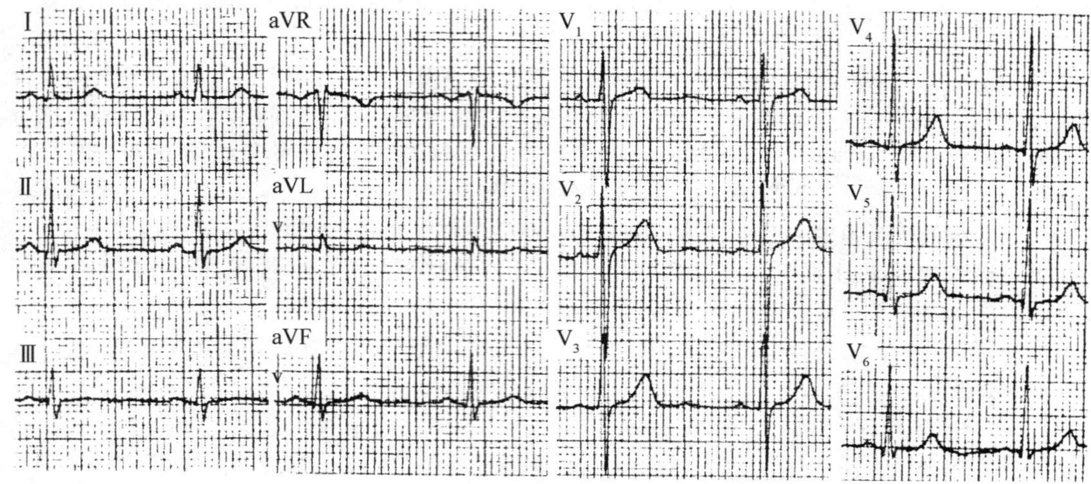

图 4-14 窦性心律

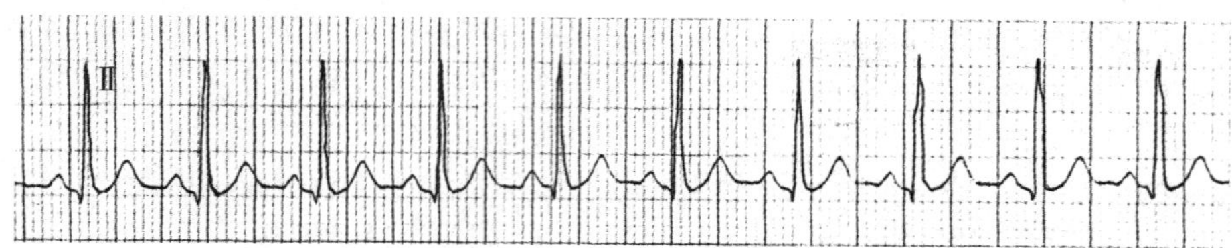

图 4-15 窦性心动过速

及运动员、窦房结病变、颅内压增高、胆汁淤积性黄疸、甲状腺功能减退、β受体阻滞剂、钙通道阻滞剂、洋地黄等。

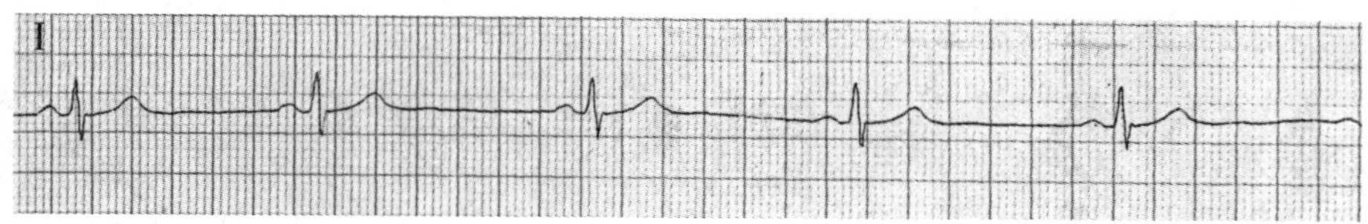

图 4-16 窦性心动过缓

(4) 窦性心律不齐　窦性心律的起源未变，但节律不整，在同一导联上 P-P 间期差异大于 0.12 s。窦性心律不齐常与窦性心动过缓同时存在。较常见的一类心律不齐与呼吸周期有关，称呼吸性窦性心律不齐，常见于青少年，多无临床意义。比较少见的窦性心律不齐与呼吸无关，如与心室收缩排血有关的(室相性)窦性心律不齐以及窦房结内游走性心律不齐等。

(5) 窦性停搏　在规律的窦性心律中，有时因迷走神经张力增大或窦房结功能障碍，在一段时间内窦房结停止发放激动。ECG 特点(图 4-17)：规则的 P-P 间距中突然出现 P 波脱落，形成长 P-P 间距，且长 P-P 间距与正常 P-P 间距不成倍数关系。窦性停搏后常出现逸搏或逸搏心律。

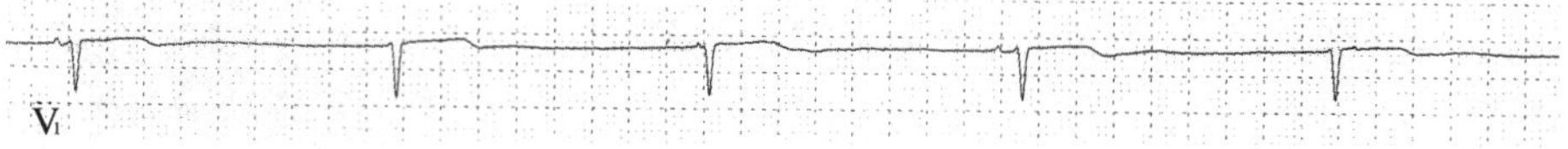

图 4-17 窦性停搏

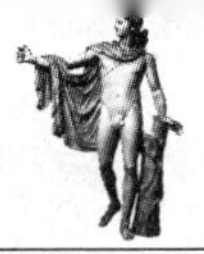

(6) 病态窦房结综合征(SSS)　起搏传导系统退行性病变以及冠心病、心肌炎(尤其是病毒性心肌炎)、心肌病等疾患,可累及窦房结及其周围组织而出现缓慢性心律失常,并引起头昏、黑矇、晕厥等临床表现,称为病态窦房结综合征。ECG 特点(图 4－18):持续的窦性心动过缓,心率<50 次/分,用阿托品等药物难以纠正;窦性停搏或窦房阻滞;在显著窦性心动过缓基础上,常出现室上性快速心律失常(房速、房扑、房颤等),称为慢一快综合征;如病变同时累及房室交界区,可出现房室传导阻滞,或发生窦性停搏时,不出现交界性逸搏,称为双结病变。

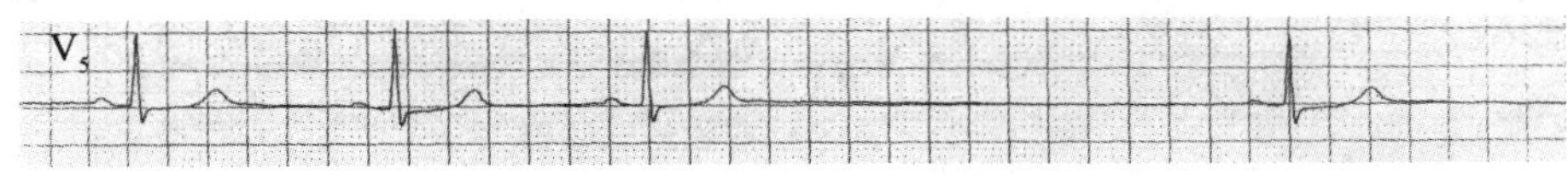

图 4－18　病态窦房结综合征

4. 期前收缩

期前收缩是指起源于窦房结以外的异位起搏点提前发出的激动,是临床上最常见的心律失常。期前收缩的产生机制包括:折返激动、触发活动、异位起搏点的兴奋性增高。根据异位搏动发生的部位,可分为房性、交界性和室性期前收缩,其中以室性期前收缩最为常见,房性次之,交界性少见。

(1) 描述期前收缩心电图特征时常用到下列术语

1) 联律间期:指异位搏动与其前窦性搏动之间的时距,折返途径与激动的传导速度等可影响联律间期长短。房性期前收缩的联律间期应从异位 P 波起点测量至其前窦性 P 波起点,而室性期前收缩的联律间期应从异位搏动的 QRS 波群起点测量至其前窦性 QRS 波群起点。

2) 代偿间歇:指期前出现的异位搏动代替了 1 个正常窦性搏动,其后出现 1 个较正常心动周期为长的间歇。由于房性异位激动,常易逆传侵入窦房结,使其提前释放激动,引起窦房结节律重整,因此房性期前收缩大多为不完全性代偿间歇。交界性和室性期前收缩,距窦房结较远不易侵入窦房结,大多表现为完全性代偿间歇。

3) 插入性期前收缩:指插入在 2 个相邻正常窦性搏动之间的期前收缩(图 4－19)。

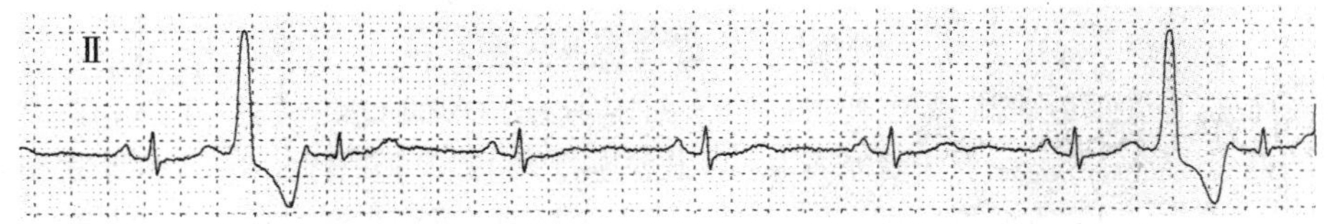

图 4－19　插入性期前收缩

4) 单源性期前收缩:指期前收缩来自同一异位起搏点或有固定的折返径路,其形态、联律间期相同。

5) 多源性期前收缩:指在同一导联中出现 2 种或 2 种以上形态及联律间期互不相同的异位搏动(图 4－20)。如联律间期固定,而形态各异,称为多形性期前收缩,其临床意义与多源性期前收缩相似。

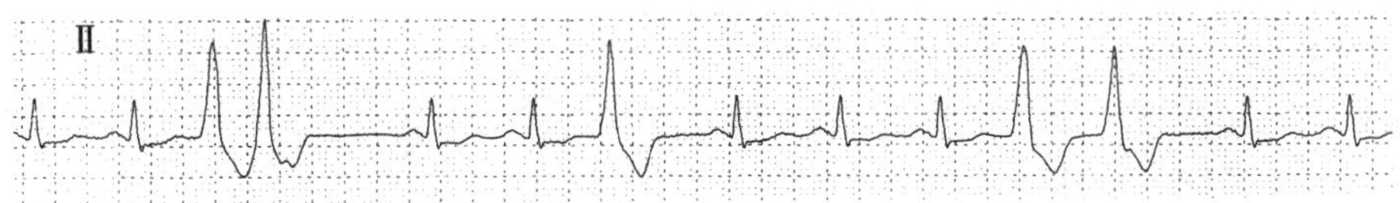

图 4－20　多源性期前收缩

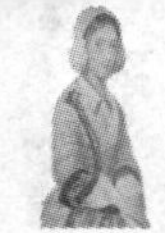

6）频发性期前收缩：根据出现的频率可分为偶发和频发性期前收缩。常见的二联律、三联律、四联律就是一种有规律的频发性期前收缩。二联律是指期前收缩与窦性心搏交替出现（图4－21）；三联律是指每两个窦性心搏后出现1次期前收缩（图4－22）；四联律是指每3个窦性心搏后出现1次期前收缩。

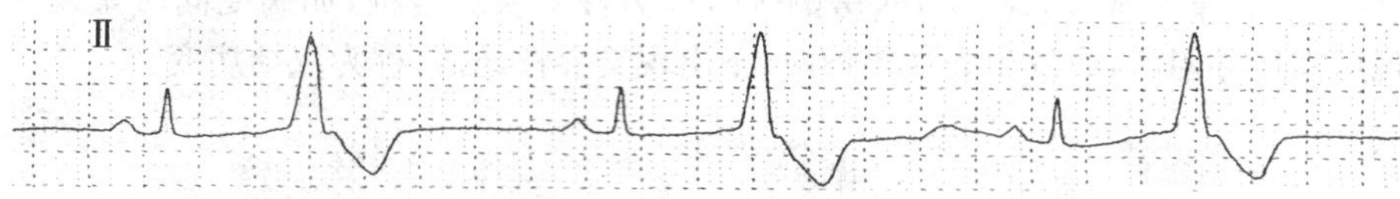

图4－21　室性期前收缩二联律

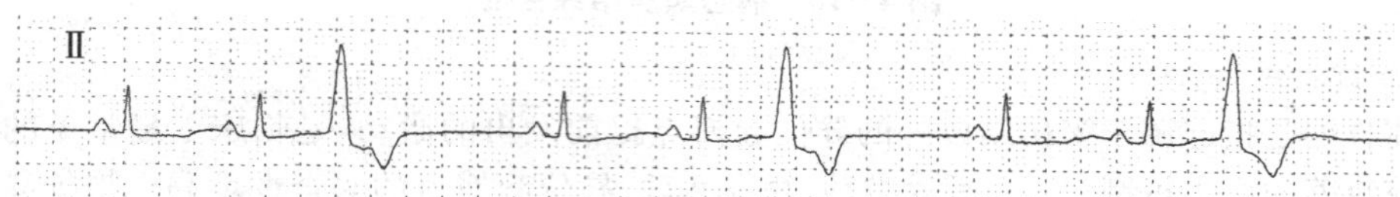

图4－22　室性期前收缩三联律

（2）室性期前收缩　其ECG特点（见图4－22）：期前出现的QRS波群－T波前无P波或无相关的P波；期前出现的QRS波群宽大畸形，时间＞0.12 s，T波方向多与QRS波群的主波方向相反；多为完全性代偿间歇（期前收缩前后的两个窦性P波间距等于正常P－P间距的两倍）。

（3）房性期前收缩　其ECG特点（图4－23）：期前出现的异位P'波，其形态与窦性P波不同；P'R间期＞0.12 s；多为不完全性代偿间歇（期前收缩前后两个窦性P波的间距小于正常P－P间距的两倍）。

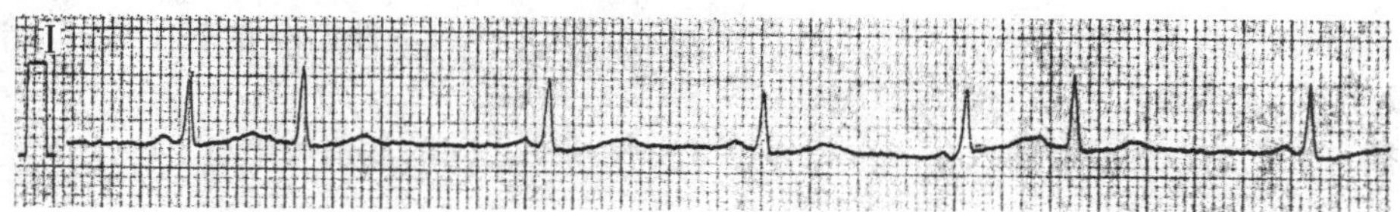

图4－23　房性期前收缩

（4）交界性期前收缩　其ECG特点（图4－24）：期前出现的QRS波群－T波，其前无窦性P波，QRS波群－T形态与窦性下传者基本相同；出现逆行P'波（P波在Ⅱ、Ⅲ、aVF导联倒置，aVR导联直立），可发生于QRS波群之前（P'R间期＜0.12 s）或QRS波群之后（RP'间期＜0.20 s），或者与QRS波群相重叠；多为完全性代偿间歇。

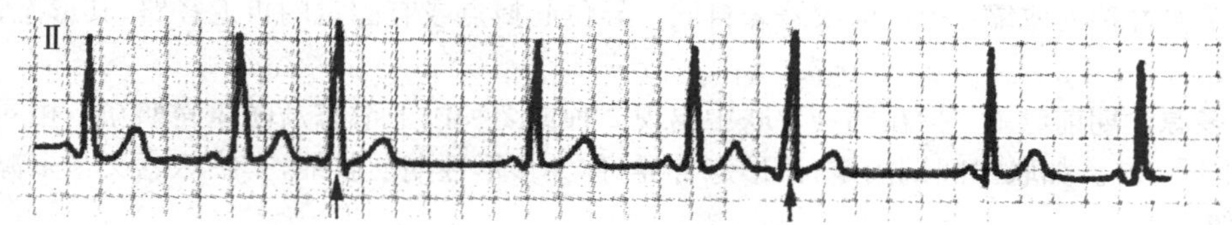

图4－24　交界性期前收缩

5．异位性心动过速

异位性心动过速是指异位节律点兴奋性增高或折返激动引起的快速异位心律（期前收缩连续出现3次或3次以上）。根据异位节律点发生的部位，可分为房性、交界性及室性心动过速。

（1）阵发性室上性心动过速　分为房性与交界性心动过速，在心电图上P'波不易辨别，故将

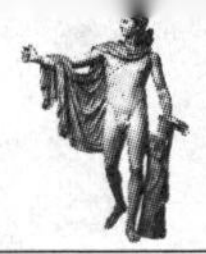

两者合称为室上性心动过速。这类心动过速发作时有突发、突止的特点，其 ECG 特点(图 4-25)：频率多在 160～250 次/分，节律快而规则，QRS 波群形态一般正常(伴有束支阻滞或室内差异传导时，可呈宽 QRS 群波)。临床上最常见的室上性心动过速类型为预激旁路引发的房室折返性心动过速(AVRT)以及房室结双径路引发的房室结折返性心动过速(AVNRT)。这两类心动过速多不具有器质性心脏病，且解剖学定位比较明确，可通过导管射频消融术根治。房性心动过速包括自律性和房内折返性心动过速两种类型，多发生于器质性心脏病基础上。

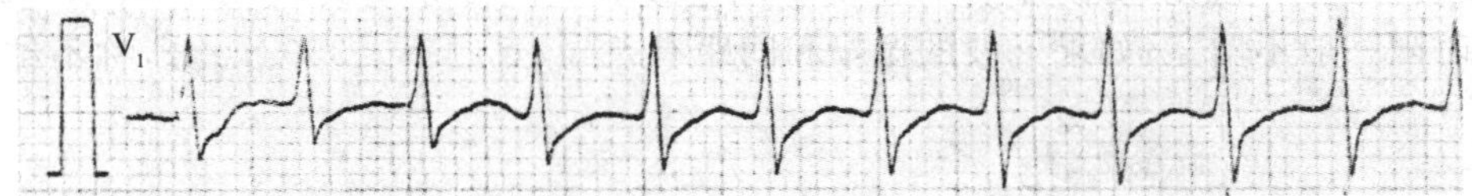

图 4-25　阵发性室上性心动过速

(2) 阵发性室性心动过速　其 ECG 特点(图 4-26)：频率多在 140～200 次/分，节律可稍不齐；QRS 波群宽大畸形，时限常＞0.12 s；如能发现 P 波，且 P 波频率慢于 QRS 波群频率，PR 无固定关系(房室分离)，则可明确诊断；偶尔心房激动夺获心室或发生室性融合波，支持室性心动过速的诊断。

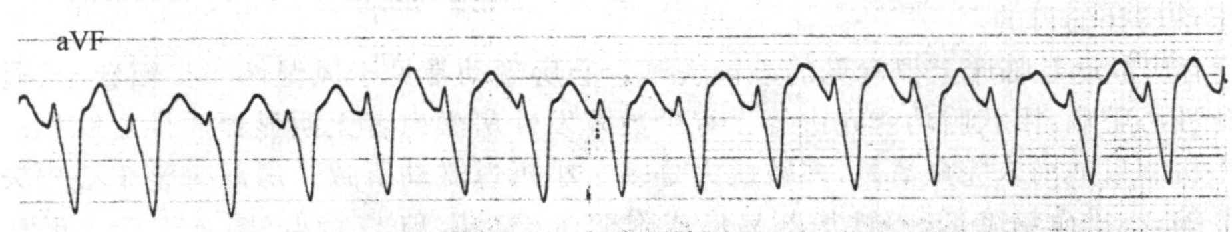

图 4-26　阵发性室性心动过速

(3) 非阵发性心动过速　可发生在心房、房室交界区或心室，亦称加速的房性、交界性或室性自主心律。这类心动过速发作多有渐起渐止的特点。其 ECG 特点：频率比逸搏心律快，比阵发性心动过速慢；交界性心律频率多为 70～130 次/分，室性心律频率多为 60～100 次/分。由于心动过速频率与窦性心律频率相近，易发生干扰性房室脱节，并出现各种融合波或夺获心搏。这类型心动过速的机制是异位起搏点自律性增高，多发生于器质性心脏病。

(4) 扭转型室性心动过速　这类心动过速是一种严重的室性心律失常。发作时可见一系列增宽变形的 QRS 波群，以每 3～10 个心搏围绕基线不断扭转其主波的正负方向，每次发作持续数秒到数十秒而自行终止，但极易复发或转为心室颤动。临床上表现为反复发作心源性晕厥或称为阿一斯综合征(图 4-27)。

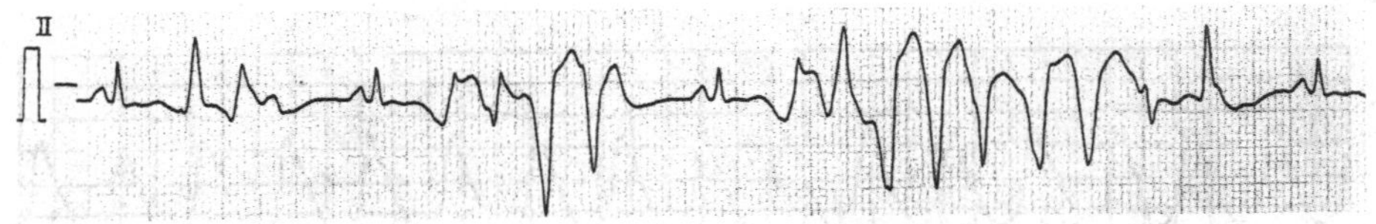

图 4-27　扭转型室性心动过速

扭转型室性心动过速临床上常见的原因有：先天性长 QT 间期综合征；严重的房室传导阻滞，逸搏心律伴有巨大的 T 波；低钾、低镁伴有异常的 T 波及 u 波；某些药物(如奎尼丁、胺碘酮等)所致。

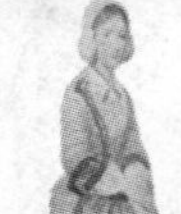

6. 扑动与颤动

扑动、颤动可出现于心房或心室。主要的电生理基础为心肌的兴奋性增高，不应期缩短，同时伴有一定的传导障碍，形成环形激动及多发微折返。

(1) *心房扑动*　其 ECG 特点(图 4－28)：正常 P 波消失，代之连续的大锯齿状 F 波(扑动波)，F 波多数在Ⅰ、Ⅲ、aVF 导联中清晰可见；F 波间无等电位线，波幅大小一致，间隔规则，形态相同；频率多为 250～350 次/分，多数不能全部下传，而以固定房室比例(如 2∶1 或 4∶1)下传，心室律规则；如房室传导比例不固定或有文氏传导现象，心室律可不规则；QRS 波群波时限一般不增宽；如果 F 波的振幅和间距有差异，且频率＞350 次/分，称不纯性心房扑动。

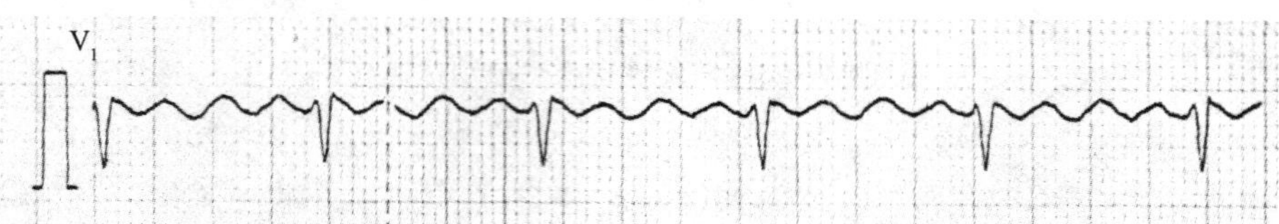

图 4－28　心房扑动(房室比例 4∶1)

目前临床对典型房扑可通过射频消融三尖瓣环到下腔静脉口之间的峡部区域，阻断折返环，而达到根治房扑的目的。

(2) 心房颤动是临床上很常见的心律失常。心房颤动常见于风湿性二尖瓣狭窄、冠状动脉粥样硬化性心脏病、甲状腺功能亢进等。有少数阵发性房颤患者无明显器质性心脏病。心房颤动的发生机制目前尚未完全清楚，多数认为是多个小折返激动所致。房颤时整个心房失去协调一致的收缩，心排血量降低，慢性房颤易形成附壁血栓。其 ECG 特点(图 4－29)：正常 P 波消失，代以大小不等、形状各异的 f 波(颤动波)，在 V_1 导联最为明显；房颤波的频率为 350～600 次/分；心室律绝对不规则，QRS 波群形态和时间多正常。

(3) *心室扑动与心室颤动*　出现心室扑动提示：心肌明显受损，缺氧或代谢失常；异位激动落在易颤期。其 ECG 特点(图 4－30)：无正常 QRS 波群－T 波，代之以连续快速而相对规则的大振幅波动，频率达 200～250 次/分，心脏失去排血功能。室扑常不能持久，如不能很快恢复，便会转为室颤而导致死亡。

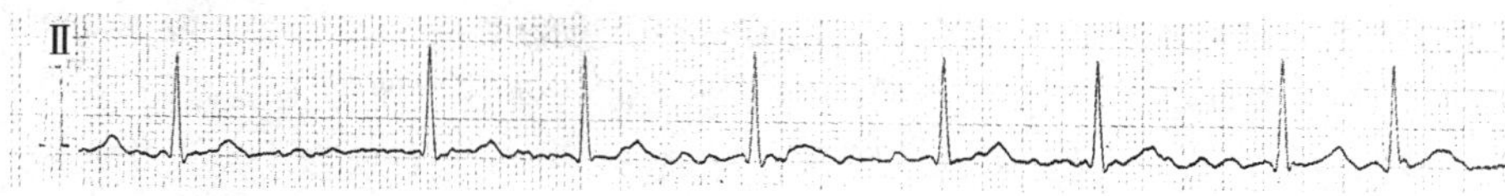

图 4－29　心房颤动

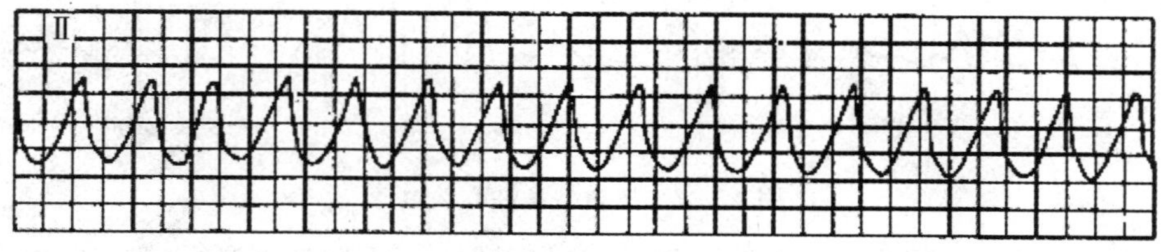

图 4－30　心室扑动

心室颤动多是心脏停跳前的短暂征像。由于心脏出现多灶性局部兴奋，以致完全失去排血

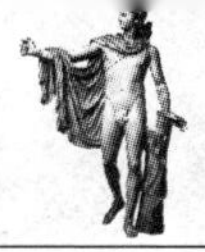

功能。其ECG特点(图4－31)：QRS波群－T波完全消失，出现大小不等、极不规则的室颤波；频率在200～500次/分。

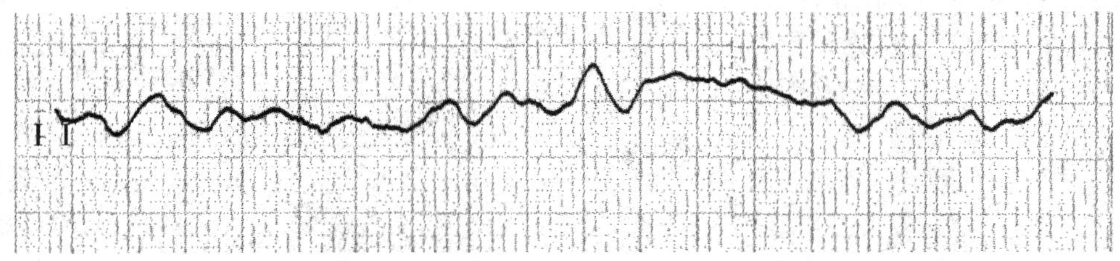

图4－31　心室颤动

心室扑动和心室颤动均是极严重的致死性心律失常。常见于严重的心肺功能障碍、药物中毒、电解质紊乱、各种疾病的终末期等。

7. 逸搏与逸搏心律

当高位起搏点自律性降低，或激动因传导障碍不能下传时，作为保护性措施，下级起搏点被迫发放1个或多个冲动，激动心房或心室，从而减轻或避免由于心室长时间停搏造成的不良后果。逸搏及逸搏心律属于被动性异位心律，发生1～2个称为逸搏，连续3个以上称为逸搏心律。按异位节律起源部位的不同，分为房性、交界性和室性3种。

(1) 房性逸搏与逸搏心律　其ECG特征为：长间歇后出现的P′－QRS波群－T波群，符合房性期前收缩的特点；房性逸搏连续出现3次或3次以上，表现为慢而整齐的节律，频率在50～60次/分，称房性逸搏心律。

(2) 交界性逸搏与逸搏心律　其ECG特征为(图4－32)：长间歇后出现的P′－QRS波群－T波群，符合交界性期前收缩的特点；交界性逸搏连续出现3次或3次以上，表现为慢而整齐的节律，频率在40～50次/分，称交界性逸搏心律。

(3) 室性逸搏与逸搏心律　其ECG特征为(图4－33)：长间歇后出现的QRS波群－T波群，符合室性期前收缩的特点；室性逸搏连续出现3次或3次以上，表现为缓慢而略不整齐的节律，频率在20～40次/分，称室性逸搏心律。如心室率<22次/分，称为室性自主心律。

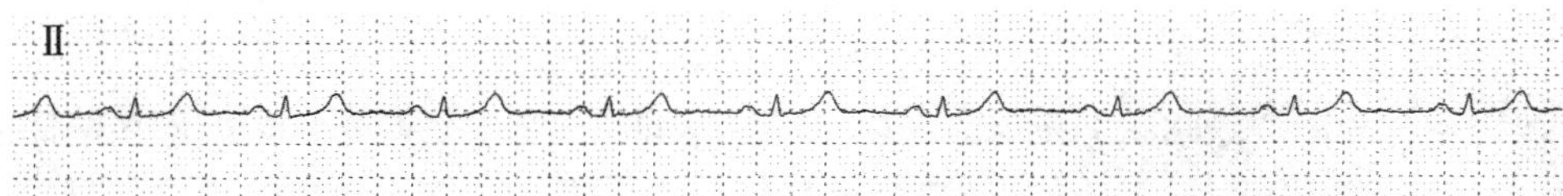

图4－32　交界性逸搏

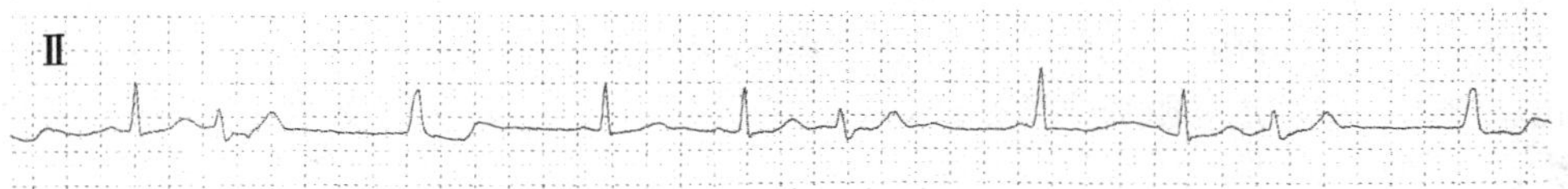

图4－33　室性逸搏

临床上房室交界性逸搏最为多见，室性逸搏次之，房性逸搏较少见。逸搏与逸搏心律一般不会单独存在，多在严重的窦性心动过缓、窦性心律不齐、二度以上的窦房或房室传导阻滞、期前收缩的长间歇后或连续房性期前收缩未下传的情况下伴发。一般多有器质性心脏病的基础，若节律过慢，则出现头晕、心慌等供血不足的表现。

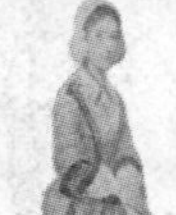

8. 传导阻滞

心脏传导阻滞病因可以是传导系统的器质性损害，也可能是迷走神经张力增高引起的功能性抑制或是药物作用及位相性影响。心脏传导阻滞按发生的部位分为窦房传导阻滞、房内传导阻滞、房室传导阻滞和室内传导阻滞。按阻滞程度可分为一度（传导延缓）、二度（部分激动传导发生中断）和三度（传导完全中断）。按传导阻滞发生情况，可分为永久性、暂时性、交替性及渐进性。

(1) 窦房传导阻滞　常规心电图不能直接描记出窦房结电位，故一度窦房阻滞不易观察到。三度窦房阻滞与窦性停搏难以鉴别。只有二度窦房阻滞出现心房和心室漏搏（P－QRS 波群－T 均脱漏）时才能诊断。在规律的窦性 P－P 间距中突然出现一个长间歇，这一长间歇恰等于正常窦性 P－P 间距的倍数，此称二度Ⅱ型窦房传导阻滞。窦房传导逐渐延长，直至一次窦性激动不能传入心房，心电图表现为 P－P 间距逐渐缩短，于出现漏搏后 P－P 间距又突然延长呈文氏现象，称为二度Ⅰ型窦房传导阻滞，应与窦性心律不齐相鉴别（图 4－34）。

(2) 房内传导阻滞　心房内有前、中、后 3 条结间束连接窦房结与房室结，同时也激动心房。连接右房与左房主要为上房间束（系前结间束的房间支，亦称 Bachmann 束）和下房间束。房内传导阻滞多不产生心律不齐，以不完全性房内传导阻滞多见，主要是上房间束传导障碍。其 ECG 特点：P 波增宽≥0.12 s，出现双峰，切迹间距≥0.04 s，V_1 导联 Ptf 负值增大，要结合临床资料注意与左房肥大相鉴别。完全性房内传导阻滞少见，其产生原因是局部心房肌周围形成传入、传出阻滞，引起心房分离。ECG 特点（图 4－35）：正常窦性 P 波之外，可见与其无关的异位 P′波或心房颤动波或心房扑动波，自成节律。

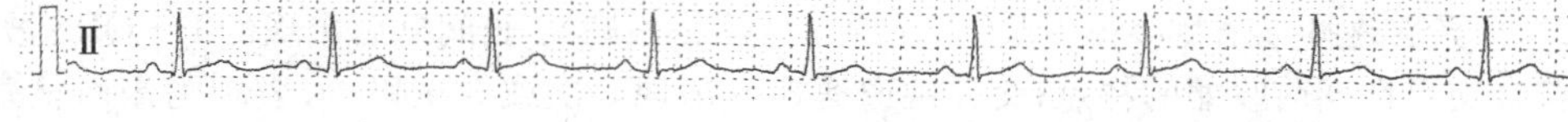

图 4－34　窦房传导阻滞

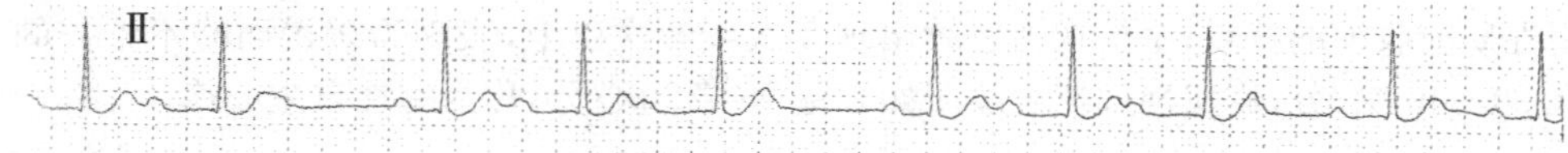

图 4－35　房内传导阻滞

(3) 房室传导阻滞是临床上常见的一种心脏传导阻滞。窦房结激动在激动心房的同时经房室交界区传入心室，引起心室激动。通常分析 P 与 QRS 波群波的关系可了解房室传导情况。房室传导阻滞可发生在不同水平：在房内的结间束（尤其是前结间束）传导延缓即可引起 PR 间期延长；房室结和希氏束是最常发生传导阻滞的部位；如左、右束支或三支（右束支及左束支的前、后分支）同时出现传导阻滞，也归于房室传导阻滞。阻滞部位愈低，潜在节律点的稳定性愈差，危险性也就愈大。房室传导阻滞多数是由器质性心脏病所致，少数可常见于迷走神经张力增高的正常人。

1) 一度房室传导阻滞：其 ECG 特点为（图 4－36），PR 间期延长。在成人若 PR 间期大于 0.20 s（老年人 PR 间期＞0.22 s），或对两次检测结果进行比较，心率没有明显改变而 PR 间期延长超过 0.04 s，可诊断为一度房室传导阻滞。PR 间期可随年龄、心率而变化，诊断标准要相适应。

2) 二度房室传导阻滞：其 ECG 特点为，部分 P 波后 QRS 波群脱漏，分两种类型：①二度Ⅰ型室传导阻滞（亦称莫氏Ⅰ型）：表现为 P 波规律出现，PR 间期逐渐延长（通常每次延长的绝对

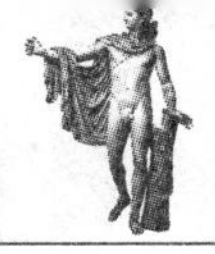

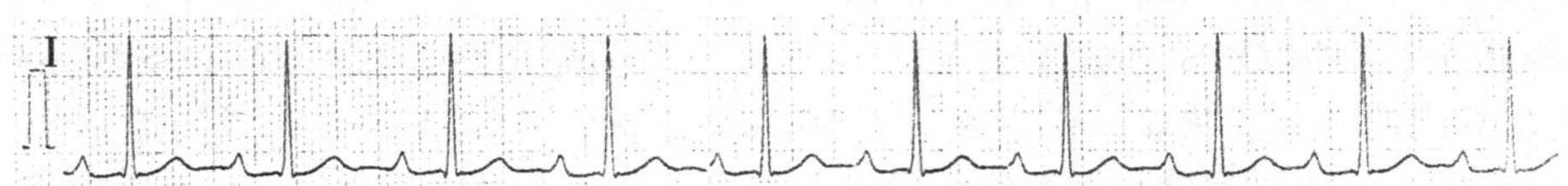

图 4-36 一度房室传导阻滞

增加值多呈递减)，直到 1 个 P 波后脱漏 1 个 QRS 波群，漏搏后房室传导阻滞得到一定改善，PR 间期又趋缩短，之后又逐渐延长，如此周而复始地出现，称为文氏现象(图 4-37)。通常以 P 波数与 P 波下传数的比例来表示房室传导阻滞的程度，如 4∶3 传导表示 4 个 P 波中有 3 个 P 波下传心室，而只有 1 个 P 波不能下传。②二度Ⅱ型房室传导阻滞(亦称莫氏Ⅱ型)：表现为 PR 间期恒定(正常或延长)，部分 P 波后无 QRS 波群(图 4-38)。一般认为，绝对不应期延长为二度Ⅱ型房室传导阻滞的主要电生理改变，且发生阻滞部位偏低。如连续出现 2 次或 2 次以上的 QRS 波群脱漏者，称高度房室传导阻滞，例如呈 3∶1、4∶1 传导的房室传导租滞等。

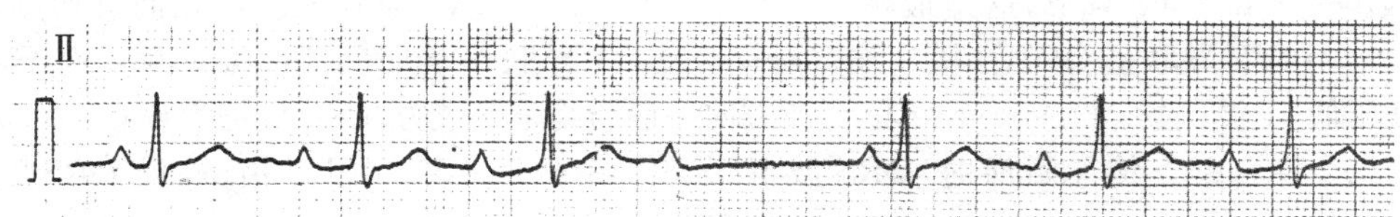

图 4-37 二度Ⅰ型房室传导阻滞

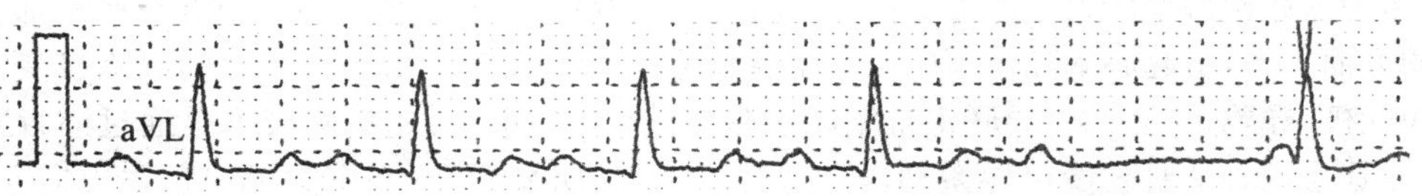

图 4-38 二度Ⅱ型房室传导阻滞

二度Ⅰ型房室传导阻滞较Ⅱ型常见。前者多为功能性或病变位于房室结或希氏束的近端，预后较好。后者多属器质性损害，病变大多位于希氏束远端或束支部位，易发展为完全性房室传导阻滞，预后较差。

3) 三度房室传导阻滞：亦称完全性房室传导阻滞。当房室交界区以上的激动完全不能通过阻滞部位时，在阻滞部位以下的潜在起搏点就会发放激动，出现交界性逸搏心律(QRS 波群形态正常，频率一般为 40～60 次/分)或室性逸搏心律(QRS 波群形态宽大畸形，频率一般为 20～40 次/分)，以交界性逸搏心律为多见。如出现室性逸搏心律，往往提示发生阻滞的部位较低。由于心房与心室分别由两个不同的起搏点激动，各保持自身的节律，ECG 特点为(图 4-39)：P 波与 QRS 波群波毫无关系(PR 间期不固定)，心房率快于心室率。如果偶尔出现 P 波下传心室者，称为几乎完全性房室传导阻滞。

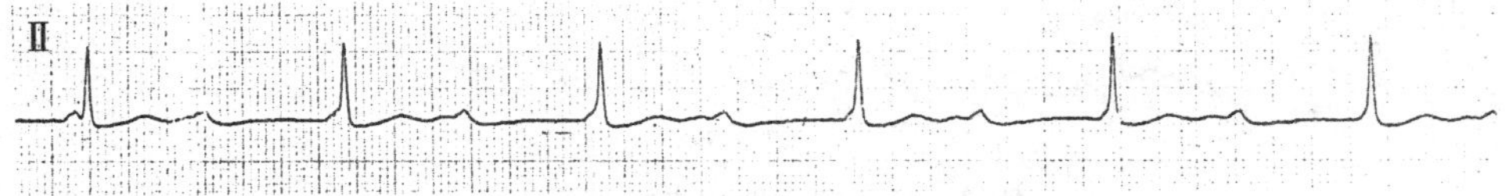

图 4-39 三度房室传导阻滞

(4) 束支与分支阻滞　希氏束穿膜进入心室后，在室间隔上方分为右束支和左束支分别支配右室和左室。左束支又分为左前分支和左后分支。它们可以分别发生不同程度的传导障碍。

一侧束支阻滞时，激动从健侧心室跨越室间隔后再缓慢地激动阻滞一侧的心室，在时间上可延长40～60 ms以上。根据QRS波群的时限是否≥0.12 s分为完全性与不完全性束支传导阻滞。完全性束支传导阻滞并不意味着该束支绝对不能下传，只要两侧束支的传导时间差别超过40 ms以上，延迟传导一侧的心室就会被对侧传导过来的激动所激动，从而表现出完全性束支传导阻滞的图形改变。左、右束支及左束支分支不同程度的传导障碍，还可分别构成不同组合的双支传导阻滞和三支传导阻滞。

1) 右束支传导阻滞：右束支细长，由单侧冠状动脉分支供血，其不应期比左束支长，故传导阻滞比较多见。右束支阻滞可以发生在各种器质性心脏病，也可常见于健康人。右束支阻滞时，心室除极仍始于室间隔中部，自左向右方向除极，接着通过浦肯野纤维正常快速激动左室，最后通过缓慢的心室肌传导激动右室。因此QRS波群前半部接近正常，主要表现在后半部QRS波群时间延迟、形态发生改变。

完全性右束支传导阻滞的ECG特点(图4－40)：QRS波群时间≥0.12 s；V_1或V_2导联QRS波群呈rsR'型或M形，这是最具特征性的改变；Ⅰ、V_5、V_6导联S波增宽而有切迹，其时间≥0.04 s；aVR导联呈QR型，其R波宽而有切迹；V_1导联R峰时间>0.05 s；V_1、V_2导联ST段轻度压低，T波倒置；Ⅰ、V_5、V_6导联T波方向一般与终末S波方向相反，仍为直立。

不完全性右束支传导阻滞时，QRS波群形态和完全性右束支阻滞相似，仅QRS波群时间小于0.12 s。

2) 左束支传导阻滞：左束支粗而短，由双侧冠状动脉分支供血，不易发生传导阻滞。如有发生，大多为器质性病变所致。左束支传导阻滞时，激动沿右束支下传至右室前乳头肌根部才开始向不同方面扩布，引起心室除极顺序从开始就发生一系列改变。由于初始室间隔除极变为右向左方向除极，导致Ⅰ、V_5、V_6导联正常室间隔除极波(q波)消失；左室除极不是通过浦肯野纤维激动，而是通过心室肌缓慢传导激动，故心室除极时间明显延长；心室除极向量主要向左后，其QRS波群向量中部及终末部除极过程缓慢，使QRS波群主波(R或S波)增宽、粗钝或有切迹。

完全性左束支传导阻滞的ECG特点(图4－41)：QRS波群时限≥0.12 s；V_1、V_2导联呈rS波(其r波极小，S波明显加深增宽)或呈宽而深的QS波；Ⅰ、aVL、V_5、V_6导联R波增宽、顶峰粗钝或有切迹；心电轴可有不同程度的左偏；Ⅰ、V_5、V_6导联q波一般消失；V_5、V_6导联R峰时间大于0.06 s；ST－T方向与QRS波群主波方向相反。

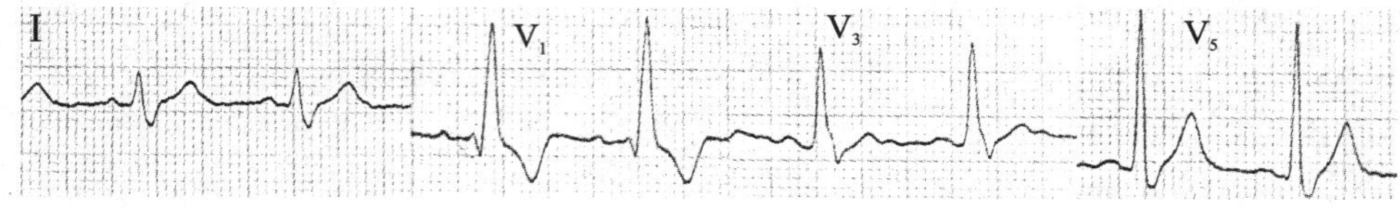

图4－40　完全性右束支传导阻滞

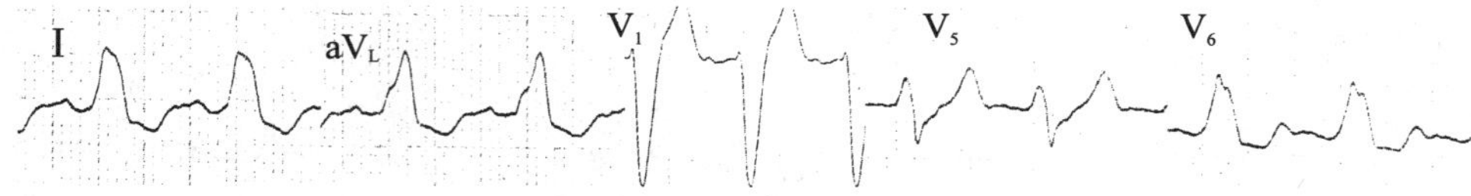

图4－41　完全性左束支传导阻滞

不完全性左束支传导阻滞时，QRS波群时间<0.12 s，其图形有时与左室肥大心电图表现很相似，需要鉴别诊断。

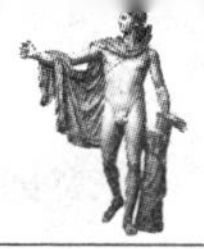

3）左前分支传导阻滞：左前分支细长，支配左室左前上方，易发生传导障碍。左前分支阻滞时，主要变化在前额面，其初始向量朝向右下方，在 0.03 s 内经左下转向左上，使此后的主向量位于左上方。其 ECG 特点（图 4－42）：心电轴左偏在－30°～－90°，以≥－45°有较肯定的诊断价值；Ⅱ、Ⅲ、aVF 导联 QRS 波群波呈 rS 型，Ⅲ导联 S 波大于Ⅱ导联 S 波；Ⅰ、aVL 导联呈 qR 型，aVL 导联的 R 波大于Ⅰ导联的 R 波；QRS 波群时限轻度延长，但＜0.12 s。

4）左后分支传导阻滞：左后分支粗，向下向后散开分布于左室的隔面，具有双重血液供应，故左后分支传导阻滞比较少见。其 ECG 特点（图 4－43）：心电轴右偏在＋90°～＋180°，大于＋120°有较肯定的诊断价值；Ⅰ、aVL 导联 QRS 波群波呈 rS 型，Ⅲ、aVF 导联呈 qR 型，且 q 波时间＜0.025 s；Ⅲ导联 R 波大于Ⅱ导联 R 波；QRS 波群时间＜0.12 s。临床上诊断左后分支传导阻滞时应首先排除引起心电轴右偏的其他原因。

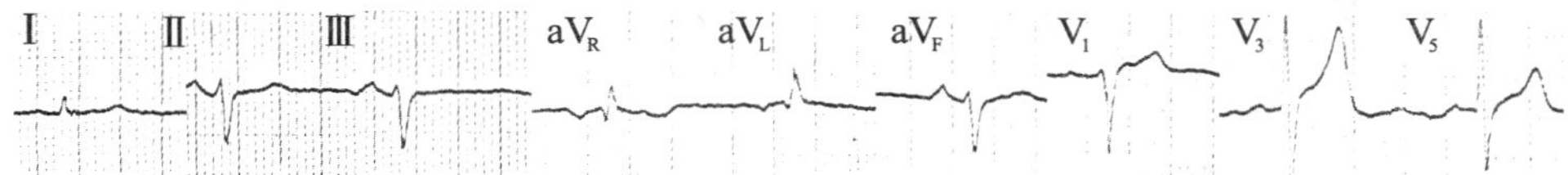

图 4－42　左前分支传导阻滞

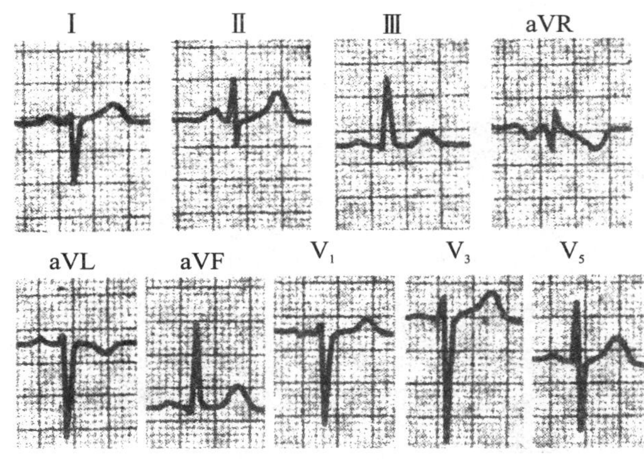

图 4－43　左后分支传导阻滞

9. 干扰与脱节

正常的心肌细胞在一次兴奋后有较长的不应期，对于 2 个相近的激动，前一个激动产生的不应期必然影响后一个激动的形成和传导，这种现象称为干扰。当心脏 2 个不同起搏点并行地产生激动，引起一系列干扰，称为干扰性房室脱节。干扰所致心电图的许多变化特征（如传导延迟、中断、房室脱节等）都与传导阻滞图形相似，临床上须与病理性传导阻滞鉴别。干扰是一种生理现象，常可使心律失常分析变得更加复杂。干扰现象可以发生在心脏的各个部位，最常见的部位是房室交界区。房性期前收缩的代偿间歇不完全（窦房结内干扰）、房性期前收缩的 P’R 间期延长、插入性期前收缩或室性期前收缩后的窦性 PR 间期延长等，均属干扰现象。

10. 预激综合征

预激综合征是指在正常的房室结传导途径之外，沿房室环周围存在附加的特殊传导途径（旁路）。当窦房结发出的激动通过此途径迅速到达心室时，使部分心室肌提前激动，常伴阵发性室上性心动过速或心房颤动。预激综合征分为经典型和变异型。

（1）经典型　亦称 WPW 综合征，解剖学基础为房室环存在直接连接心房与心室的一束纤

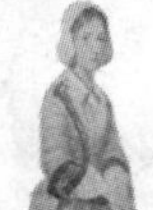

维(Kent 束)。窦房结激动或心房激动可经传导很快的旁路下传预先激动部分心室肌,同时经正常房室结途径下传激动其他部分心室肌。有 A、B、C 3 种类型,A、B 型常见。其 ECG 特征为:PR 间期<0.12 s;QRS 波群增宽≥0.12 s;QRS 波群起始部有预激波(delta 波);P－J 间期正常;继发性 ST－T 改变。

1) A 型预激综合征:常见于左 Kent 束,其 ECG 特征为(图 4－44):V_1～V_6 导联中,预激波均向上,QRS 波群主波方向全向上。易误诊为右室肥大、右束支传导阻滞或后壁心肌梗死。

2) B 型预激综合征:常见于右 Kent 束,其 ECG 特征为(图 4－45):V_1 导联 delta 波负向或 QRS 波群主波方向向下。易误诊为完全性左束支传导阻滞或前间壁心肌梗死。

(2) 变异型

1) LGL 综合征:存在绕过房室结传导的旁路纤维 James 束,其 ECG 特征为:PR 间期小于 0.12 s,QRS 波群起始部无预激波。

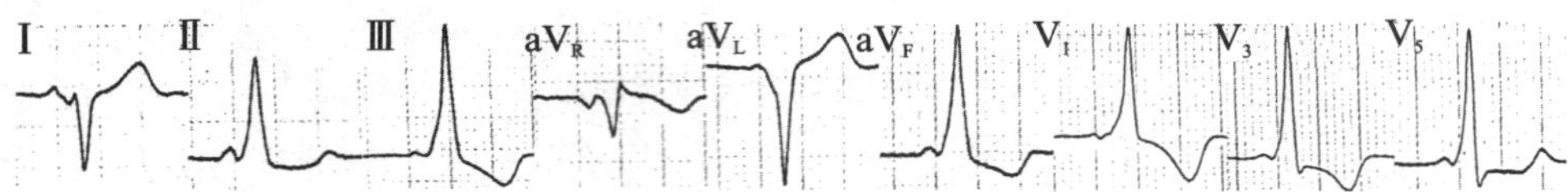

图 4－44　A 型预激综合征

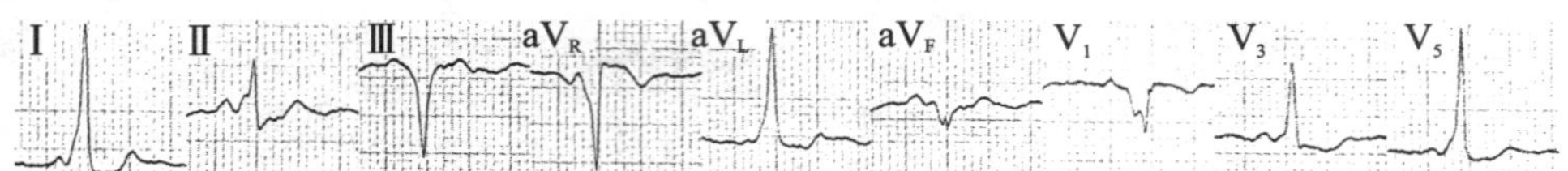

图 4－45　B 型预激综合征

2) Mahaim 型:Mahaim 纤维是连接右心房与右束支远端或右心房与三尖瓣环下右心室的一种特殊的房室旁路,具有类房室结样特征,传导缓慢,呈递减性传导。此类旁路只有前传功能,没有逆传功能。其 ECG 特征为:PR 间期正常或延长,QRS 波群起始部可见预激波。Mahaim 旁路可出现宽 QRS 波群波心动过速并呈左束支传导阻滞图形。

预激综合征常见于健康人,其主要危害是常可引发房室折返性心动过速。WPW 综合征如合并心房颤动,还可引起快速的心室率,甚至发生室颤,属一种严重心律失常类型。近年来临床上采用导管射频消融术根治预激综合征。

11. 药物、电解质紊乱对心电图的影响

(1) 药物影响

1) 洋地黄类药物:

A. 洋地黄效应:其 ECG 特征为(图 4－46),ST－T 改变在以 R 波为主的导联上,出现 T 波低平、双向或倒置,伴 ST 段下斜型压低,ST 段与 T 波融合呈"鱼钩型";QT 间期缩短。

使用洋地黄后心电图出现的"鱼钩型"ST－T 改变仅说明被评估者在接受洋地黄治疗,即洋地黄效应并不代表洋地黄化,也不代表洋地黄过量或中毒。类似于洋地黄效应的 ST－T 改变,亦可常见于未接受洋地黄治疗的冠状动脉供血不足、心室肥大、心肌炎或心肌病被评估者。为避免诊断发生混淆,在使用洋地黄之前应描记一次心电图,以便前后对照。

B. 洋地黄中毒:其 ECG 特征主要表现为室性期前收缩二联律或三联律、频发性及多源性室性期前收缩、房室传导阻滞等。被评估者还可出现消化系统、神经系统等异常表现。

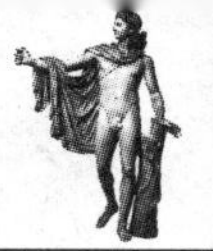

2) 奎尼丁

A. 奎尼丁治疗时：其ECG特征为，Q－T间期延长，T波低平或倒置；U波增高；P波稍宽可有切迹；P－R间期稍延长。

B. 奎尼丁中毒时：其ECG特征为(图4－47)，Q－T间期明显延长；QRS波群时间明显延长；可出现房室传导阻滞、窦性心动过缓、窦性静止或窦房传导阻滞，严重者可发生扭转型室性心动过速，甚至心室颤动。

用药后心电图出现下列情况之一应停止用药：QRS波群时间超过用药前的25％以上；房室传导阻滞及明显的窦性心动过缓；频繁严重的室性心律失常；Q－T间期显著延长。

3) 普萘洛尔：其ECG特征为窦性心率减慢，P－R间期延长，Q－T间期缩短。长期服用可引起窦房或房室传导阻滞。

4) 胺碘酮：其ECG特征为窦性心率减慢，T波增宽、圆钝或切迹，QT间期延长。

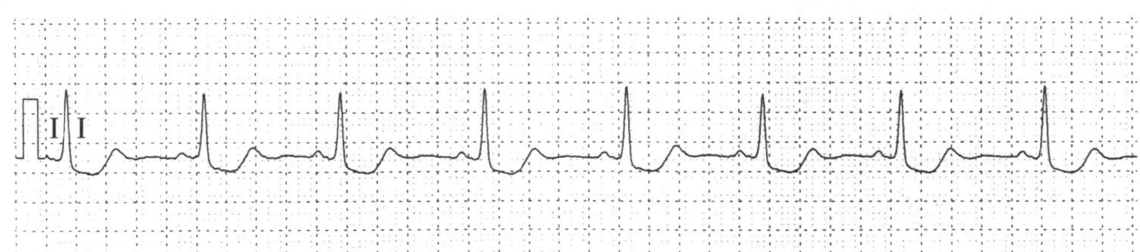

图4－46 洋地黄效应

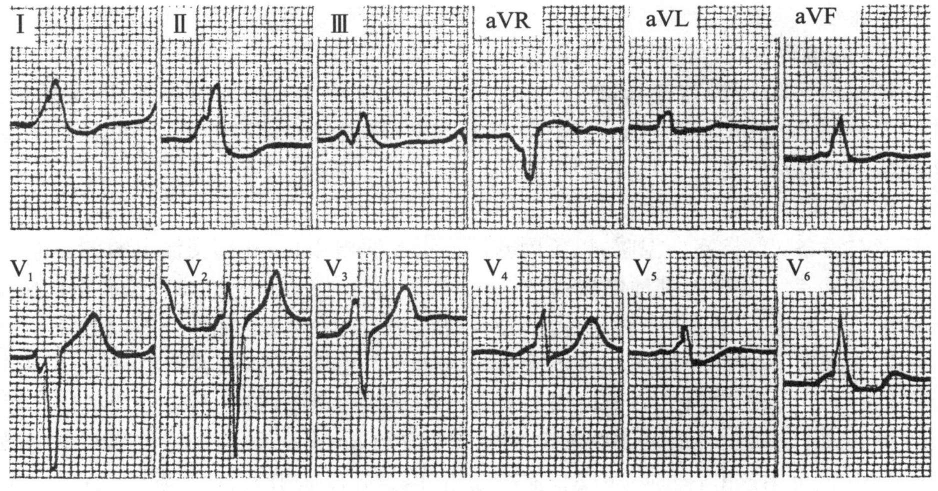

图4－47 奎尼丁中毒

(2) 电解质紊乱

1) 低钾血症：其ECG特征为(图4－48)T波降低、平坦或倒置，ST段压低≥0.5 mV；U波增高，可达0.1 mV或超过同一导联T波的振幅，出现T－U融合呈双峰状；Q－T间期一般正常或轻度延长，表现为Q－T－U间期延长；常出现窦性心动过速、期前收缩、阵发性心动过速等心律失常。

2) 高钾血症：其ECG特征为(图4－49)，T波高尖，基底变窄，两肢对称，呈“帐篷状”，在Ⅱ、Ⅲ、V_2、V_3、V_4最明显，这是高钾血症时最早出现和最常见的心电图变化；QRS波群时间增宽，P波低平，严重者P波消失，出现窦－室传导；ST段下降；出现窦性心动过缓、交界性或室性逸搏心律、室内传导阻滞、窦性静止等心律失常，严重者出现室性心动过速、心室颤动。

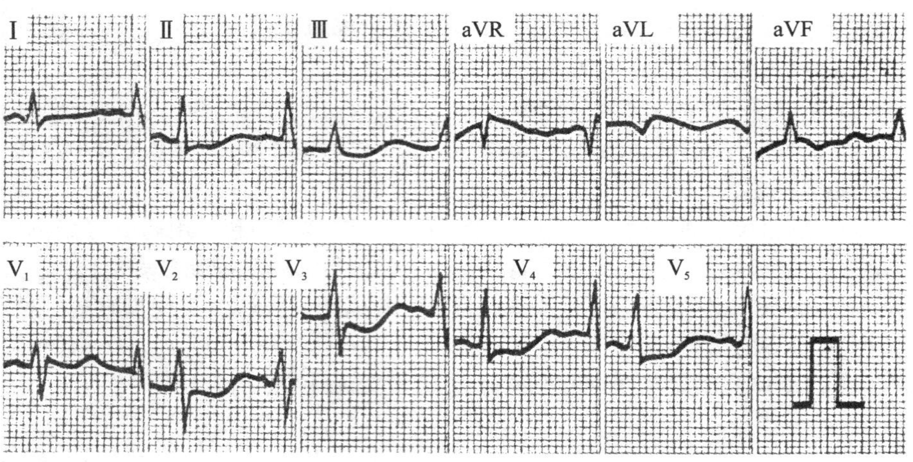

图 4-48　低钾血症

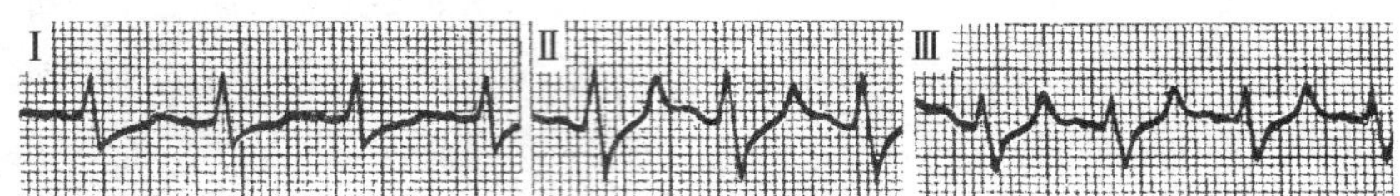

图 4-49　高钾血症

3) 低钙血症：其 ECG 特征为(图 4-50)ST 段平坦、延长，致使 Q-T 间期显著延长；T 波直立、变窄、低平或倒置；极少发生心律失常。

4) 高钙血症：其 ECG 特征为(图 4-51)ST 段缩短或消失；Q-T 间期缩短；少数可见 U 波增高、T 波低平或倒置；偶见窦性心动过速、期前收缩、阵发性心动过速等，严重者可发生室颤。

12. 心电图的描记、分析和临床应用

(1) 心电图的描记

1) 环境与设备：保持室内温暖，以免因寒冷而引起肌电干扰；使用交流电源的心电图机必须接地线；心电图机旁不要摆放其他电器；诊察床的宽度不宜过窄，以免机体紧张而引起肌电干扰。

2) 被评估者准备：被评估者休息片刻，取平卧位进行检查，除急症外一般应避免于饱餐后或吸烟后检查；对被评估者简要说明心电图检查对人体无害也无痛苦，嘱其四肢平放，肌肉松弛，记录过程中不能移动四肢及躯体，必要时需屏气记录胸导联心电图；检查前按申请单核对姓名。

3) 皮肤处理：将被评估者两手腕屈侧腕关节上方约 3 cm 处，及两内踝上部约 7 cm 处，涂抹导电胶或盐水，也可用乙醇仔细擦净皮肤上的油脂，以消除皮肤阻力，减少发生误差。

4) 安置电极：分别将导联电极按规定连接肢体与胸部。其中肢体导联线较长，末端接电极板处有颜色标记：红色端电极接右上肢；黄色端电极接左上肢；绿色端电极接左下肢；黑色端电极接右下肢。这样即可记录出 6 个肢体导联的心电图。胸导联线相对较短，导线末端接电极处的颜色排列依次为红、黄、绿、褐、黑、紫，通常分别代表 V_1～V_6 导联。但它们亦可任意记录各胸前导联心电图，关键取决于其电极安放的相应部位。要特别注意防止左、右上肢接错。

5) 描记心电图：

A. 接通电源及地线(当使用蓄电池或充电电源时，可不用地线)，如有外部交流电干扰，可按下抗交流电干扰键(HUM)。但尽量不要使用该键，更不要同时使用去肌颤滤波(EMG)，因为会使心电图波幅下降 15%以上，导致心电图波形失真。

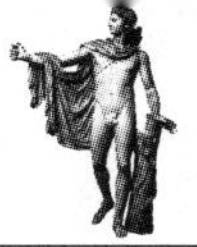

B. 常规记录走纸速度一般选择 25 mm/s，标准灵敏度 1 mV=10 mm（即增益，指输入 1 mV 电压时，描笔偏转幅度 10 mm）。记录笔应调节在记录纸的中心线上。在记录过程中，如发现某些导联心电图电压太高超出图纸范围，可减低电压，如选择灵敏度 1 mV=5 mm。

C. 依次记录Ⅰ、Ⅱ、Ⅲ、aVR、aVL、aVF 及 V_1～V_6 导联心电图，婴幼儿可做 9 个导联（肢体导联 6 个，胸导联 V_1、V_3、V_5）。除心律不齐适当加长 V_1 或Ⅱ导联外，一般各导联记录 3～5 个心室波即可。如有急性下壁心肌梗死图形，应及时加做右胸导联（V_{3R}～V_{5R}）及 V_7～V_9 导联。

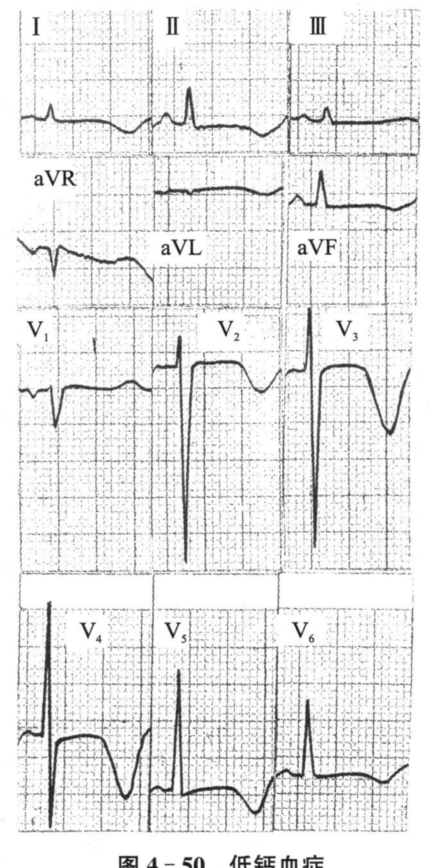

图 4－50 低钙血症

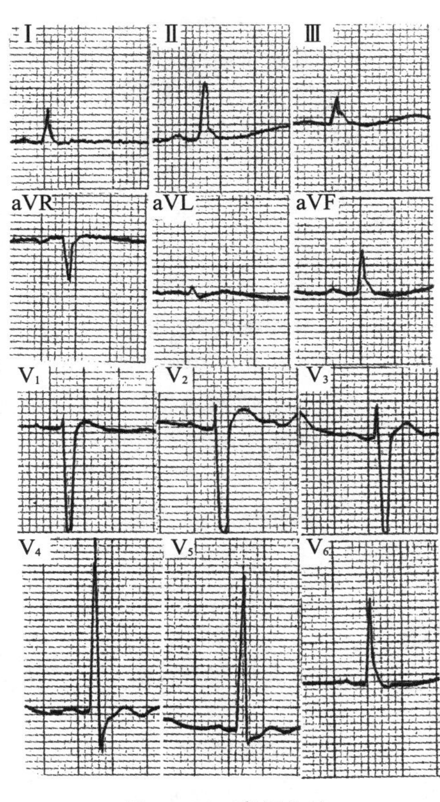

图 4－51 高钙血症

D. 如记录中遇基线不稳及干扰时，应检查导联线与心电图机的连接或电极是否松脱。还要注意胸部电极不能吸附太紧以及吸附时间太久，以免损伤皮肤。

E. 记录心电图结束后，要立即在心电图纸的前部注明受检者的姓名、性别、年龄、记录时间、病区及床号等，同时标记各导联，如电压减半时需注明。

（2）心电图的分析和诊断步骤

1）浏览：确认定标电压、走纸速度，有无导联记录或标记错误，判断有无伪差、基线漂移、交流电干扰等。

2）判断心脏位置：通过心电轴偏移的度数及是否有钟向转位大致判断心脏在胸腔中的位置。

3）确定主导心律：根据 P 波的形态和出现规律，确定主导心律是否为窦性心律。如不是窦性心律，应分析是何种异位心律起主导作用。并分别测量心房率、心室率。

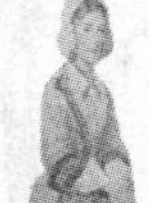

4）分析P波与QRS波群及相互关系：观察各导联P波与QRS波群的形态、时间、电压变化，通过P波与QRS波群的出现顺序，P－R间期的时间及是否固定等判断有无心律失常。

5）观察ST－T改变：观察ST段的移位情况、T波的形态改变以及出现改变的导联及导联数。

6）诊断：根据测算结果，系统而重点地列出心电图特征，结合病史、临床表现及其他检查资料，作出具体、明确的心电图诊断。

（3）心电图的临床应用　心电图是目前临床上最重要、最常用的检查手段之一，已广泛应用于各种危重患者的抢救、手术麻醉、用药观察及航天、登山运动的心电监测等。

1）对于下列情况，心电图有决定性诊断意义。

A. 各种心律失常，包括激动起源异常和各种传导障碍。

B. 确定有无心肌梗死，并判断梗死的部位、范围及其演变过程。

2）在下列情况，心电图对临床诊断、治疗和病情有帮助。

A. 对心肌疾患和慢性冠状动脉供血不足等，可大致了解心肌损害的情况。

B. 判断有无心房或心室肥大，协助某些心脏病的病因诊断，如：二尖瓣狭窄、慢性肺源性心脏病及某些先天性心脏病等。

C. 急性或缩窄性心包炎。

D. 判断药物（如洋地黄、奎尼丁等）对心肌的影响，尤其是毒性作用。

E. 判断电解质紊乱，如有无血钾、血钙过低或过高等。

F. 心脏手术和心导管检查时，进行心电图连续监测，及时了解心律的变化与心肌供血情况。

G. 心电图可通过运动和药物负荷实验，协助筛选高危人群或指导制定患者的康复计划。

3）心电图临床应用的局限性。

A. 心电图的某些改变并无特异性，同样的心电图改变可常见于多种心脏病，如右室肥大在肺源性心脏病、风湿性心瓣膜病以及大多数先天性心脏病均可见到；T波改变可常见于心肌缺血、心肌炎、药物作用和电解质紊乱等。因此必须结合临床资料，才能做出正确的判断。

B. 心脏瓣膜病早期、双侧心室肥厚的心脏病心电图可以正常。因此心电图正常不能排除心脏病变的存在。

C. 心电图的正常范围较大，各种数值的判定标准不是绝对的，应避免将一些临界值误认为病理现象。

D. 心电图不能判断瓣膜活动情况、心音变化、心肌的功能状态等。

综上所述，心电图在临床应用中有其局限性，必须结合临床资料才能做出正确的诊断。

【复习思考】

1）简述窦性心律的心电图特点。

2）简述肢体导联和胸导联的连接方法。

3）简述正常心电图各波段的特点及参考值。

4）简述心肌梗死心电图的基本图形及图形演变。

5）简述期前收缩的心电图特点。

6）房室扑动与颤动的心电图特点。

7）房室传导阻滞的分度及心电图特点。

8）心房肥大的心电图特点。

（姚　阳）

第五章　影像学检查

【教学目标】

1）掌握X线的特性、方法及其临床运用。
2）熟悉CT、MRI诊断的临床运用
3）熟悉超声检查的临床应用。
4）了解各种放射性核素检查的临床意义。

第一节　X线成像

一、概述

X线于1895年被德国物理学家伦琴首先发现以后，很快就被用于人体疾病诊断，形成了X线诊断学(X-rang diagnosis)这一新学科，并为医学影像学(medical imaging)奠定了基础。随着医学影像学的飞速发展，相继出现超声成像(ultrasonography，US)、计算机体层成像(computed tomography，CT)、磁共振成像(magnetic resonance imaging，MRI)、发射体层成像(emission computed tomography，ECT)和介入放射学(interventional radiology，IVR)等。目前，X线诊断学仍是医学影像学中主要内容，临床应用最为广泛。了解X线特性，熟悉X线检查方法，熟练进行有关造影检查前的准备及造影剂过敏反应的处理，掌握临床常见病、多发病的X线诊断要点，是护理人员必备的基本条件。

1. X线的产生与特性

X线是真空管内高速运行的电子群撞击钨靶时产生的，其产生必须具备3个条件：①自由运行的电子群；②电子群在高压电场作用下高速运行；③高速运行的电子群在运动中撞击钨靶而发生能量转换。因此X线发生装置主要包括：X线管及支架、变压器、操作台3部分。

X线特性：①穿透性：X线是波长很短的电磁波，具有强穿透力，能穿透一般可见光不能穿透的物质(包括人体)，这是X线成像的基础；②荧光效应：X线能激发荧光物质，使波长短的X线转换成波长长的肉眼可见的荧光，这是X线透视检查的基础；③感光效应：X线照射涂有溴化银的胶片后，可使其感光产生潜影，经显影、定影处理便形成了从黑至白不同灰度的影像，这是X线摄片的基础；④电离与生物效应：X线进入任何物质都发生电离，进入人体可使细胞结构产生损伤，甚至坏死等生物学方面的改变，这是放射治疗的基础，也是进行X线检查时注意必要防护的原因。前3种特性与X线诊断有关。

2. X线检查的基本方法

X线图像是由从黑到白不同灰度的影像所组成。这些不同灰度的影像反映了人体组织结构的解剖及病理状态。这就是赖以进行X线检查的自然对比。对于缺乏自然对比的组织或器官，可人为地引入一定量的在密度上高于或低于它的物质，便产生人工对比。因此，自然对比和人工对比是X线检查的基础。

X线检查方法包括普通X线成像和数字X线成像。

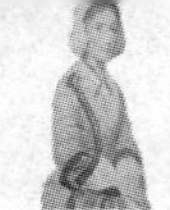

(1) 普通X线成像

1) 常规检查：包括透视和X线摄影。

透视 是一种简便而常用的检查方法。优点是简单易行，可随意转动患者的体位，多方位不同角度观察器官的动态和功能变化及病变的形态，并立即得出诊断结果。缺点是影像对比度和清晰度较差，不易发现细微病变，且不能留下永久的客观记录，不便于病例的随访与追踪观察等，同时，患者接受的X线辐射量亦较大。透视现多用于胃肠道钡剂检查。

X线摄影(radiography) 所得照片常称平片(plain film)。这是临床应用最广泛的检查方法。优点是成像清晰，对比度及清晰度均较好；不难使密度、厚度较大或密度、厚度差异较小部位的病变显影；可作为客观记录，便于复查时对照和会诊。缺点是每一照片仅是一个方位和一瞬间的X线影像，为建立立体概念，常需作互相垂直的两个方位摄影，例如正位及侧位；对功能方面的观察不及透视方便和直接。

2) 特殊检查：是指利用特殊装置进行X线摄影。包括荧光摄影(fluorography)、软线摄影(soft ray radiography)、高千伏摄影(high KV radiography)、体层摄影(tomography)和放大摄影(magnification radiography)等。目前临床上述摄影逐渐被CT等现代成像技术取代，只有软线摄影临床还在应用(主要用于乳腺摄影)。

3) 造影检查：人体组织结构中，有相当一部分，只依靠它们本身的密度与厚度差异不能在普通检查中显示。此时，可以将高于或低于该组织结构的物质引入器官内或周围间隙，使之产生对比以显影，此即造影检查。引入的物质称为造影剂(contrast media)。造影检查的应用，显著扩大了X线检查的范围。

A. 造影剂：按密度高低分为高密度造影剂和低密度造影剂两类。

高密度造影剂 为原子序数高、比重大的物质。常用的有钡剂和碘剂。

钡剂为医用硫酸钡粉末，加水和胶配成。根据检查部位及目的，按粉末微粒大小、均匀性以及用水和胶的量配成不同类型的钡混悬液，通常以重量/体积比来表示浓度。硫酸钡混悬液主要用于食管及胃肠造影，并可采用钡气双重对比检查，以提高诊断质量。

碘剂种类繁多，应用很广，分有机碘和无机碘制剂两类。

有机碘水剂类造影剂注入血管内以显示器官和大血管，已有数十年历史，且成为常规方法。它主要经肝或肾从胆道或泌尿道排出，因而广泛用于胆管及胆囊、肾盂及尿路、动脉及静脉的造影以及作CT增强检查等。20世纪70年代以前均采用离子型造影剂。这类高渗性离子型造影剂，可引起血管内液体增多和血管扩张，肺静脉压升高，血管内皮损伤及神经毒性较大等缺点，使用中可出现毒副反应。20世纪70年代开发出非离子型造影剂，它具有相对低渗性、低黏度、低毒性等优点，大大降低了毒副反应，适用于血管、神经系统及造影增强CT扫描。惜费用较高，目前临床已普遍使用。

上述水溶性碘造影剂有以下类型：①离子型，以泛影葡胺(urografin)为代表；②非离子型以碘苯六醇(iohexol)、碘普罗胺(iopromide)、碘必乐(iopamidol)为代表；③非离子型二聚体，以碘曲仑(iotrolan)为代表。

无机制碘剂当中，碘化油(lipoidol)含碘40%，常用于支气管、瘘管及子宫输卵管造影等。碘化油造影后吸收极慢，故造影完毕应尽可能吸出。现已不常用。

脂肪酸碘化物的碘苯酯(pantopaque)，可注入椎管内作脊髓造影，但近来已用非离子型二聚体碘水剂。

低密度造影剂 为原子序数低、比重小的物质。目前应用于临床的有二氧化碳、氧气、空气等。在人体内二氧化碳吸收最快，空气吸收最慢。空气与氧气均不能注入正在出血的器官，以免

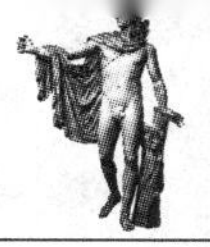

发生气栓。可用于蛛网膜下隙、关节囊、腹腔、胸腔及软组织间隙的造影。现临床已很少使用。

B. 造影方式。

直接引入 包括口服法：食管及胃肠钡餐检查；灌注法：钡剂灌肠，支气管造影，逆行胆道造影，逆行泌尿道造影，瘘管、脓腔造影及子宫输卵管造影等；穿刺注入法：可直接或经导管注入器官或组织内，如心血管造影、关节造影和脊髓造影等。

间接引入 造影剂先被引入某一特定组织或器官内，后经吸收并聚集于欲造影的某一器官内，从而使之显影。包括吸收性与排泄性两类。吸收性如淋巴管造影。排泄性如静脉胆道造影或静脉肾盂造影和口服法胆囊造影等。前二者是经静脉注入造影剂后，造影剂聚集于肝、肾，再排泄入胆管或泌尿道内。后者是口服造影剂后，造影剂经肠道吸收进入血循环，再到肝胆并排入胆囊内，即在蓄积过程中摄影，现已少用。

4) 检查前准备及造影反应的处理：各种造影检查都有相应的检查前准备和注意事项。必须严格执行，认真准备，以保证检查效果和患者的安全。应备好抢救药品和器械，以备急需。

在造影剂中，钡剂较安全，气体造影时应防止气栓的发生。静脉内气栓发生后应立即将患者置于左侧卧位，以免气体进入肺动脉。造影反应中，以碘造影剂过敏较常见并较严重。在选用碘造影剂行造影时，以下几点值得注意：①了解患者有无造影的禁忌证，如严重心、肾疾病和过敏体质等；②做好解释工作，争取患者合作；③造影剂过敏试验，一般用30%的造影剂1 ml静脉注射，观察15分钟，如出现胸闷、咳嗽、气促、恶心、呕吐和荨麻疹等，则为阳性，不宜造影检查。但应指出，尽管无上述症状，造影中也应防止发生过敏反应。因此，应具备抢救过敏反应的准备与能力；④做好抢救准备，严重反应包括周围循环衰竭和心脏停搏、惊厥、喉水肿、肺水肿和哮喘发作等。遇此情况，应立即终止造影并进行抗休克、抗过敏和对症治疗。呼吸困难应给氧，周围循环衰竭应给去甲肾上腺素，心脏停搏则需立即进行心脏按摩。

(2) 数字X线成像 数字X线成像是将普通的X线装置同电子计算机结合起来，使X线成像由模拟图像转换成数字图像的成像技术。随着计算机和数字化的发展，近年来数字成像已由CT与MRI等扩展到X线成像，出现了计算机X线成像(computed radiography，CR)和直接数字化X线成像(direct digital radiography，DR)设备。

CR的成像原理是X线透过人体后，射到影像板(image plate，IP)上，形成潜影，代替X线胶片，经图像读取、处理和显示等步骤，显示出数字图像，可行图像存储和远程的传输。DR是直接将X线转换成数字信号而成像，图像存储、传输方便，无需X线胶片。

普通X线能成像的部位都可行数字成像。数字图像对骨结构、软组织的显示和胃肠黏膜皱襞的显示均优于普通的X线图像，对肺部结节性病变的检出率高于普通的X线图像，目前临床应用较为广泛。

3. X线检查中的防护

X线检查在临床诊治疾病应用很广。照射人体产生一定的生物效应。过量照射会给人体带来辐射危害，尤其应重视孕妇、小儿和长期接触射线的工作人员，因此必须做好工作人员和患者的防护工作，避免不必要的损害。X线检查应用很广，接触X线的人也越来越多。因此，应该重视X线检查中的防护问题。应了解放射防护的意义、方法和措施。

技术方面，可以采取屏蔽防护和距离防护原则。前者使用原子序数较高的物质，常用铅或含铅的物质，作为屏障以吸收不必要的X线。后者利用X线曝射量与距离平方成反比这一原理，通过增加X线源与人体间距离以减少曝射量。

从X线管到达人体的X线，有原发射线和继发射线两类，后者是前者照射穿透其他物质过程中发生的，其能量较前者小，但影响较大。通常采用X线管壳、遮光筒和光圈、滤过板、荧屏后铅玻璃、铅屏、铅橡皮围裙、铅手套以及墙壁等,进行屏蔽防护。增加人体与X线源的距离以进行距离防护,是简易的防护措施。

患者方面,为了避免不必要的X线曝射和超过容许量的曝射,应选择恰当的X线检查方法,设计正确的检查程序。每次X线检查的曝射次数不宜过多,也不宜在短期内作多次重复检查(这对体层摄影和造影检查尤为重要)。在投照时,应当注意投照位置、范围及曝射条件的准确性。对照射野相邻的性腺,应用铅橡皮加以遮盖。

放射线工作者方面:应遵照国家有关放射护卫生标准的规定制定必要的防护措施,正确进行X线检查的操作,认真执行保健条例,定期监测射线工作者所接受的剂量。透视时要戴铅橡皮围裙和铅手套,并利用距离防护原则,加强自我防护。

在介入放射学操作中,应避免不必要的X线透视与摄影。应采用数字减影血管造影(digital subtraction angiography,DSA)设备、US和CT等进行监视。

二、X线诊断的临床应用

1. 呼吸系统

胸部具有良好的自然对比,X线检查对常见呼吸系统疾病的诊断、早期发现病变、随访复查及群体普查等都是不可缺少的检查方法。

(1) 检查方法

1) 普通检查,胸部透视常取立位,必要时可取半卧位或卧位,应按一定的顺序对胸部组织和器官作全面系统的观察。还可多体位、从不同角度观察病变和胸部各器官的形态及动态变化。但透视不易发现细小病变,不便于随访观察病变发展、愈合情况,对疾病诊断有一定限度。

胸部摄片是检查胸部疾病最常用的首选方法,对早期发现病变和疾病诊断有很大价值。常用后前位(即正位)、侧位、斜位等。后前位取立位,前胸壁靠片,包括整个胸廓、双侧全部肺野、两侧肋膈角及下颈部;侧位时,患侧侧胸壁靠片,常用于确定病变位置,观察病变形态;斜位,常用于观察腋段肋骨的病变;必要时还可用前后位,用于不能站立的患者。

2) 特殊检查:主要有体层摄影及高千伏摄影。体层摄影用于显示支气管和肺内病灶,清楚显示病变平面的影像,减少其他层面结构对病变影像的重叠影响。高千伏摄影可显示与肋骨、纵隔或心脏所重叠的肺内或支气管病变。由于CR、DR、CT及MRI等现代影像技术的广泛应用,两种摄影均应用较少。

3) 支气管造影检查:主要用于支气管扩张的明确诊断和范围确定;支气管的良、恶性肿瘤的诊断和鉴别诊断;观察不张肺叶支气管管腔的结构,确定不张的原因。造影前应做好准备工作和造影剂过敏试验。此种检查方法给患者造成一定的痛苦,不易被患者所接受,目前多数支气管造影的适应证已由应用广泛的CT检查代替。

(2) 正常胸部X线表现　正常胸部X线影像是胸腔内、外各种组织和器官的综合投影(图5-1)。只有熟悉胸部各器官结构正常及变异的X线表现,才能对胸部疾病的各种异常影像加以识别,对疾病作出正确的判断。

1) 胸廓:包括软组织和骨骼,正常时两侧胸廓对称。

A. 软组织:胸片上显示较清楚的软组织影有:胸锁乳突肌及锁骨上皮肤皱褶影、胸大肌影、女性乳房和乳头影等。

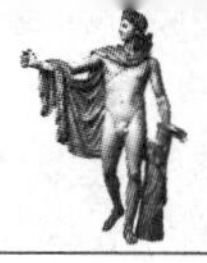

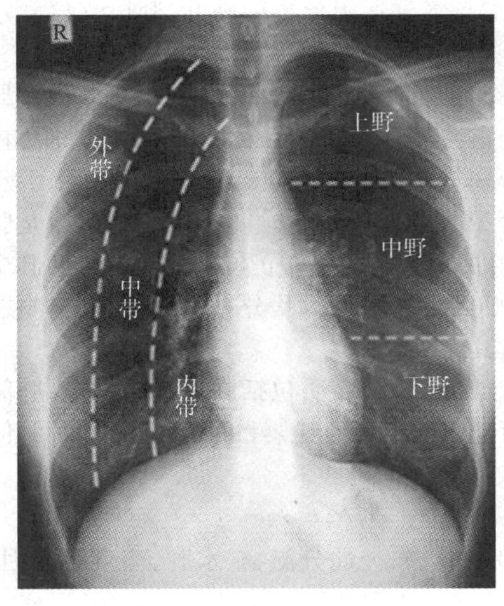

A

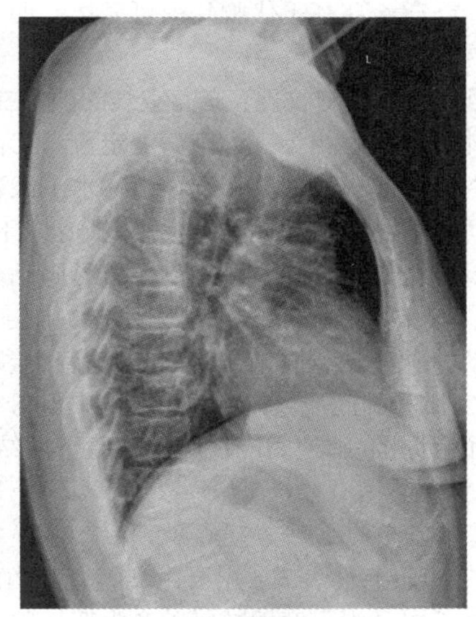

B

图 5-1 正侧位胸片

注 A. 正位；B. 侧位。

B. 骨骼：骨性胸廓由胸骨、胸椎、肋骨、锁骨及肩胛骨组成。

正位胸片上胸骨、胸椎均与纵隔影重叠；肋骨位于两侧，后段影呈近水平向外走行，前段从外上向内下走行形成肋弓，一般第 6 肋骨前端相当于第 10 肋骨后端的水平。第 1 至第 10 肋骨前端为肋软骨与胸骨相连，软骨未钙化时不显影，钙化后形成斑点或斑片骨性致密影。肋骨及其间隙在临床常被用作胸部病变的定位标志；锁骨影位于第 1 肋骨前端水平；肩胛骨影的内缘不同程度与肺野外带重叠，易认为肺内和胸膜病变。所以胸部正位投影时，双臂尽可能内旋，使肩胛骨投影于肺野之外。

2）纵隔：纵隔解剖位置于两肺之间，上自胸廓入口下至膈，胸骨之后，胸椎之前。其内包括心脏、大血管、气管、支气管、食管、淋巴组织、胸腺、神经及脂肪等器官和组织。胸片上除气管、支气管、食管可以分辨外，其余结构缺乏良好的自然对比，只能观察其与肺部相邻的外形轮廓。正常时纵隔影居中，受呼吸和体位的影响，卧位和呼气时短而宽，立位和吸气时窄而长。病理情况下，一侧胸腔压力增高，纵隔移向健侧；一侧胸腔压力降低，纵隔移向患侧；纵隔内病变，可致纵隔呈普遍性或局限性增宽。

3）膈：膈影位于两侧肺野下缘呈圆顶状，左右两叶。最高点在膈的中点偏内侧，称膈顶。一般右膈顶在第 5～6 前肋间隙水平，右膈常较左膈高 1～2 cm。膈在外侧及前后方分别与胸壁相交形成肋膈角，在内侧与心脏形成心膈角，其中后肋膈角为胸腔最低位置。两膈随呼吸上下对称运动，平静呼吸运动幅度为 1～2.5 cm，深呼吸可达 3～6 cm。正常时两侧膈面光滑，肋膈角锐利。病理情况下，胸、腹腔压力的改变而致膈位置发生相应改变。

4）胸膜、肺叶和肺段：胸膜极薄，分脏层和壁层，一般在 X 线上不显影。右肺分上、中、下 3 叶；左肺分上、下 2 叶，各肺叶间有叶间胸膜间隔，可在 X 线胸片上形成细线状阴影，右肺门外水平裂胸膜影较常见。各肺叶在正位胸片上部分重叠，每个肺叶由 2～5 个肺段构成，X 线胸片不能显示其界限，病理情况下，可见肺段的轮廓。

5）气管、支气管：气管位于纵隔内，在正位胸片上呈柱状透亮影。约在第 5～6 胸推平面分

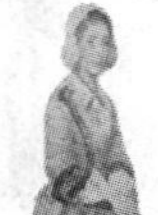

为左、右主支气管，在高千伏胸片上可显影。两侧主支气管逐级分出的肺叶、肺段支气管均可在支气管体层片上显影。

6）肺野、肺门和肺纹理：充满空气的两肺在胸片上显示为均匀一致的透明区域，称肺野。正常时两侧肺野透明度相等。为了病变定位，人为分别将两侧肺野纵行分为3等分，分别称内、中、外带。在两侧第2、4肋骨前端下缘连一水平线，分别将两肺分为上、中、下3野（图5-1正位）。两侧第1肋骨下缘以上部分称肺尖区，锁骨以下至第2前肋下缘为锁骨下区。肺门影是肺动静脉、支气管和淋巴组织的综合投影，主要是肺动静脉的投影。一般在正位胸片上位于两肺中野内带，左侧比右侧高约1～2 cm。肺纹理是由肺门向肺野发出呈放射状分布由粗变细的树枝状影，主要由肺动静脉分支组成，支气管和淋巴管也参与其组成。

7）肺实质和肺间质：肺组织由肺实质和肺间质组成。肺实质包括肺泡和肺泡壁；肺间质是支气管和血管周围、肺泡间隔及脏层胸膜下由结缔组织所组成的支架和间隙，正常胸片肺间质不显影。

（3）基本病变的X线表现

1）支气管阻塞性表现：主要由支气管腔内肿块、异物、炎性分泌物、水肿、痉挛等原因所致。依阻塞程度不同分为阻塞性肺气肿和阻塞性肺不张。

支气管不完全阻塞所致肺组织过度充气而膨胀引起阻塞性肺气肿。根据阻塞的部位又分为弥漫性及局限性阻塞性肺气肿。弥漫性肺气肿多继发于慢性支气管炎、支气管哮喘及尘肺等多种慢性肺疾病，其阻塞部位多在细支气管。X线表现为两肺野透亮度增加，可见肺大泡，肺纹理稀疏；胸廓呈桶状，肋间隙增宽；膈肌低平，纵隔狭长，心影呈垂位心型。

局限性肺气肿常见于支气管异物、肿瘤和慢性炎症等疾病，其阻塞部位多在较大支气管。X线表现为局部肺野透亮度增加，肺纹理稀疏，一侧或一个肺叶的肺气肿还可出现纵隔向健侧移位和患侧横膈下降等改变。

支气管完全阻塞所致肺内气体减少、肺体积缩小引起阻塞性肺不张。因阻塞部位不同，X线征像也不同。其共同的X线表现为阻塞远端的肺组织密度均匀增高、肺体积缩小，相邻肺组织可有代偿性肺气肿。①一侧性肺不张，由一侧主支气管完全阻塞所致，X线表现为患侧肺野均匀致密影，胸廓塌陷，肋间隙变窄，横膈升高，纵隔移向患侧，健侧肺出现代偿性肺气肿表现（图5-2）。②肺叶不张，是由肺叶支气管完全阻塞所致，X线表现为局部肺叶均匀致密影，叶间裂可向患侧呈向心性移位，肺门可有不同程度的向患侧移位，横膈和纵隔根据不张的范围可向患侧移位也可无改变，邻近肺叶出现代偿性肺气肿表现。

2）肺部病变

A. 渗出和实变影：急性炎症在肺实质内表现为渗出，肺泡腔内的气体被渗出的液体、蛋白和细胞所代替。X线表现为密度不太高较为均匀的小片云絮状阴影，边缘模糊。随着病情发展，渗出扩散至肺段及肺叶时则为大片实变影像。在大片实变区中可见管状透亮的支气管分支影，称支气管气像。常见于各种急性肺炎、渗出性肺结核、肺出血和肺水肿等。

B. 增殖性病变：是肺内慢性炎症在肺组织内形成肉芽组织所致。病灶较小，X线表现为呈梅花瓣样或小点状的结节影，密度较高，边缘较清楚，无明显融合。常见于肺结核、各种慢性肺炎和肉芽肿等。

C. 纤维化：是从增殖性病变发展而来，主要由纤维组织构成。局限性纤维化X线表现为局限性索条状致密影，走行较直；如病灶较大，可呈斑片状、大片状致密影，边缘清楚，可引起周围结构向患部移位，常见于慢性肺炎、肺脓肿和肺结核等。弥漫性纤维化X线表现为广泛分布的索条状、网状或蜂窝状影，其内可见弥漫颗粒状或小结节状阴影。常见于弥漫性间质性肺炎，尘肺及

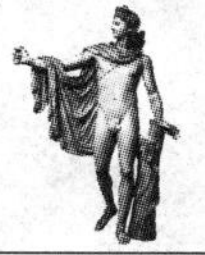

放射性肺炎等。

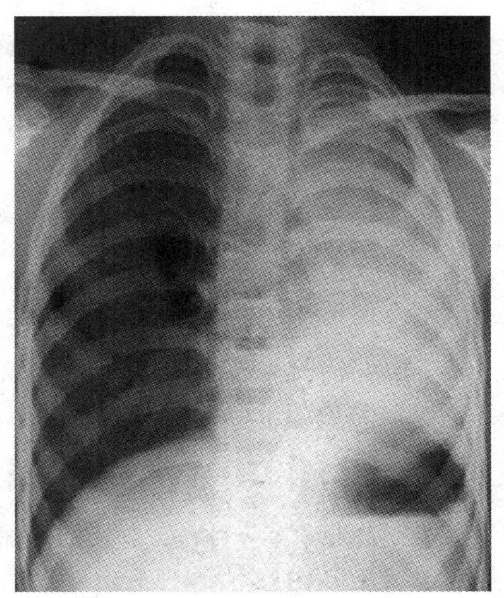

图 5－2　左侧肺不张

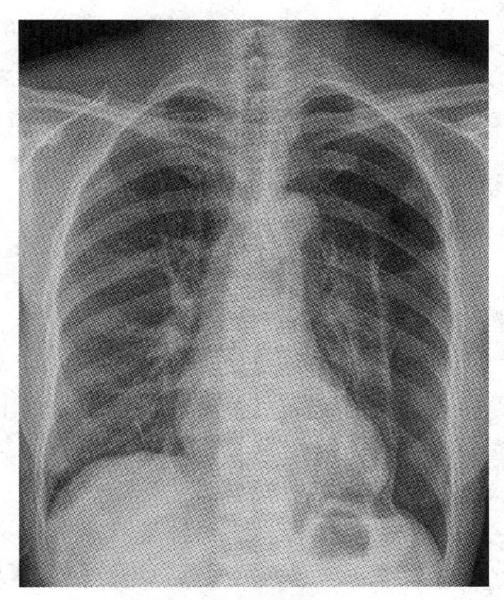

图 5－3　左侧气胸

D. 钙化：多发生于退行性变和坏死的肺组织内。X 线表现为大小不等、形态不一、边缘锐利的高密度影。肺结核钙化表示病变愈合，多呈单发或多发斑点状。肿瘤的钙化为瘤体成分之一。肺错构瘤的钙化呈“爆米花”样。

E. 结节与肿块：多为肿瘤或肿瘤样病变。X 线表现为圆形、类圆形或团块状影像，直径≤2 cm为结节，直径＞2 cm 为肿块。可单发或多发，常见于支气管肺癌、结核球、炎性假瘤及肺转移瘤等。肺良性肿瘤呈边缘光滑、锐利的球形块影；恶性肿瘤多呈浸润性生长，边缘不光整，常有分叶和短毛刺，靠近胸膜时可有胸膜凹陷征。

F. 空洞与空腔：空洞是肺内病变组织发生坏死、液化，经支气管引流排出形成含气腔隙。X 线表现为肺内出现大小不等、形态不同有完整洞壁包绕的透光区。空洞壁可由肺内病理组织所形成，多见于肺结核、肺脓肿和肺癌等。根据洞壁厚度可分为厚壁空洞和薄壁空洞。空腔为肺内腔隙病理性扩大，X 线表现为肺内局限性周围有完整壁的透明影像。壁薄而均匀，内外缘光滑，周围无实变影，合并感染时，腔内可见液平。肺大泡和含气肺囊肿均属空腔。

3）胸膜病变

A. 胸腔积液：多种疾病累及胸膜可产生胸腔积液，液体可为渗出液、漏出液、脓液、血液等。X 线检查可确定积液的有无，但难以区别积液的性质。①少量胸腔积液时液体最先积聚在后肋膈角，正位胸片难以发现；②当积液量达约 300 ml 以上，表现为侧肋膈角变钝、变平，液体随呼吸和体位改变而移动。中等量胸腔积液液体上缘达第 4 前肋端以上，表现为患侧中下肺野呈均匀致密影，其上缘呈外高内低的斜形弧线影，膈肌显示不清，肋膈角消失；③大量胸腔积液液体上缘达第 2 前肋端以上，表现为患侧肺野均匀致密影，仅见肺尖部透明，同侧肋间隙增宽，横膈下降，纵隔向健侧移位。

B. 气胸和液气胸：气体通过胸膜的裂口进入胸膜腔形成气胸。气胸的 X 线表现为肺体积缩小，被压缩的肺边缘呈纤细的线状致密影，与胸壁间呈无肺纹理的透明区。大量气胸时可将肺完全压缩，表现为肺门区密度均匀的软组织影，并可见患侧膈肌下降，肋间隙增宽，纵隔向健侧移位(图 5-3)。胸腔内液体和气体并存时称液气胸。X 线立位胸片可见气液平面,液面上方为气体和压缩的肺组织。

C. 胸膜肥厚、粘连、钙化:轻度胸膜肥厚、粘连,X 线表现为患侧肋膈角变钝、变平,呼吸时膈肌活动受限。广泛胸膜肥厚、粘连,表现为沿胸廓内缘分布的带状致密影,患侧胸廓塌陷,肋间隙变窄,膈肌升高,纵隔向患侧移位。胸膜钙化表现为肺野边缘呈片状、不规则点状或条索状高密度影。

(4) 肺部常见疾病的 X 线表现

1) 支气管扩张症:是由支气管慢性反复感染造成继发性改变或肺内严重纤维化对支气管壁外在性的牵拉引起管腔病理性增宽。好发于儿童和青少年。临床表现为咳嗽、咳痰和咯血,还可出现发热、呼吸困难等。

X 线表现:早期轻度支气管扩张可无异常发现。较明显者可为肺纹理的增多、紊乱呈网状或蜂窝状。合并感染时肺纹理模糊、肺内出现斑片状模糊阴影。目前临床确定支气管扩张的部位、范围及类型主要靠 CT 检查。

2) 肺部炎症:

A. 大叶性肺炎:多由肺炎双球菌感染引起,可以累及整个肺叶或某一肺段或肺段的一部分。青壮年好发。临床起病急,有高热、寒战、胸痛、咳嗽、咳铁锈色痰等症状。病理上分充血期、红色肝变期、灰色肝变期和消散期 4 期。

X 线表现:充血期可正常或仅出现病变区肺纹理增多,透明度略低或出现淡片状模糊阴影;实变期(包括红肝样变和灰肝样变期)为片状或大片状均匀致密影,边缘模糊(图 5-4)。当累及至叶间裂时,病变边缘清楚。有时在实变的致密影中可见支气管气像;消散期为实变的致密影范围逐渐缩小,密度逐渐减低,为散在分布大小不等、密度不均的斑片状阴影。

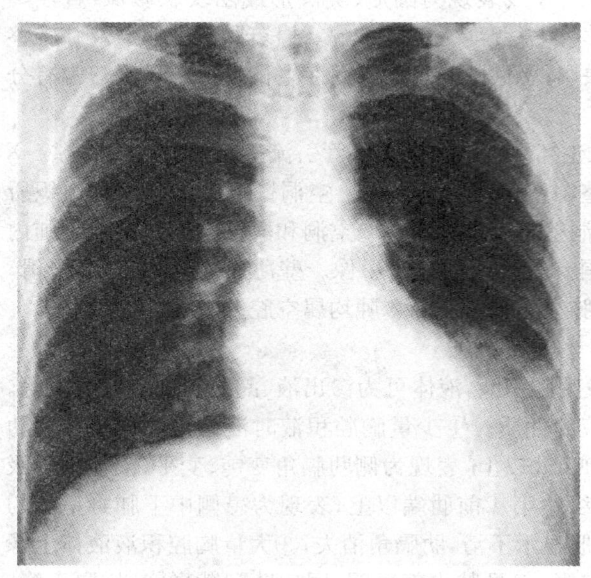

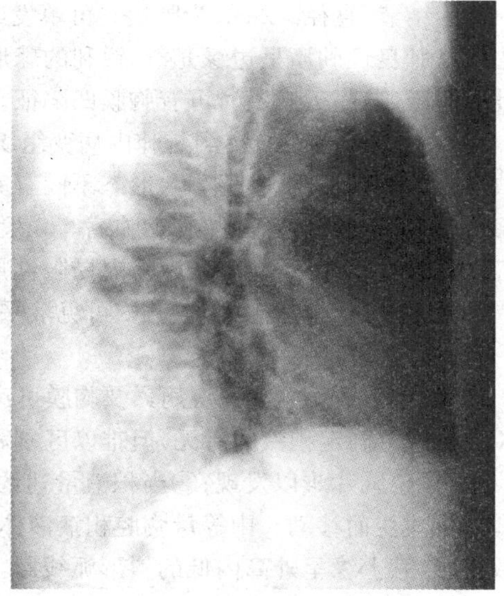

图 5-4 左肺下叶大叶性肺炎(正、侧位)

B. 支气管肺炎:又称小叶性肺炎,是发生在细支气管及肺小叶的炎症性改变。致病菌常为金黄色菌等球菌、肺炎球菌和肺炎支原体等多种病原体。多见于婴幼儿、老年或为手术后并发症。临床起病急,发热、咳嗽、咳痰、呼吸困难等。

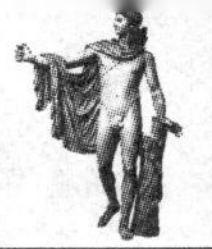

X线表现：病变多见于两肺中下野的内、中带。肺纹理增多、增粗且模糊，可见沿肺纹理分布的斑片状模糊致密影，密度不均，病灶可融合成大片状模糊阴影，并可见肺门影增大、模糊，合并肺气肿或肺不张时，可见其相应的X线征象。

3）肺脓肿：由金黄色葡萄球菌等致病菌引起的肺内化脓性炎症。病原菌主要经气道直接吸入或血行蔓延到肺内。临床起病急、高热、咳嗽、咳大量脓臭痰等。依病理发展分急性和慢性肺脓肿。病变早期为肺内化脓性炎症，继而发生坏死、液化形成脓肿。

X线表现：急性肺脓肿为肺内大片状均匀致密阴影，边缘模糊，其内可见含有气液平面的厚壁空洞，内缘多较光滑，外缘模糊，为渗出的实变影。慢性肺脓肿为炎症性渗出逐渐吸收，呈密度不均，排列紊乱的斑片状，条索状致密影，空洞壁逐渐变薄，洞腔逐渐缩小。血源性肺脓肿为两肺多发散在片状边缘模糊的致密影，其内有小的空洞形成，可见液平面。

4）肺结核：是由结核杆菌侵入人体后引起的肺部慢性传染性疾病。X线检查可早期发现病变，并有助于鉴别诊断和观察疗效。临床可无明显病状，或有咳嗽，咳痰，咳血，胸痛等呼吸系统症状，或有低热、盗汗、乏力等全身症状。基本病理变化是渗出、增殖和纤维化，常同时存在或以一种病变为主。

临床分类：目前临床将结核病分为5个类型，Ⅰ型：原发性肺结核；Ⅱ型：血行播散型肺结核；Ⅲ型：继发性肺结核；Ⅳ型：结核性胸膜炎；Ⅴ型：其他肺外结核。

A. 原发性肺结核（Ⅰ型）：为结核杆菌初次感染肺组织引起的结核病。多见于儿童和青少年。典型X线表现为原发综合征，即原发病灶、淋巴管炎和淋巴结炎同时出现。原发病灶多位于中上肺野，为肺内局限性边缘模糊的斑片状阴影；淋巴管炎为从原发病灶引向肺门的条索状不规则阴影，一般不易见到；淋巴结炎为结核菌沿淋巴管引流至肺门和纵隔淋巴结，引起肺门和纵隔淋巴结肿大，表现为肺门影增大或纵隔边缘肿大的淋巴结突向肺野。

原发病灶经治疗后易于吸收或原发病灶非常轻微，则表现为胸内或纵隔内淋巴结核。可见边缘清楚的肺门肿块影，伴周围炎症时使其边缘模糊，或见纵隔阴影增宽及肿块阴影。

B. 血行播散型肺结核（Ⅱ型）：为结核菌经血液循环播散致肺内的结核。急性血行播散型肺结核又称急性粟粒型肺结核，是大量结核杆菌一次或在短时间内数次经血液循环播散至肺部，表现为两肺密集，分布均匀、大小均匀和密度均匀的粟粒样结节阴影，其大小为1～2 mm，边缘清楚（图5-5）。

亚急性或慢性血行播散型肺结核，是少量结核杆菌在较长时间内反复多次经血液循环播散至肺部。表现为两肺多发小结节状影，大小不等。病灶可融合，密度不均，可有增殖硬结和钙化灶，也可有纤维索条影，分布不均，多见于两肺中、上野。

C. 继发性肺结核（Ⅲ型）：机体再次感染结核杆菌而引起。

a. 浸润型肺结核：为最常见的继发性肺结核。多为静止病灶复发或为再次感染所致。病变于肺尖或锁骨下区多见，可发生一侧或两侧肺。X线表现多种多样，可以一种性质病变为主，或多种性质的病变并存。可见斑片状边缘模糊阴影，密度较低；可见斑点状呈"梅花瓣"样边缘较清楚、密度较高的增殖性病灶；也可见空洞阴影，呈圆形或椭圆形，空洞壁薄，有时可见厚壁不规则空洞；病变内还可见密度较高的硬结及钙化灶。

b. 结核球：为此型肺结核的特殊形态，是干酪坏死结核病灶被纤维组织包绕形成。呈圆形或椭圆形，一般2～3 cm大小，密度较高、边缘光滑清楚。病灶内部可有钙化和空洞形成，病灶周围常见散在斑点及条索状的纤维增殖灶，称"卫星灶"。

c. 干酪性肺炎：可由大片渗出性结核病灶发生干酪坏死而形成。也可由大量结核杆菌及干酪样物质从破溃的淋巴结经支气管播散至肺内而致。表现为占据肺叶或肺段的高密度实变阴影，其内可见多个大小不等、形态不一的空洞。

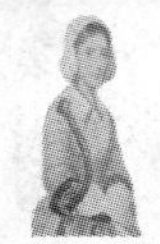

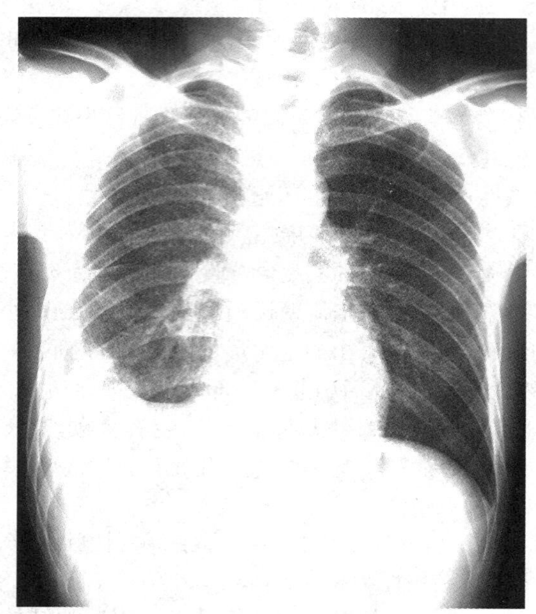

图 5-5　急性血行播散型肺结核

d. 慢性纤维空洞型肺结核：是继发性肺结核的晚期类型。由其他类型肺结核发展而来，表现为一侧或两侧中上肺野出现不规则的纤维空洞影，壁较厚，其周围有大量渗出和干酪病变及广泛纤维索条影，病变侧肺组织收缩，肺门上移，中下肺野肺纹理紊乱呈垂柳状，纵隔向患侧移位，其他肺野可见支气管播散病灶。常有胸膜增厚和粘连。同时未受累的肺部可出现代偿性肺气肿征像。

D. 结核性胸膜炎(Ⅳ型)：可单独发生或与肺结核同时出现。多见于儿童和青少年。结核性干性胸膜炎，仅有少量的纤维素渗出，可无异常表现，或仅表现为患侧膈肌活动受限，患侧肋膈角略钝。结核性渗出性胸膜炎，在胸腔内有一定量的浆液渗出，为不同程度的胸腔积液表现，临床多见。慢性者可见胸膜增厚、粘连和钙化。

5) 肺肿瘤：包括原发性与继发性两类。原发性肿瘤又分为良性与恶性，肺良性肿瘤少见。

A. 支气管肺癌：是肺部最常见的原发性恶性肿瘤，发生于支气管上皮、细支气管或肺泡上皮及腺体。X线按肺癌发生部位分为3型，①中央型：肿瘤发生在肺段和肺段以上的较大支气管；②周围型：肿瘤发生在肺段以下支气管；③弥漫型：肿瘤发生在细支气管或肺泡，少见。临床可有咳嗽、咯血、胸痛等症状。中央型肺癌咳嗽、咯血症状出现较早，肿瘤累及胸膜及胸壁时引起胸痛。周围型肺癌早期可无症状，有时在查体中偶然发现。X线表现：因肿瘤发生部位不同而不同。

a. 中央型肺癌：肺门区肿块影为直接征像，但早期主要表现为肿瘤引起支气管不同程度狭窄而致的继发性改变，称为间接征像，包括局部阻塞性肺气肿、阻塞性肺炎(同一部位反复发作)和阻塞肺不张，可见相应的X线征像。中、晚期可见肺门肿块影和阻塞性肺不张征像，右上肺中央型肺癌时，可见右上叶肺不张影的下缘与肺门肿块影的下缘连在一起形成典型的"反S征"(图5-6)。

b. 周围型肺癌：早期表现为密度中等，边缘模糊的结节状影，有时呈小片状炎症浸润阴影。当瘤体直径大于2 cm时，表现为孤立的分叶状肿块影，边缘毛糙，可见短细毛刺及与邻近胸膜形成线状或幕状的胸膜凹陷征(图5-7)。生长快较大的肿块可发生坏死而形成癌性空洞。

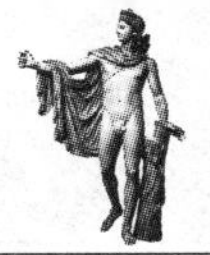

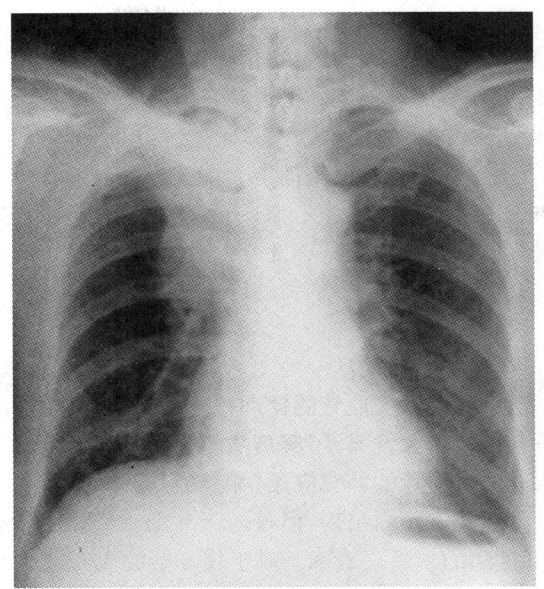

图 5-6 右上中心型肺癌“反 S 征”

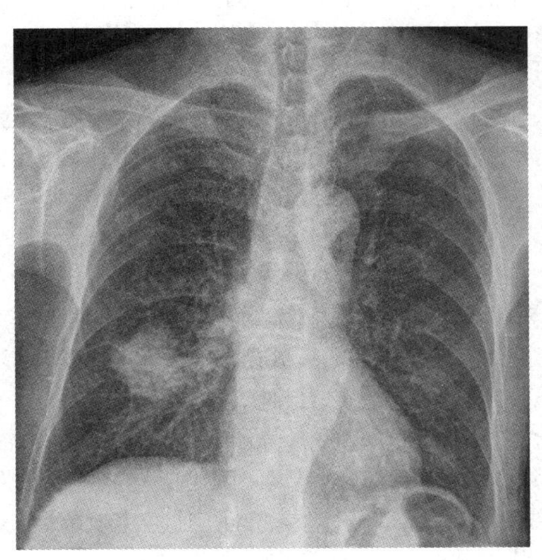

A

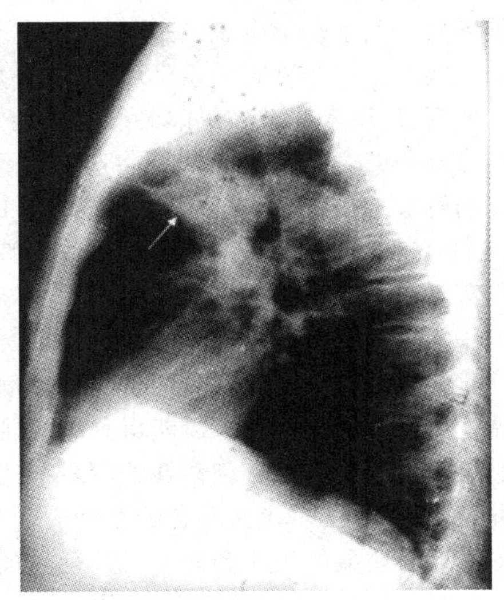

B

图 5-7 周围型肺癌

注 A. 正位片;B. 侧位片。

c. 弥漫型肺癌:两肺多发小结节状或斑片状阴影。密度相似。可融合成大片癌性实变。

B. 肺转移瘤:人体许多部位的恶性肿瘤可经血行、淋巴或直接蔓延等途径转移至肺。临床多有原发肿瘤的表现,以及咳嗽、咯血、胸痛等呼吸系统症状。

X线表现:血行性肺转移瘤表现为单发或多发大小不等,密度均匀的结节或肿块阴影,病变边缘清楚,以两肺中下野多见。有时病灶内可见空洞影。小结节及粟粒样病变多见于甲状腺癌、胰腺癌、肝癌等转移。较大结节及肿块病变多见于肾癌、结肠癌、骨肉瘤等转移。

2. 循环系统

心脏、大血管位于纵隔内,分别与两侧胸腔相邻,并与两侧含气的肺组织形成良好的自然对比，但心脏各房室及其内部结构之间缺乏自然对比，故普通的X线检查不能显示其内部结构，只显示心脏、大血管的边缘和轮廓，以判断心脏各房室是否增大并确定其位置。可观察心脏大血管的搏动幅度和节律，以判断受检者的心功能状态。还能显示肺循环的情况，早期发现肺水肿，及时做出左心功能不全的诊断，及早指导临床治疗，这是其他影像学所不能比拟的。心血管造影可以观察与研究心脏、大血管的内部结构及血流动力学情况。目前随着医学影像学的飞速发展，超声、多层螺旋CT和MRI的广泛应用，可观察心脏的运动、准确评价心脏功能，还能测量心脏大血管的血流，诊断水平不断提高，特别是在此基础上介入放射学的开展对一些心血管疾患的患者能够直接进行治疗，使传统的放射诊断学增加了新的内容。

(1) 检查方法

1) 普通检查：

透视 简单易行，便于观察心脏、大血管的搏动幅度和节律；可以转动体位，从不同角度观察心脏、大血管的轮廓，分析各房室增大情况，了解其功能变化；可以了解肺部、胸膜病变，有助于心血管疾病的诊断。常作为心血管摄片的补充应用，弥补摄片的一些不足。

摄片 虽然医学影像学新技术不断出现，但普通X线心血管摄影检查仍广泛应用于临床，与X线透视结合，提高心血管疾病的诊断正确率。对于较复杂的先天性心脏病须依靠造影来诊断。摄片常用的位置有：后前位(正位)、左前斜位、右前斜位和左侧位。后前位是最基本的投照位置，便于心脏径线的测量和心血管的追踪观察；左前斜位是在正位的基础上约向右转60°，主要观察心脏各房室及主动脉全貌；右前斜位约向左转45°，主要观察左心房和右心室漏斗部，同时服用硫酸钡观察左心房与食管关系，以判断左心房增大的程度；左侧位片主要观察左心房和左心室、心胸的前后径、胸廓形状及纵隔肿瘤的鉴别等。临床常采用前3种投照位置，亦称心脏三位像。

2) 造影检查：心血管造影是将造影剂经导管快速注入心脏和大血管腔内，使其显影以观察其内部的解剖结构、运动及血流动力学改变的一种有创伤性的影像学检查方法，能为临床诊断与治疗提供重要的资料。目前临床多用数字减影血管造影(digital subtraction angiography，DSA)，因其没有骨骼与软组织的重叠，可使血管和病变显示更清楚。

临床常用的造影剂为水溶性有机碘剂，分为离子型和非离子型两种。离子型造影剂为泛影葡胺，用前应作碘过敏试验；非离子型造影剂常用的有碘普罗胺等。造影剂要求浓度高、毒性小和黏稠度低。造影剂用量应以能得到满意显影效果的最小剂量为最佳。

心血管造影是一种有创伤性的较复杂的检查方法，有一定的痛苦和危险。造影检查前应做好各种充分准备工作，包括患者的心理护理和紧急救治措施。对于原因不明的发热；严重肝、肾功能损害或有明显的出血倾向者；造影剂过敏试验阳性或过敏体质；急性、亚急性细菌性心内膜炎和心肌炎；严重心律失常、心力衰竭和严重冠状动脉病变，均不宜作此项检查。

(2) 正常心脏、大血管的X线表现 心脏各房室和大血管在普通X线的投影相互重叠，必须通过不同角度，多种投照位置进行观察，才能了解心脏各个房室及大血管较完整的形态。临床常用心脏三位像进行投照观察。

1) 心脏、大血管在各投影位置上的正常影像(图5-8)。

A. 后前位(又称正位)：心脏和大血管投影位于胸部中线偏左侧，显示左、右两个边缘。心右

缘分上、下两段，之间有一较浅的切迹。上段无明显向外突出，为上腔静脉与升主动脉复合阴影；下段弧度较深，向外突出较明显，由右心房所组成。心左缘可分3段，均呈弧形向外突出，上段为主动脉结，呈半球形突出，由主动脉弓与降主动脉起始部构成；中段为肺动脉段，此段弧度最小也可稍平直或稍凹陷，主要由肺动脉主干构成；下段为左心室，此段最长，呈明显的弧形突出影，由

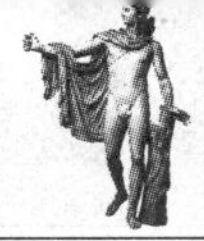

左心室构成。左室的下部形成心尖，向左下方突出。左心室和肺动脉段之间有长约 1.0 cm 的小段由左心耳构成，正常时与左心室不能区分。

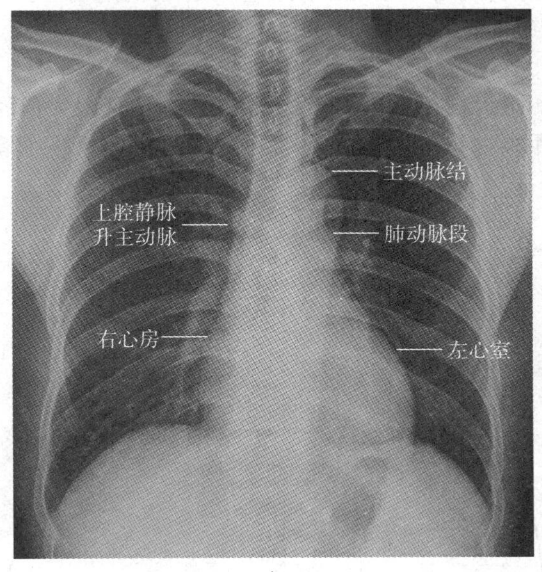

A

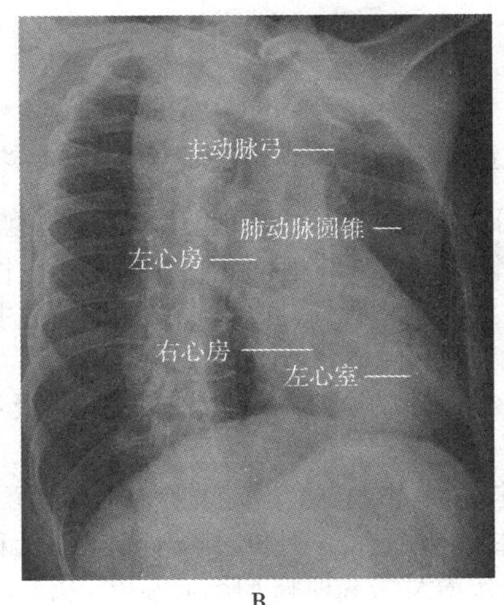

B

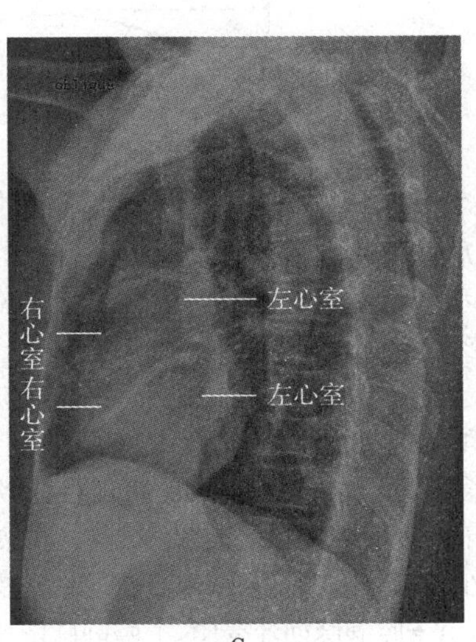

C

图 5－8　心脏大血管正常投影(正位、右前斜位、左前斜位)

注　A. 正位片；B. 右前斜位片；C. 左前斜位片。

B. 右前斜位：心脏呈斜卵形位于前胸和脊柱之间，显示前、后两个边缘。心前缘自上而下为主动脉弓、肺动脉主干和肺动脉圆锥部、下段大部分为右心室，仅最下段心尖的一小部分为左心室。心影前缘与胸壁间可见一尖端向下，近似三角形的透亮区，称心前间隙。心后缘上段为左心房，下段右心房构成，二者间无明显的分界。心影后缘与脊柱之间称心后间隙，食管和降主动脉在此间隙通过。食管与左心房的后缘相邻接，可通过吞硫酸钡食管显影，观察食管以判断左心房有无增大。

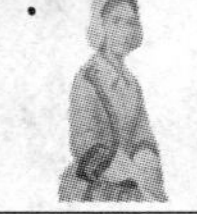

C. 左前斜位：心前缘上段为右心房，下段为右心室。心前间隙呈上下等宽近似长方形的透亮区。心后缘上段为左心房，占心后缘的小部分，下段为左心室，与脊椎前缘相邻近。左前斜位可见到升主动脉和弓降部，并与心影上缘围成称主动脉窗的透明区。其中可见肺动脉、气管分叉、左主支气管及与其伴行的左肺动脉。

2）心脏、大血管的大小与形态：心脏后前位片上测量心胸比率是判断心脏有无增大最简单的方法。心胸比率是心影最大横径与胸廓最大横径之比。心影最大横径是心影左右两缘最突出一点到胸正中线的垂直距离之和。胸廓最大横径是在右膈顶平面两侧胸廓肋骨内缘间的距离。正常成人心胸比率≤0.5(图 5-9)。

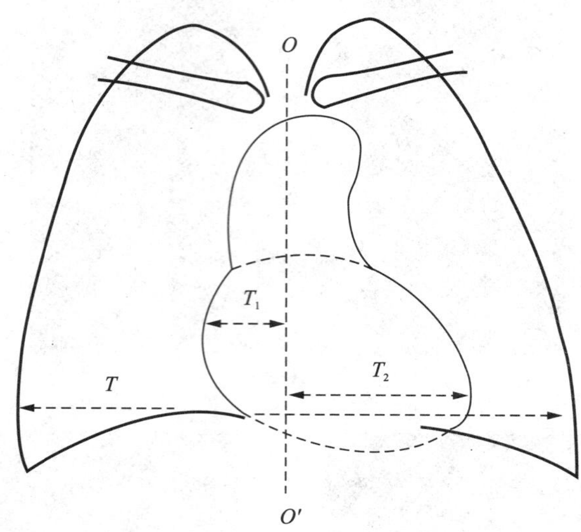

图 5-9　心胸比率测量示意图

心脏后前位片上，正常心脏大血管的形态可分为横位心、斜位心和垂位心。横位型心脏常见于矮胖体型者，胸廓较宽，心脏横径增大，心胸比率常大于 0.5；垂位型心脏常见于瘦长体型者，胸廓、心影狭长，心胸比率小于 0.5，有时小于 0.4，此型较少见；斜位型心脏常见于适中体型者，胸廓介于上述两型之间，心胸比率为 0.4～0.5，此型最多见，以青壮年常见。

3）影响心脏大血管形态和大小的生理因素：正常心脏大血管形态和大小的变化常受年龄、呼吸和体位等多因素影响。新生儿、婴幼儿心脏似球形，横径较大。心胸比率大可达 0.55，7～12 岁可为 0.5，与成年人接近或相同；老年人胸廓较宽，膈位置较高，心影趋于横位。深吸气时膈位置下降，心膈接触面减少，心影趋向垂位心；深呼气时膈上升，心影趋向横位心。卧位时膈升高，心脏上移，心影趋于横位心，由于腔静脉回流受阻，上腔静脉影增宽，心影增大，立位时膈下降，心影相应狭长。

（3）基本病变的 X 线表现

1）心脏形态异常：心脏、大血管疾病致心脏房室增大时，心脏可失去正常形态，后前位观察可分为 3 种心型(图 5-10)。

A. 二尖瓣型心脏：又称梨形心，心脏呈梨形，主动脉结变小，肺动脉段凸出，右心室增大，心尖部圆钝上翘。常见于二尖瓣病变、肺源性心脏病和先天性心脏病间隔缺损及肺动脉狭窄。

B. 主动脉型心脏：形如靴形，主动脉结凸出，肺动脉段凹陷，左心室增大，心尖向左下延伸。常见于主动脉瓣病变和高血压性心脏病。

C. 普大型心脏：心脏轮廓均匀向两侧增大，肺动脉段平直，主动脉结多正常。常见于心肌

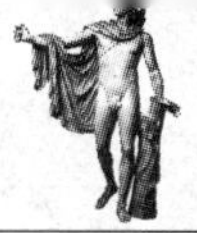

炎和全心衰竭。心包积液时心脏可为普大型，但并非心脏本身的增大。

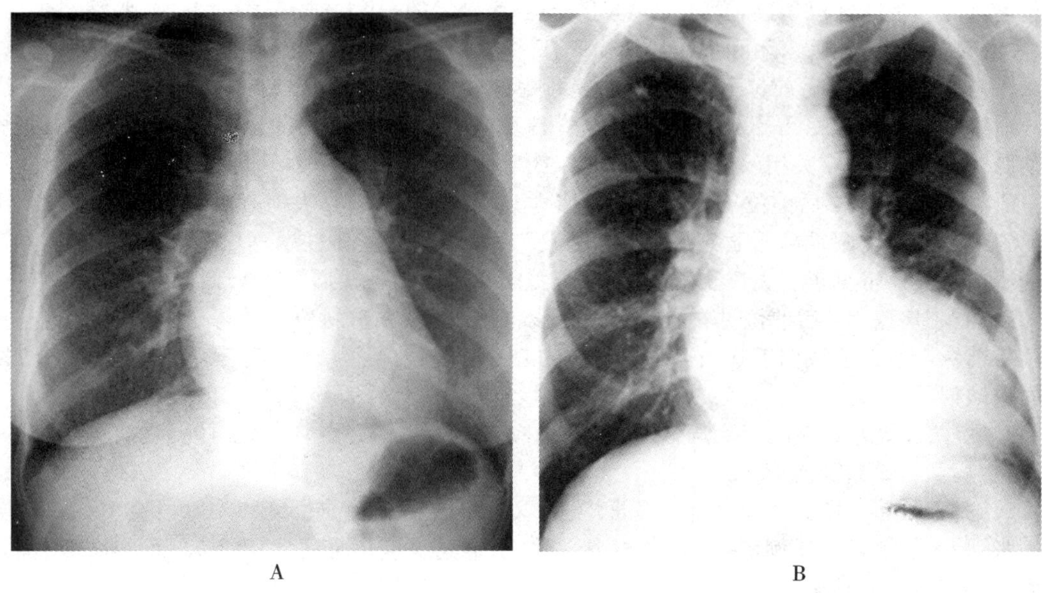

A　　　　B

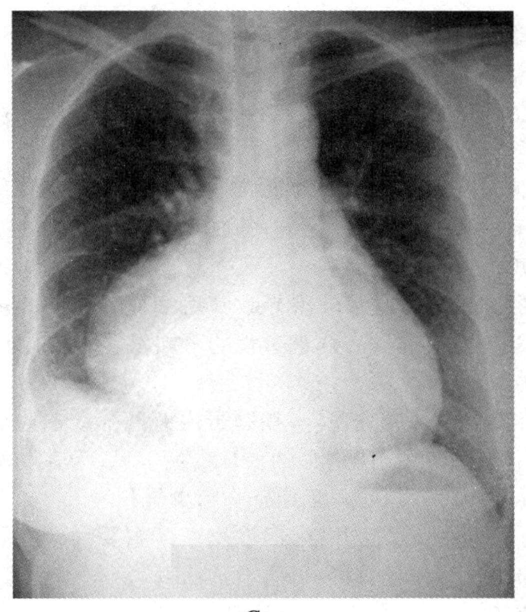

C

图 5－10　胸部正位心脏形态异常分型

注　A. 二尖瓣型心脏；B. 主动脉型心脏；C. 普大型心脏。

2）心脏增大：是心脏病的重要征像，包括心肌肥厚、心腔扩张或两者并存。可为一个或多个房室增大，也可为全心的增大。

A. 左心房增大：后前位见心左缘肺动脉段的下方左心耳扩张出现新三弓而使心脏左缘呈四弓影，心右缘呈双弧征，心底部出现双房影；右前斜位可见吞钡的食管局限性压迹或受压迫移

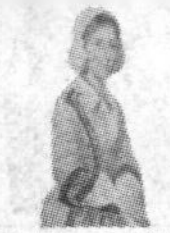

位征象；左前斜位可见心后缘上段左心房向后上方隆起，左主支气管受压变窄或移位，支气管分叉角度开大。临床常以压迹和移位程度判断左心房增大的程度。常见于风湿性心脏病二尖瓣病变、左心衰竭、动脉导管未闭和室间隔缺损等。

B. 左心室增大：后前位可见心脏呈主动脉型，左心室段延长，心尖向左下移位；左前斜位可见心后缘下段向后下膨凸及延长，心后缘与脊柱重叠即心后间隙消失。常见于高血压性心脏病、主动脉瓣病变、二尖瓣关闭不全及动脉导管未闭等。

C. 右心室增大：后前位见心脏向两侧增大主要向左增大，心尖上翘、圆隆，肺动脉段突出；右前斜位心前缘之圆锥部明显膨凸，心前间隙变窄或消失；左前斜位心前下缘向前膨凸，心前间隙变窄或消失。常见于二尖瓣狭窄、肺源性心脏病和房室间隔缺损等。

D. 右心房增大：后前位见右心缘下段延长向右膨凸；右前斜位心后缘下段向后突出；左前斜位心前缘上段向前或向下膨凸可与其下方的心室段成角。常见于三尖瓣关闭不全、右心衰竭、房间隔缺损等。

3）肺循环异常：心血管疾病诊断中，X线检查不仅观察心血管变化，还要观察肺血管的情况，对疾病及早诊断和治疗。

A. 肺血增多：指肺动脉血流量异常增多，又称肺充血。后前位见肺动脉段突出，右下肺动脉扩张；肺血管纹理成比例增粗、增多，边缘清楚；肺野透亮度正常；肺门和肺动脉干搏动增强，被称为“肺门舞蹈”。常见于左向右分流的先天性心脏病（房、室间隔缺损和动脉导管未闭）、甲状腺功能亢进和贫血等。

B. 肺血减少：为肺动脉血流量异常减少，又称肺缺血。后前位见肺门影缩小，搏动减弱；右下肺动脉干变细；肺血管纹理普遍变细、稀疏；肺野透亮度增加，严重的肺血减少时肺野内可见形成侧支循环的走行紊乱的网状血管影。常见于右心排血受阻（如肺动脉狭窄）、肺动脉阻力增高（如肺源性心脏病）等。

C. 肺淤血：指肺静脉回流受阻而导致血液淤滞于肺内，肺静脉扩张。后前位见上肺静脉增粗，下肺静脉变细或正常；两肺门阴影增大模糊；肺血管纹理增多、增粗，边缘模糊；肺野透亮度降低。常见于二尖瓣狭窄和左心衰竭等。

D. 肺水肿：是指肺静脉压升高血浆外渗导致肺毛细血管内的大量液体渗入肺间质或肺泡内。是肺淤血的进一步发展，二者属同一病理过程的不同发展阶段。因渗入部位不同，肺水肿分为间质性和肺泡性肺水肿。

间质性肺水肿：除肺淤血的X线表现外，在肺野内有间隔线出现（克氏B、A、C线），为肺静脉压升高引起渗出液体留滞在小叶间隔内形成。B线最常见，为在肋膈角区见到与侧胸壁垂直的长2～3 cm，宽1～3 mm的水平线状影，常伴有胸腔少量积液。

肺泡性肺水肿：常与间质性肺水肿并存，但渗出液体主要存留在肺泡内。后前位见一侧或两侧肺野内中带广泛分布斑片状模糊阴影，可融合成大片，两侧肺受累可呈“蝶翼状”，为其典型表现。病变在短时间变化较大。常见于左心衰竭和尿毒症等。

E. 肺动脉高压：指肺动脉收缩压＞30 mmHg或平均压＞20 mmHg，由肺血流量增加或肺循环阻力增高所致。后前位见肺动脉段明显凸出，右下肺动脉增粗；肺门动脉扩张、增粗，搏动增强；如果肺门动脉明显扩张增粗，肺动脉外围分支纤细稀疏，出现肺门“截断现象或残根征”，则为肺循环阻力增高所致，称阻塞性肺动脉高压。如果肺动脉成比例扩张，则为肺血流量增多所致，称高流量性肺动脉高压；还可有右心室不同程度扩大。

（4）常见疾病的X线表现

1）风湿性心脏病：急性期以心肌炎为主，急性期过后常可遗留风湿性心瓣膜损害。受累的

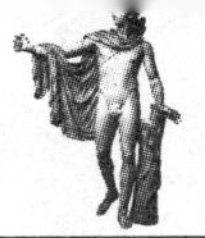

瓣膜以二尖瓣最多见，其次是主动脉瓣和三尖瓣，可致瓣膜狭窄或关闭不全。多发生于20～40岁的青壮年。

A. 二尖瓣狭窄：是风湿性心脏瓣膜病中最常见的。二尖瓣狭窄使左心房排血受阻，左心房因压力升高而扩张和肥厚，出现肺淤血征像。继而肺循环阻力增加，最后导致肺循环高压，使右心室因排血负荷增加而扩大。左心室及主动脉因血流量减少可缩小。临床为心悸、气短，重者可出现咯血、呼吸困难、端坐呼吸并有典型的"二尖瓣面容"。

X线表现：心影呈二尖瓣型；左心房增大，是二尖瓣狭窄定性诊断的征像；右心室增大；左心室及主动脉结缩小；可出现肺淤血，病情发展可出现间质性肺水肿，在肺野内有克氏B线出现(图5-11)。

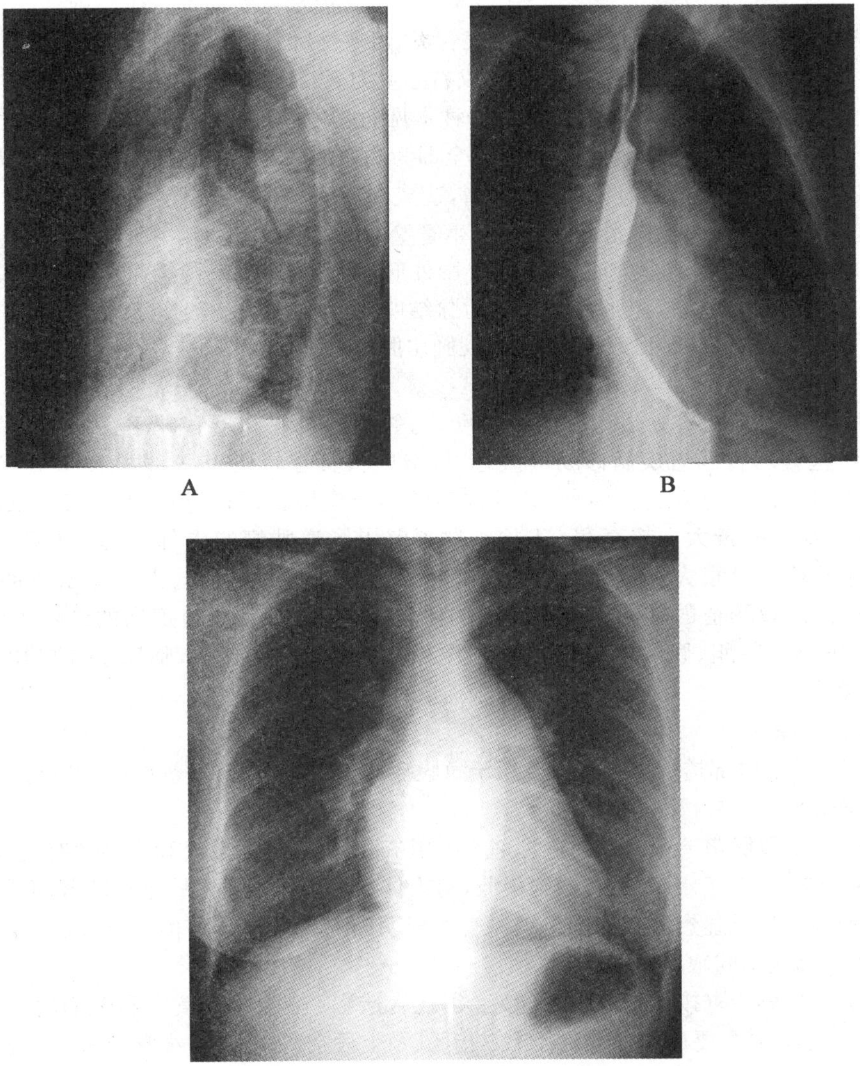

A

B

C

图5-11 二尖瓣狭窄X线表现

注 A. 左前斜位；B. 右前斜位；C. 正位。

B. 二尖瓣关闭不全：常继发于二尖瓣狭窄之后，并与之并存。二尖瓣关闭不全，左心室收缩

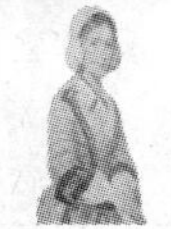

时左心室内部分血液返流入左心房，使左心房血量增加而扩大。左心房内压力升高到一定程度继而导致不同程度的肺循环高压。在左心室舒张时左心房内相应过多血液又流入左心室，使左心室血流量负荷加重而增大。临床为心悸、气短及咳嗽、咳痰、呼吸困难等左心功能不全表现。

X线表现：心影为二尖瓣型；左心房和左心室增大明显；右心室亦可增大，但不如左心室增大明显；重者可出现肺淤血。

2）慢性肺源性心脏病：是长期肺实质或肺血管的原发病变和其他胸部病变所引起的心脏病。慢性支气管炎、阻塞性肺气肿、支气管哮喘、肺结核、广泛的胸膜增厚、肺动脉血栓栓塞等是常见病因。由于缺氧引起肺小动脉痉挛，肺循环阻力增加导致肺动脉高压、右心室肥大和右心功能不全。

X线表现：慢性肺原发病变，有慢性支气管炎、阻塞性肺气肿等表现；心影呈二尖瓣型；可见肺动脉高压影像特征；右心房、右心室增大，以右心室为著；肺血增多，可见“肺门舞蹈”征。

3）高血压性心脏病：高血压在临床为一种常见病、多发病，可分为原发性和继发性两类。长期动脉血压过高引起左心室肥大和心功能不全即为高血压性心脏病。原发性高血压为广泛的小动脉痉挛，周围循环阻力增加，动脉血压升高，造成左心室负荷增大，导致心肌肥厚，以至扩大。主动脉因管腔压力增加引起扩张、迂曲，可发生管壁的退行性改变。

X线表现：早期左心室呈向心性肥厚，心影外形可无明显改变；持续血压增高可使左心室心肌肥厚，左心室增大；主动脉扩张、迂曲，主动脉结明显凸出，心影呈主动脉型；左心衰竭时左心室、左心房增大，可出现肺淤血改变，甚至出现肺水肿。

3. 消化系统

消化系统的食管和胃肠道为软组织密度，与邻近的组织和器官缺乏良好的自然对比，因此普通X线检查对胃肠道疾病诊断价值有限，造影检查在胃肠道X线检查中具有重要的价值。胃肠道的临床检查方法有多种，纤维内镜的临床应用，对胃肠道疾病早期诊断准确性很高，但较造影检查痛苦大。超声和CT检查对了解胃肠道肿瘤的内部结构、胃肠道壁的浸润程度和有无转移等有很大价值。血管造影用于胃肠道血管性病变、胃肠道出血的定位检查和介入治疗。因胃肠道的蠕动和其空间结构比较复杂，MRI胃肠道疾病的诊断中价值较小。常规X线检查对肝、胆、胰及脾脏等实质脏器疾病的诊断价值有限，临床主要应用超声、CT、MRI等影像检查。

(1) 检查方法

1）普通检查：腹部透视和平片主要用于急腹症的诊断和不透X线的异物检查。

2）钡剂造影检查：

A. 造影剂：胃肠道造影常用的造影剂为医用硫酸钡，其次为空气和水溶性有机碘化物。硫酸钡为白色粉末，不溶于水，不被胃肠道吸收，对人体无毒副作用。钡的原子量高，不易被X线穿透，进入胃肠道内使其显影并与周围组织器官形成明暗对比。造影前依检查部位和造影要求将硫酸钡加水调制成不同浓度的混悬液。

B. 胃肠道造影检查按检查范围可分为：①食管造影：主要检查食管和咽部病变；②上消化道造影(简称钡餐)：主要检查食管、胃、十二指肠、及上段空肠病变；③小肠造影：主要检查空、回肠及回盲部的病变；④结肠造影：多为钡剂灌肠造影，主要检查直肠、结肠和回盲部的病变。

C. 造影方法：可分为传统的钡剂造影法和气钡双重对比造影法。传统的钡剂造影法只用硫酸钡为造影剂，属单对比造影，包括黏膜法、充盈法和加压法。

气钡双重对比造影法简称双重造影，是目前临床常用的检查方法。上消化道造影先口服一定量的产气剂，使胃肠充气扩张，然后吞服少量的钡剂，使钡剂均匀涂在食管、胃肠道的黏膜表

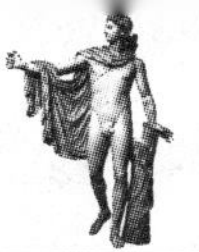

面，则形成明暗对比影像，以显示其黏膜表面的细微结构及微小病变，再吞服适量的钡剂充盈胃腔，获得充盈像，多角度不同体位观察各部形态结构、功能及其异常改变。结肠钡剂灌肠造影是经肛管先注入适量的一定浓度的钡剂，使其均匀涂布大肠的黏膜皱襞上，然后注入适量的气体，使肠管扩张充气，形成明暗对比影像，以观察大肠黏膜皱襞的微细结构和微小病变，观察大肠轮廓、形态等改变。

D. 钡剂造影检查辅助药物：抗胆碱药如盐酸山莨菪碱，可松弛平滑肌，降低食管和胃肠道张力，使钡剂均匀涂布其黏膜表面，有利于显示黏膜面的细微结构及微小病变。还可消除胃肠道痉挛，帮助鉴别胃肠道管腔狭窄是痉挛性还是器质性。肌肉注射新斯的明或口服吗丁啉可增强胃肠道张力，促进蠕动，加快钡剂的排空，可缩短造影检查时间，适当扩大检查范围。

E. 胃肠道钡剂造影检查前准备及注意事项：上消化道造影需禁食、水 6 小时；对胃内有大量滞留液者，应先抽出再行检查；结肠造影需在检查前清洁肠道，临床常用口服硫酸镁或甘露醇等药物；检查前 3 天禁用含有重金属(铋剂、铁剂、钙剂等)和影响胃肠功能的药物；怀疑有胃肠道穿孔、肠梗阻的患者，禁行钡剂造影检查，可用泛影葡胺检查；近期有上消化道大出血患者，应在出血停止后 10～15 天可进行钡剂造影检查。

3）血管造影：主要用于钡剂造影检查未能发现的胃肠道出血和肿瘤。对急性上消化道大出血和腹部外伤出血患者，可明确出血部位，以进行血管栓塞治疗或外科手术治疗。

(2) 正常胃肠道 X 线表现

1）食管：食管位于后纵隔内，分为上、中、下 3 段，主动脉弓水平以上为上段，以第 8 胸椎水平高度分为中段和下段。

口服钡剂后正位见食管位于中线偏左，轮廓光整，管壁柔软，食管充盈宽度为 2～3 cm。右前斜位是观察食管的常用位置，其前缘可见 3 个压迹，由上至下分别为主动脉弓压迹、左主支气管压迹和左心房压迹(图 5 - 12)。

食管的黏膜皱襞影为数条纵行纤细且相互平行的条纹影，经过贲门与胃小弯的黏膜皱襞相连续。食管蠕动使食物由上至下运行，波形对称，由吞咽动作激发或食物团对食管壁的压力所致。

2）胃：贲门入口水平以上的胃腔称胃底，立位时含气体，又称胃泡。由贲门至幽门的内上缘称胃小弯，外下缘称胃大弯。胃小弯的弯曲处称角切迹。由贲门至角切迹的胃腔称胃体，角切迹与幽门之间的部分称胃窦。幽门为连接胃与十二指肠的短管，长 5～10 mm，宽度随括约肌收缩而异。胃的位置和形状与体型、胃张力、体位和神经功能状态等因素有关。常分为以下 4 种类型。

A. 牛角型胃：胃的位置和张力均高，呈横置牛角形，胃腔上宽下窄，胃角切迹不明显，胃最下极常在肚脐水平上方，多见于矮胖体型者。

B. 钩型胃：胃的位置和张力中等，胃角切迹明显，胃最下极常于髂嵴水平，最常见，多见于匀称体型者。

C. 长型胃：又称无力型胃，胃的位置和张力均低，胃腔上窄下宽如水袋形，胃最下极常在髂嵴水平以下，可达骨盆入口，多见于瘦长体型者，

D. 瀑布型胃：胃的位置和张力均高，胃底呈囊袋状后倾，胃泡大，胃体小，造影时钡剂先进入后倾的胃底处，充满后再犹如瀑布样倾泻而下，溢入胃体。多见于均称体型或矮胖体型者。

正常胃小弯和胃窦大弯侧轮廓光滑整齐，胃底和胃体大弯侧轮廓略不规则，常呈锯齿状。

胃黏膜皱襞呈条纹状影，胃底部的黏膜皱襞较粗而弯曲，呈不规则网状。胃体部黏膜皱襞为纵行条纹影，胃小弯处平行整齐，向大弯处逐渐变粗为横行或斜行而呈锯齿状。胃窦部黏膜皱襞

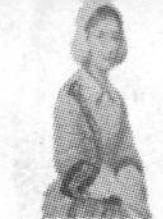

为胃体小弯侧黏膜皱襞的延续，可斜行或与胃小弯平行(图 5-13)。

在胃双重造影片上，正常胃黏膜皱襞影像消失而显示胃微皱襞影像，包括为小沟和其勾划出的胃小区，是肉眼所见的最小单位。在胃窦部容易见到。

胃蠕动为胃的肌肉收缩，多由胃体上部开始，可同时见到 2～3 个蠕动波。胃窦部分是整体性向心性收缩，因而见不到蠕动波。一般胃的排空时间为 2～4 小时。

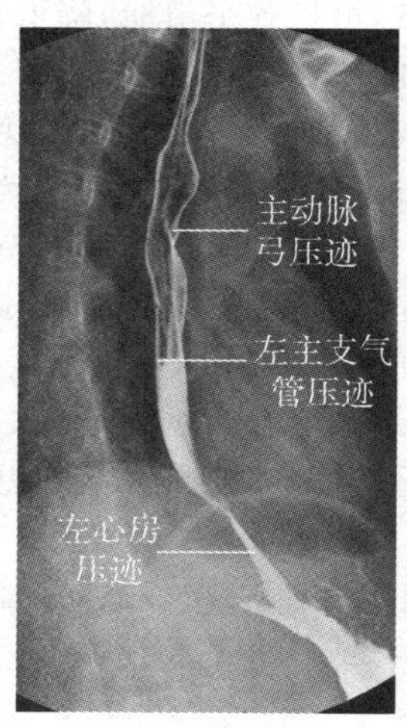

图 5-12　食管压迹

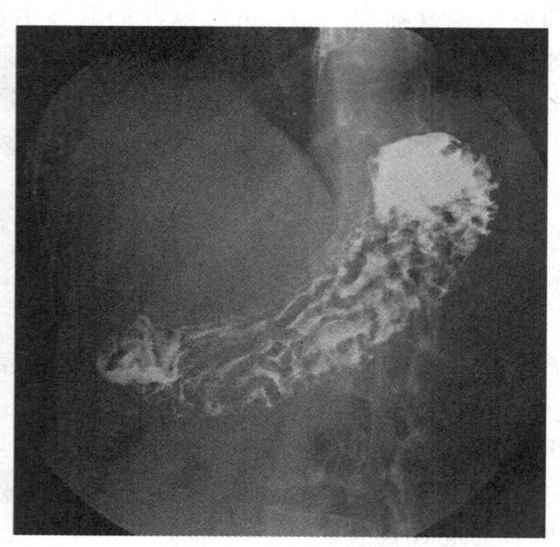

图 5-13　正常胃黏膜

3) 十二指肠：分为球部、降部、水平部和升部，全程呈“C”字形，将胰头包绕其中。球部呈近似等腰三角形或圆锥形，两缘对称，球底部中央为幽门管开口，尖端指向右后上方，称顶部，连接降部。十二指肠球部轮廓光整，黏膜皱襞像为纵行的条纹影集中于球顶部。降部以下肠管黏膜皱襞影与空肠相似，可呈纵行、横行的羽毛状影。十二指肠球部蠕动为整体性收缩，降部以后的蠕动多呈波浪状向前推进。正常时可见十二指肠逆蠕动。

4) 空肠和回肠：空肠上接十二指肠，回肠经回盲瓣与结肠相连，空肠和回肠之间无明显分界。空肠主要位于左上、中腹部，黏膜皱襞较密集，呈环状条纹或羽毛状影，蠕动活跃。回肠位于右中、下腹和盆腔，肠腔变小、肠壁变薄，黏膜皱襞少而浅，蠕动慢而弱，回肠末段的黏膜皱襞常为纵向走行的条纹影。正常肠管柔软，移动性较大，轮廓规整。一般服钡剂后 2～6 小时钡先端可到达盲肠，小肠的排空时间为 7～9 小时。

5) 结肠：包括盲肠、升结肠、横结肠、降结肠、乙状结肠和直肠。可见结肠袋呈基本对称的袋状凸出影，自降结肠以下结肠袋逐渐变浅，乙状结肠基本消失，直肠没有结肠袋。过度充盈钡剂可使结肠袋变浅或消失。结肠黏膜皱襞为纵、横、斜行相互交错的不规则条纹影。结肠蠕动主要为整体蠕动。一般大肠的排空时间为 24～48 小时。

(3) 基本病变的 X 线表现　胃肠道炎症、溃疡、肿瘤等疾病均可造成形态(轮廓、黏膜皱襞、管腔大小等)和功能(张力、蠕动、排空及分泌功能)的改变。

1) 轮廓的改变：可分为突向腔外、伸向腔内两种情况。

充盈缺损　胃肠道内占位性病变形成局限性的肿块向腔内生长，占据一定的空间，不能被硫酸钡充填，切线位上表现为胃肠轮廓某局部向腔内突入的密度减低区，称充盈缺损。多见于消化道肿瘤、肉芽肿和异物等。良性肿瘤其边缘多光滑整齐，恶性肿瘤边缘不规则。

龛影　胃肠道壁上溃疡性病变形成局限性缺损被硫酸钡充填，X 线切线位上表现为胃肠轮

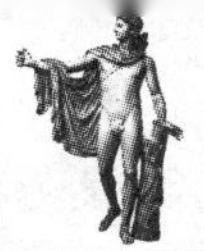

廓某局部向腔外突出的含钡影像，称龛影。多见于溃疡，且为消化道溃疡的直接征像。

胃肠道恶性肿瘤溃疡型也可见龛影征像，两者的区别是：溃疡型肿瘤所致龛影是由于肿瘤表面溃破造成肿瘤局限性缺损被硫酸钡充填，在切线位上表现为胃肠轮廓某局部向腔内突入的近似半月形不规则的含钡影像，且外缘平直，内缘不整，见于溃疡型癌。

2）黏膜皱襞的改变：①黏膜皱襞的破坏、中断或消失，表现为正常的黏膜皱襞影消失，可见杂乱不规则的钡影或黏膜皱襞中断的影像，与正常黏膜皱襞分界清楚，常见于恶性肿瘤。②黏膜皱襞的纠集，又称黏膜皱襞集中，表现为条纹状黏膜皱襞影从四周向病变区呈放射状集中，常见于慢性溃疡病变。③黏膜皱襞的平坦，表现为条纹状黏膜皱襞影变浅、模糊不清甚至消失，见于恶性肿瘤破坏区周围或溃疡龛影周围。④黏膜皱襞的迂曲和增宽，表现为透明的条纹状影增宽，常伴迂曲、紊乱，常见于慢性胃炎和黏膜下静脉曲张。

3）管腔大小的改变：管腔狭窄常见于胃肠道炎症、肿瘤、粘连、痉挛、外在压迫或先天发育不良等。狭窄的边缘可整齐、对称或不规整。管腔扩张常见于管腔狭窄和梗阻的近侧，并伴有近段管腔内积气、积液和蠕动增强，梗阻时可见阶梯状气液平面。

4）功能性改变：

张力改变 正常胃肠道管腔具有一定的张力，以维持管腔的正常大小。张力增高表现为管腔缩小，紧张有力。张力低下表现为管腔扩张，松弛无力。张力改变可由胃肠道本身病变引起，也可以是神经功能障碍所致。

蠕动改变 包括蠕动波多少、深浅、速度和方向的改变。蠕动增强表现为蠕动波增多、加深、加快，见于局部炎症或远端梗阻；蠕动减弱或消失表现为蠕动波减少、变浅、减慢或长时间无蠕动波出现，见于恶性肿瘤浸润；逆蠕动是与正常蠕动方向相反的蠕动，见于胃肠道梗阻的近段，十二指肠正常情况下也可有逆蠕动。

排空功能改变 与胃肠道的张力、蠕动等有关，表现为排空延迟或排空过快。若口服钡剂后超过 4 小时，胃内钡剂尚未排空，则为胃排空延迟。

分泌改变 正常空腹胃肠道内无液体积存。在分泌增加或远端有梗阻时，出现液体增多，表现为钡剂不能正常附着在胃肠道黏膜上，黏膜皱襞显影不清，钡剂呈斑片状或雪片状分布。胃液分泌增多时，空腹可见胃内气液平面，为空腹滞留液。

(4) 常见疾病的 X 线表现

1）食管静脉曲张：是门静脉高压的重要并发症，常见于肝硬化。肝硬化引起门静脉血液受阻时，造成胃底静脉和食管黏膜下静脉淤血与扩张，形成胃底和食管静脉曲张。

X 线表现：食管钡剂造影检查是临床有效的主要诊断方法。早期表现为食管下段黏膜皱襞迂曲增宽，食管边缘略呈锯齿状。随静脉曲张的加重而出现典型表现，为食管中、下段黏膜皱襞明显增宽、迂曲，呈蚯蚓状或串珠状充盈缺损，食管边缘不规则呈锯齿状，并可出现食管壁张力降低、管腔扩张、蠕动减弱及排空延迟。

2）胃、十二指肠溃疡：胃、十二指肠溃疡是消化道较常见的疾病。溃疡多单发，也可多发，胃和十二指肠同时发生溃疡为复合性溃疡。临床上十二指肠溃疡较胃溃疡多发，胃溃疡可发生恶变。临床主要症状为反复发作的上腹部疼痛，有一定的规律性和周期性。

X 线表现：钡剂造影检查能明确诊断此病。常用直接征像和间接征像来描述。直接征像，为溃疡本身的形态改变；间接征像，为溃疡所致的功能性和瘢痕性改变。

A. 胃溃疡：多见于小弯侧角切迹附近，直接征像是龛影。切线位龛影位于胃轮廓外，呈边缘光整，密度均匀的乳头状、锥状或其他形状钡影。溃疡口部可见由黏膜炎性水肿所致的透亮带影，是良性溃疡的特征(图 5－14)，切线位观为龛影口部呈带状透亮影，犹如一个项圈，称“项圈征”；龛影口部明显狭窄犹如狭长的颈状，称“狭颈征”。

溃疡慢性愈合形成瘢痕收缩造成周围的黏膜皱襞呈放射状向龛影口部集中，并逐渐变窄，是良性溃疡的另一特征。

胃溃疡的间接征像主要：①痉挛性改变，表现为溃疡对应部位胃壁上的凹陷，如小弯侧溃疡时，大弯侧的相对部位出现深的胃壁凹陷，即为痉挛性切迹。②分泌增加，表现为空腹滞留液增多。③胃蠕动增强或减弱，张力增高或减低，排空加快或延迟。④瘢痕性改变，瘢痕收缩可造成胃腔的变形和狭窄。

B. 十二指肠溃疡：龛影是十二指肠溃疡的直接征像。十二指肠溃疡90%以上发生在球部，且大都在球的前壁或后壁，因此常为正位加压观，表现为类圆形的边缘光整的钡斑影，周围可见黏膜炎性水肿形成的“月晕征”，周围黏膜因瘢痕收缩而呈放射状向龛影部位集中。

十二指肠溃疡间接征像：①球部变形，由于十二指肠球部腔小壁薄，溃疡易致球部变形，可呈山字形、三叶形和葫芦形等；②球部激惹征，表现为钡剂不在球部停留，迅速排出；③幽门痉挛、排空延迟；④胃分泌液增多；⑤局部压痛。

3）食管癌、胃癌和结肠癌：早期癌瘤是指病变限于黏膜和黏膜下层，中晚期是指肿瘤侵及肌层及其以下者。大体病理形态分为增生型、浸润型和溃疡型。溃疡型癌又称恶性溃疡。

共同的X线表现：①早期黏膜皱襞平坦、迂曲或僵直；中晚期黏膜皱襞破坏、中断或消失。②充盈缺损：钡剂充盈时为大小不等、形态不整的向腔内突入的密度减低区；③管腔狭窄：由癌组织浸润、肿瘤腔内占位而致；④管壁僵硬：癌组织浸润管壁肌层而使其增厚，蠕动消失；⑤龛影：是溃疡型癌瘤的典型表现，龛影位于管腔轮廓之内且形态不规则，外缘平直，内缘有多个尖角，称“尖角征”，其周围呈宽窄不一的透亮带影，称“环堤征”，其中可见指压迹状的充盈缺损，称“指压征”。胃肠道腔内突入的龛影及其周围不规则的环堤，称为“半月综合征”(图5-15)。

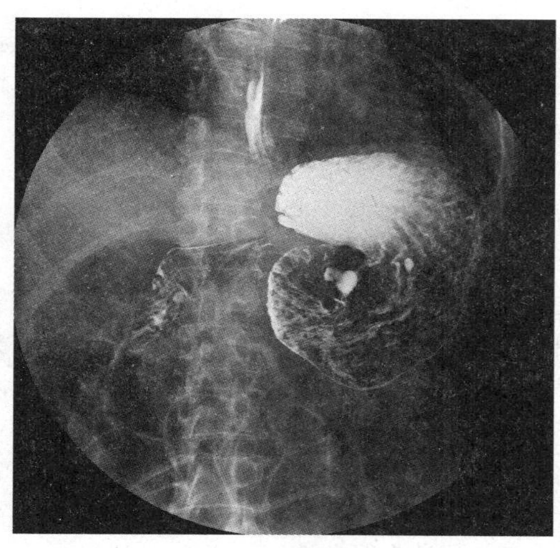

图5-14　胃小弯溃疡

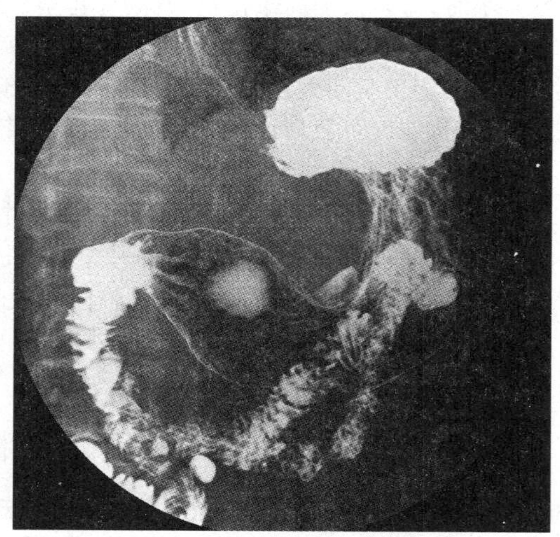

图5-15　溃疡型胃癌

不同部位、不同类型消化道癌瘤的X线表现：浸润型癌以管腔呈向心性狭窄为主，可有不同程度的梗阻征像，弥漫性浸润者还可出现管壁僵硬、蠕动消失等征像；增生型癌，以大小不等、形态不规则的腔内充盈缺损为主，多形成偏侧性狭窄；溃疡型癌，以突入管腔轮廓线内不规则的龛影为主，其内可见半月综合征。结肠癌还可见结肠袋不对称或消失征像。

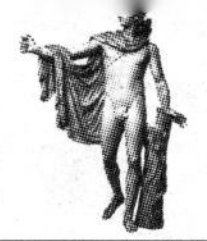

4）肠结核：肠结核多继发于肺结核，青壮年多，常与其他的腹部结核同时存在。临床主要症状有腹痛、腹泻或便秘，可有全身结核中毒症状。好发于回盲部，其次为升结肠。回盲瓣常受累。病理改变常分为溃疡型和增殖型。

X线表现：溃疡型肠结核主要表现为局部黏膜皱襞紊乱、破坏，肠管痉挛收缩，病变肠管无钡剂充盈或只有少量钡剂呈细线状充盈，称为"跳跃征"，是因炎症和溃疡刺激肠管引起激惹所致，是溃疡型肠结核典型的X线表现。

增殖型肠结核主要表现为肠腔变窄，肠壁僵硬，肠管缩短，轮廓不规则，黏膜皱襞紊乱或消失，常见大小不等的息肉样充盈缺损。回盲瓣受侵犯而表现为增生肥厚，使盲肠内侧壁凹陷变形，末端回肠扩大，小肠排空延迟。

4. 骨、关节系统

外伤、炎症、肿瘤和一些全身性疾病（如营养代谢性和内分泌）等均可引起骨骼的改变，X线能反映这些疾病的部分病理变化。人体组织结构中骨骼密度最高，与周围软组织形成良好的自然对比。同时骨皮质密度较高，与内部密度较低的骨松质和骨髓也能形成良好的自然对比。X线能使骨关节清楚显影，检查方法简单，能显示病变的部位、范围和程度，还可对病变进行定性诊断。因此，X线检查是诊断骨关节疾病常用的方法。

(1) 检查方法

1）普通检查：

透视 要用于外伤性骨折、关节脱位的诊断与复位，不透X线异物的定位与摘除。

摄片 X线平片。X线平片是骨、关节及软组织疾病首选的检查方法。摄片位置除了常规的正位、侧位两个投照位置外，某些部位，包括脊柱、头颅和手足等还应加摄斜位、切线位和轴位等投照位置。

2）造影检查：

关节造影 临床多用于膝关节造影，是将造影剂注入关节腔内，使X线平片不能显示的关节软骨、半月板、关节囊及韧带等结构通过人工对比得以观察。主要用于检查半月板的损伤。随着现代医学影像技术的应用，目前临床多用MRI取代。

血管造影 多用于肢体动脉，主要用于良、恶性肿瘤的鉴别，属介入放射学的一部分。

(2) 正常骨、关节的X线表现 骨与软骨属结缔组织。软骨未钙化时，X线上不显影。骨在人体组织结构中密度最高，X线片上呈高密度影。人体骨骼因形状不同可分为长骨、短骨、扁骨和不规则骨4类。骨质按其结构分为密质骨和松质骨两种。长骨的骨皮质和扁骨的内外板均为密质骨，主要由多数哈氏系统组成，含钙盐多，骨结构密实，X线片为均匀高密度影。松质骨由多数骨小梁组成，骨小梁自骨皮质向骨髓腔延伸并相互连接成网状，其间充以骨髓，X线片为密度低于密质骨的网状致密影。

1）长骨

小儿长骨 长骨一般有3个以上的骨化中心，一个在骨干，其余在骨端。小儿出生时，长骨骨干已大部分骨化，为原始骨化中心。骨干两端仍为软骨，为骺软骨。小儿出生后，随着骨发育，骨干两端软骨出现骨化，为继发或二次骨化中心，又称骺核。因此，小儿长骨的主要特点是：有骺软骨，且未完全骨化；可分为骨干、干骺端、骨骺和骨骺板等部分（图5-16）。

骨干 长骨骨干呈管状，周围由密质骨构成，为骨皮质，X线表现为外缘清楚的均匀致密影，在骨干中部最厚，向两端逐渐变薄。骨干中央为骨髓腔，内含造血组织和脂肪组织，为由骨皮质包绕的条带状半透明区。骨皮质的外面和里面（除关节囊内部分以外）分别覆盖有骨外膜和骨内膜，正常时不显影。

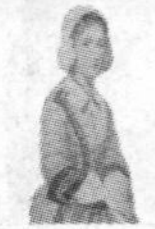

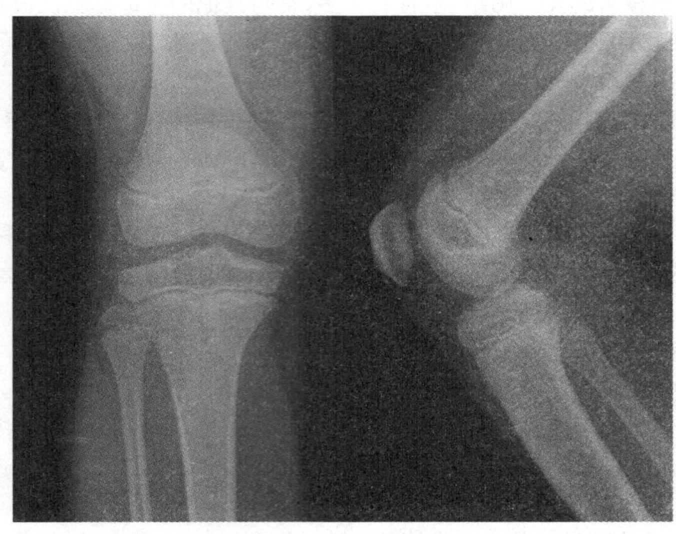

图 5－16　小儿长骨

干骺端　为骨干两端向骨骺移行的较粗大部分，主要由松质骨构成，骨小梁相互交错排列成网状，周边为薄层骨皮质。干骺端顶端为一横行薄层致密条带影，为干骺端的临时钙化带。它随着软骨内成骨而逐渐向骨骺侧移动，使骨不断增长。骨干与干骺端间无明显的分界。

骨骺　为长骨未完成发育的一端。在胎儿及新生儿多为软骨，即骺软骨。X线片上不显影。随着骨发育，软骨不断骨化，出生后不同时期在骺软骨中相继出现1个或几个二次骨化中心，即骺核，表现为小点状或斑点状骨性高密度影。随后骺软骨发育，其中的骺核因骨化而增大，形成由骨小梁组成的松质骨结构，边缘由不规则变为光滑整齐。

骨骺板(骨骺盘)　随着骨发育成熟，骨骺与干骺端不断骨化，二者间的软骨逐渐变薄呈板状时，称骨骺板，表现为横行带状透明区，年龄越小，透明区越宽。骨发育趋于成熟时，骨骺板变薄呈线状则称骨骺线，为横行线状透明区。骨骺与干骺端愈合时，骨骺线消失，完成骨的发育，可见原骨骺线处呈横行不规则线状致密影，为骨骺痕迹。成年后逐渐消失。

成人长骨　成人长骨的外形与小儿长骨相似，但骨骺线完全消失，骨发育完全。可分为骨干和由松质骨构成的膨大的骨端两部分。骨端的顶有一薄层壳状骨板为骨性关节面，表面光整。其外方覆盖一层软骨，即关节软骨，X线片上不显影。

2）四肢关节：关节由两骨或多骨组成，在解剖上主要包括关节骨端、关节腔和关节囊。X线片上主要显示关节骨端的骨性关节面，为边缘光滑整齐的线状致密影；还可显示关节间隙，为两个骨性关节面之间的透亮区，包括关节软骨、关节腔和少量滑液的投影。关节间隙的宽度因部位和年龄而异。

3）脊柱：脊柱由脊椎和其间的椎间盘组成。除颈1、颈2和骶尾椎外，每个脊椎分椎体及椎弓两部分。X线表现为椎体呈长方形，从上向下依次增大，主要由松质骨构成，周围是一层均匀致密的骨皮质，边缘光整。椎间盘位于相邻椎体之间，为软组织密度，呈宽度均匀的横行带状透明影，称之为椎间隙。椎体两侧有横突影，在其内侧可见椭圆形环状致密影，为椎弓根横断面，称椎弓环。在椎弓根的上、下方分别为上、下关节突的影像。椎弓板由椎弓根向后内延续，于中线联合成棘突，投影于椎体中央的偏下方，呈尖向上类似三角形的线状致密影，大小与形状可不同。椎体后缘与椎弓围成椎管，脊髓由此通过，在椎体后方呈纵行的半透明区。相

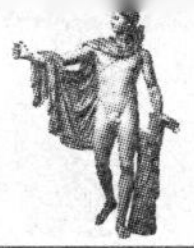

邻椎弓、椎体、关节突及椎间盘构成椎间孔，呈类圆形半透明影，颈椎于斜位显示清楚，胸腰椎于侧位显示清楚。

(3) 基本病变的X线表现

1) 骨骼的基本病变：

骨质疏松　指一定单位体积内正常钙化的骨组织减少，即骨组织的有机成分和钙盐含量都减少，骨内的有机成分和钙盐含量比例正常。X线表现主要为骨密度减低。在长骨见松质骨中骨小梁细少，间隙增宽，骨髓腔增宽，骨皮质出现分层和变薄现象。在脊椎见椎体内骨小梁呈纵形条纹，周围骨皮质变薄，严重时椎体内结构消失，椎体变扁，其上下缘内凹，椎间隙呈梭形增宽。疏松的骨骼易发生骨折，椎体可压缩成楔状。广泛性骨质疏松多见于老年人、绝经期后妇女、代谢或内分泌障碍等。局限性骨质疏松多见于骨折后、感染和恶性肿瘤等，属继发性骨质疏松。

骨质软化　指一定单位体积内骨组织有机成分正常，而矿物质减少。X线表现为骨密度减低，骨小梁稀少，骨皮质变薄等。与骨质疏松不同的是骨小梁和骨皮质粗糙模糊，是因骨组织内含有大量未钙化的骨样组织所致。承重骨骼可发生变形，如膝内翻、骨盆内陷、椎体双凹变形等；可见假骨折线；还可出现佝偻病的表现。骨质软化发生于儿童骨生长发育期为维生素D缺乏性佝偻病，成年期为骨质软化症。

骨质破坏　指局部正常骨质结构被病理组织(炎症、肉芽肿、结核、肿瘤或肿瘤样病变)所代替，形成局部骨组织缺失，可发生于骨皮质或骨松质。X线表现为片状或斑片状局限性密度减低区，即骨质缺损区，边界可清楚、光整、模糊或毛糙。囊性、膨胀性的破坏可表现为局限性骨皮质变薄，缺损区边缘光整、清楚，范围局限，多见于良性病变。溶骨性、筛孔状或虫蚀状的破坏可表现为局限性骨质密度减低，进而呈局部骨质缺损区，边缘模糊，境界不清，多见于恶性病变。

骨质增生硬化　指一定单位体积内骨量增多。X线表现为骨质密度增高，骨小梁增粗、密集，骨皮质增厚、致密，骨髓腔变窄或消失，或骨骼粗大、变形。可见于慢性炎症、外伤、骨折和骨肿瘤、甲状旁腺功能低下等。

骨膜增生　又称骨膜反应，是因骨膜受炎症、外伤、肿瘤等病理因素刺激，骨膜内层成骨细胞活动增加引起的。正常时骨膜不显影，骨膜增生说明有病变存在。骨膜增生X线表现早期可见与骨皮质平行长短不一的细线状致密影，与骨皮质间有1～2 mm宽的透明间隙，继而骨膜新生骨逐渐增厚。由于新生骨小梁排列形式不同而X线表现各异，常见的有线状、层状、葱皮状、花边状、垂直状和放射状骨膜反应等。

骨质坏死　指骨组织局部血液供应中断，代谢停止。坏死的骨质称为死骨。骨质发生坏死后周围产生肉芽组织，不断将死骨吸收，继而产生新生骨。死骨X线表现为骨质局限性密度增高影，可为砂粒状、碎片状、长条状等，其周围呈低密度影。其原因为：①死骨骨表面新生骨形成，使骨小梁增粗，骨髓内亦有新生骨形成，使死骨绝对密度增高。②死骨周围骨质被吸收，或在肉芽组织、脓液包绕衬托下，死骨为相对高密度影。骨质坏死多见于化脓性骨髓炎，骨结核、骨缺血性坏死、外伤骨折后及服用大量激素、酒精中毒等。

骨骼变形　指骨骼形态发生病理性改变。可累及一骨、多骨或全身骨骼，局部病变或全身性病变均可引起。骨肿瘤可使骨骼局部膨大、变形；骨软化症和成骨不全使全身骨骼变形；儿童佝偻病可使承重骨骼变形。

周围软组织改变　骨骼X线片上可见肌肉、肌间隙和皮下脂肪等影像。外伤和感染引起软组织肿胀时，X线表现为局部软组织影增厚，密度增高，正常肌间隙和皮下脂肪层模糊或消失。

软组织肿瘤或恶性骨肿瘤侵犯软组织时，可见软组织内密度较高的肿块影。肢体运动长期受限时，可见患肢纤细、肌肉萎缩变薄。外伤后致骨化性肌炎，可见软组织内钙化或骨化影。观察软组织病变，CT、MRI明显优于X线片，临床应用较广。

2）关节的基本病变：

关节肿胀　由关节积液或关节囊及其周围软组织肿胀所致。X线表现为关节周围软组织肿胀征像，大量关节积液可见关节间隙增宽。常见于关节炎症、外伤和出血性疾病。

关节破坏　是关节软骨及骨性关节面骨质被病理组织侵犯、代替所致。X线表现：关节破坏仅累及关节软骨时，仅见关节间隙变窄；累及骨性关节面骨质时，则出现局部骨质破坏缺损，关节面不光整。严重时可引起病理性关节脱位和关节变形等。

关节退行性变　病变早期关节软骨变性、坏死和溶解，逐渐为纤维组织或纤维软骨所代替，广泛软骨坏死可致关节间隙狭窄，继而出现骨性关节面骨质增生硬化，在其边缘形成骨赘。关节退行性变早期X线表现为骨性关节面模糊、中断、消失，中晚期表现为关节间隙变窄或消失，软骨下骨质囊样变，骨性关节面不规整，边缘见骨赘形成。多见于老年人，以承重的脊柱、髋、膝关节明显。也常见于运动员和搬运工人，由于慢性创伤和长期承重所致。

关节强直　多种疾病造成关节破坏后，组成关节的骨端由骨组织或纤维组织连接，导致关节运动功能丧失，前者称骨性关节强直，后者称纤维性关节强直。

骨性关节强直X线表现为关节间隙明显变窄或消失，并有骨小梁通过连接组成关节的两侧骨端。多见于急性化脓性关节炎愈合后。纤维性强直X线上仍可见狭窄的关节间隙，但无骨小梁通过。常见于关节结核。

关节脱位　是组成关节的骨端脱离、错位，而失去正常解剖对应关系。X线表现为构成关节的骨端间隙加大、分离或错位。按脱位的程度可分完全脱位和半脱位2种。按脱位的原因可分为外伤性、病理性和先天性3种。外伤、炎症、肿瘤均可致关节脱位。

（4）常见疾病的X线表现

1）骨关节外伤：骨关节外伤主要引起骨折和关节脱位。X线检查不仅可明确诊断，还可详细了解骨折和脱位情况以指导临床治疗，以及观察复位愈合情况。

骨折　指骨结构的完整性和连续性中断。以长骨骨折和脊椎骨折常见。临床常有明显的外伤史。

A. X线表现：局部不规则的透明线，称骨折线，是骨折常见的基本X线征象。于骨皮质显示清楚整齐，松质骨则表现为骨小梁中断、扭曲、错位。有些骨折可看不到骨折线，如儿童青枝骨折、骨骺分离、嵌入性或压缩性骨折等。

B. 骨折的移位：判断骨折移位，以骨折近端为准，确定骨折远端的移位方向和程度。可呈横向移位、纵向移位和成角移位等。

C. 常见部位的骨折：①桡骨远端Colles骨折：又称伸展型桡骨远端骨折，为桡骨远端距关节面2～3 cm内的横行骨折，骨折远端向背侧或桡侧移位，向掌侧成角畸形，可伴有尺骨茎突骨折。②肱骨髁上骨折：多见于儿童，骨折线横过喙突窝或鹰嘴窝，远侧端多移向背侧。③股骨颈骨折：多见于老年，骨折可发生在股骨头下、中部或基底部。股骨头下骨折在关节囊内，造成关节囊损伤，影响囊内血管对股骨头、颈部的血供，使骨折愈合缓慢，还可发生股骨头缺血性坏死。④脊椎骨折：突然暴力使脊柱过度弯曲，引起椎体压缩性骨折，多发生于活动度较大的胸椎下段和腰椎上段，单个椎体多见。X线表现为椎体压缩成前窄后宽楔形变，椎体中央可见横行不规则致密带影，病变处上下椎间隙多正常（图5-17）。严重时常并发脊椎后突畸形和向侧方移位，甚

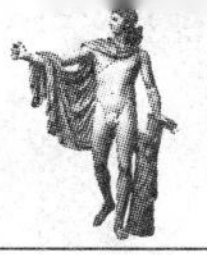

至发生椎体错位，压迫脊髓而导致截瘫。

关节脱位 外伤性关节脱位多发生在活动范围大、关节囊和周围韧带不坚实、结构不稳定的关节。以肩、肘关节脱位常见。临床有明显的外伤史。多见于青壮年。

X线表现：常见的关节脱位有：①肩关节脱位：分前脱位和后脱位，多为前脱位。肱骨头前脱位时常向内下方移位，可伴有肱骨撕脱骨折。②肘关节脱位：好发青少年，后脱位多见，表现为尺、桡骨向肱骨下端的后上方移位，严重者常伴有骨折、血管和神经的损伤。临床上成人小关节脱位和儿童骨发育期的关节脱位，X线征像不典型，常需加照健侧相同部位进行比较，才能确诊。

2）椎间盘突出：相邻椎体的椎间盘病变的结果，包括髓核和纤维环病变。以下段腰椎多见。可有患部脊椎运动受限，疼痛和神经根受压症状，疼痛可呈放射性。椎间盘前突、侧突较少见。

X线表现：可见间接征像为椎间隙均匀或不对称性狭窄；椎体边缘，尤其是后缘骨质增生形成骨赘。髓核向椎体突出称Schmorl结节，可于椎体上或下面显示一圆形或半圆形凹陷区，边缘有硬化线。X线平片一般不能明确诊断，主要依靠临床表现、CT和MRI检查进行诊断。

3）骨、关节化脓性感染：

急性化脓性骨髓炎 常由金黄色葡萄球菌进入骨髓所致，多为血源性感染，好发于儿童。临床起病急、高热，局都可有红、肿、热、痛等炎性表现。病菌最先停留在血管丰富、血流缓慢的干骺端松质骨内，局部出现炎性充血、水肿，形成局部脓肿，引起骨质破坏。脓肿可局限成慢性骨脓肿，也可向周围蔓延。儿童期骺软骨对化脓性感染有一定的阻挡作用，感染不能穿过骺软骨而侵入关节。但在成年，感染可直接侵入关节面形成化脓性关节炎。

X线表现：在发病2周内，临床表现明显，X线片无明显骨质改变，可见软组织层次模糊或消失。发病2周后可见骨骼改变：①干骺端松质骨内出现局限性骨质疏松，继而出现散在不规则的骨质破坏缺损区，其边缘模糊。破坏区有融合趋势。②因骨膜下脓肿刺激骨膜，骨皮质周围出现骨膜增生，为与骨干平行的一层致密新生骨影，新生骨广泛则形成骨包壳，表现为骨干增粗。③因骨皮质血供发生障碍而出现骨质坏死，表现为小块状或长条状密度增高影，与周围骨质分界清楚。④可发生病理性骨折。

慢性化脓性骨髓炎 是急性化脓性骨髓炎未愈合的结果。临床以局部肿痛、窦道形成为主要表现。

X线表现：①骨质破坏区周围广泛骨质增生硬化，骨膜的新生骨增厚，同骨皮质融合，致骨干增粗、轮廓不整。②骨内膜增生，使骨密度增高，甚至使骨髓腔变窄或闭塞。③可见长轴与骨干平行的长条状死骨，周围为脓液或肉芽组织形成的透亮带包绕（图5-18）。

化脓性关节炎 为化脓性细菌经多种途径侵犯关节而引起的急性炎症，常由金黄色葡萄球菌经血源感染而致。多见于承重的髋和膝关节。

X线表现：急性期为关节肿胀和关节间隙增宽，可见局部骨质疏松。继而随着骨质的破坏出现关节间隙变窄，关节面骨质局限性缺损、中断，以承重部位明显。还可出现病理性脱位。随着病变的愈合出现骨质增生硬化，可导致骨性关节强直。

4）骨、关节结核：属继发性结核病，原发灶主要在肺部，结核杆菌多经血行到骨和关节。多发生于儿童和青年。脊椎是好发部位，其次是髋和膝关节。基本病理改变有渗出、增殖及干酪样坏死，可以一种病变为主，也可同时出现。

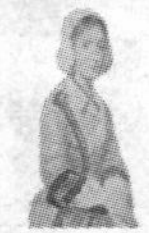

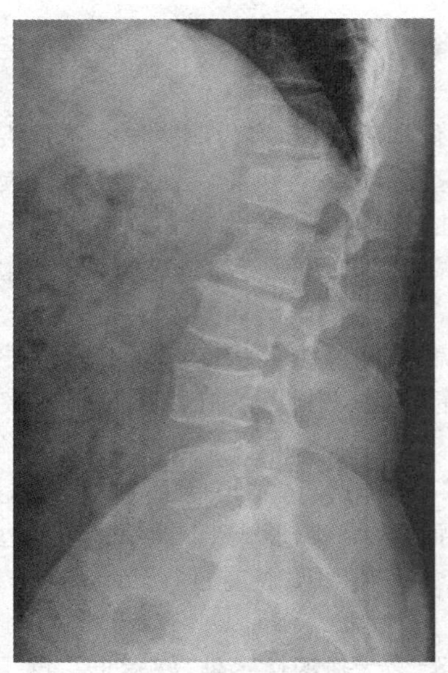
图5-17 椎体压缩性骨折

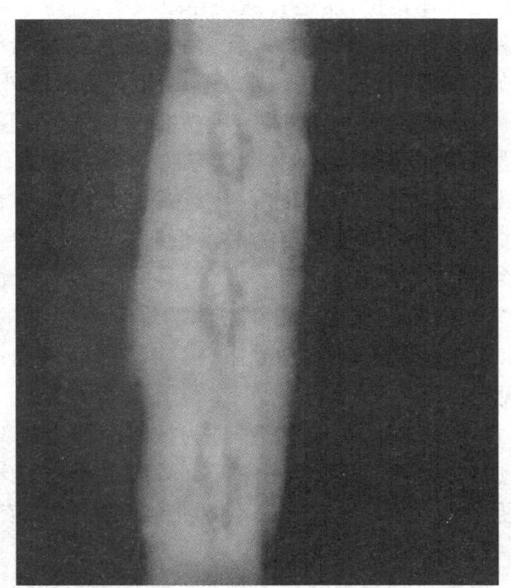
图5-18 长条状死骨

脊椎结核 是骨、关节结核中最常见者，好发于儿童和青年。以胸椎下段和腰椎上段多见，常累及相邻的两个以上椎体。

X线表现：椎体内或其边缘骨质破坏；椎体变扁或呈楔形；椎间隙变窄或消失；脊柱后突畸形或侧弯；病变周围软组织内出现椎旁冷脓肿。

骨骺、干骺端结核 经血行的结核菌最易侵犯长骨中血运丰富的松质骨内。

X线表现：骨骺、干骺端可见一局限性类圆形、边缘较清的骨质缺损区，周围无明显骨质增生硬化现象。在骨质破坏区有时可见"泥沙"状死骨，密度不高，边缘模糊。病变发展易破坏骨骺而侵入关节，形成关节结核。还可形成窦道，引起继发感染。

关节结核 关节结核可继发于骨骺、干骺端结核，为骨型关节结核，也可经血行直接累及滑膜，为滑膜型关节结核。后者较常见，并以髋、膝关节常见。

X线表现：早期为关节软组织肿胀，关节间隙增宽及局部轻度骨质疏松。继而病变侵犯关节软骨和关节面，先累及关节面非持重的部位或边缘，造成关节面虫蚀状骨质破坏区，关节软骨破坏出现较晚，当关节软骨破坏较多时，则关节间隙变窄，此时可发生半脱位，局部骨质疏松明显。愈合后可发生纤维性关节强直。

5）骨肿瘤：可分良性和恶性骨肿瘤。X线检查不仅能准确显示肿瘤发生的部位、大小和周围组织器官的改变，还常能初步判断肿瘤的良、恶性。

骨软骨瘤 又称外生骨疣，是最常见的良性骨肿瘤。多为单发，多发者则认为有家族遗传性。多见于青少年，好发于长骨的干骺端，以胫骨上端、股骨下端多见。肿瘤生长缓慢，随着骨的发育成熟而停止生长。

X线表现：为长骨干骺端骨性突起，背向关节方向生长。以蒂或宽基底与局部骨相连，瘤体内松质骨与正常骨小梁相连续，其外缘骨皮质由骨干起始延续至肿瘤，顶部覆盖一层软骨，软骨钙化时，则为点状或斑片状不规则致密影。

骨巨细胞瘤 是一种破坏性较大、生长活跃的肿瘤，为常见的骨肿瘤，多为良性。多见于青壮年，好发于长骨的骨端，以胫骨上端、股骨下端和桡骨下端常见。病理可分为良性、生长活跃、

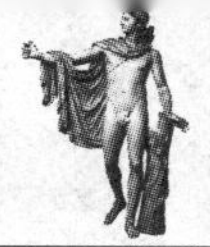

恶性3级。

X线表现：为偏侧性、膨胀性骨质破坏，边界清楚，骨皮质变薄，可呈一薄层骨壳，其内见纤细骨嵴，呈大小不等分房状或皂泡状影。肿瘤周围多无骨膜增生。因骨度质变薄，易发生病理性骨折。肿瘤破坏区骨壳不完整，于周围软组织中出现肿块影者表示肿瘤生长活跃。如肿瘤呈弥漫浸润性破坏，骨皮质或骨壳破坏中断，周围软组织肿块影明显，出现明显的骨膜增生时，即为恶性骨巨细胞瘤。

骨肉瘤 是常见的原发性恶性骨肿瘤。多见于青少年，好发于长骨干骺端，以股骨下瑞、胫骨上端和肱骨上端多见。病程进展迅速，容易出现肺内转移。

X线表现：①为干骺端骨髓腔内不规则骨质破坏；②不同形式(平行、层状或放射针状)骨膜增生，肿瘤破坏并吸收骨膜新生骨时，其两端残留的骨膜新生骨与骨皮质构成近似三角形状，称Codman三角；③肿瘤侵蚀周围软组织形成边界不清的软组织肿块影；④肿瘤破坏区有肿瘤新生骨形成，可呈象牙质样、棉絮样、针状和磨砂玻璃样瘤骨影像(图5-19)。根据肿瘤骨形成和骨质破坏的程度不同大致分为成骨型、溶骨型和混合型骨肉瘤，其X线表现也各有不同。

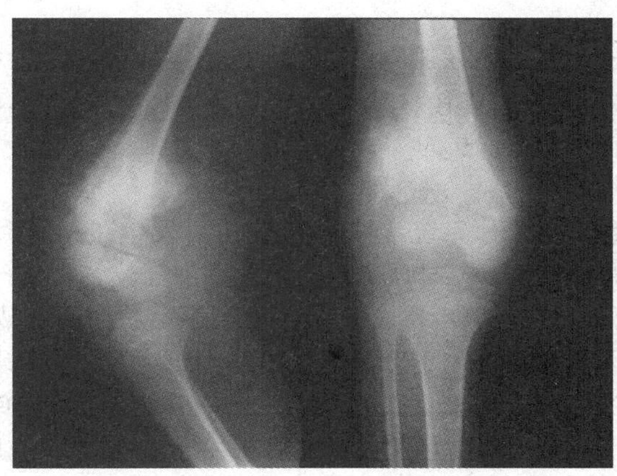

图5-19 股骨下端成骨肉瘤(成骨型)

成骨型骨肉瘤 病变区大量瘤骨形成为主，为不同形状的均匀骨化影，常伴明显的骨膜增生和软组织肿块影。

溶骨型骨肉瘤 病变区骨质破坏为主，呈不同形状的溶骨性破坏影，可见骨膜增生和软组织肿块影，很少或没有瘤骨形成。

混合型骨肉瘤 成骨与溶骨程度大致相同。在溶骨性骨破坏中可见瘤骨形成。

5. *泌尿系统*

(1) *检查方法* 泌尿系统检查常用的方法是腹部平片和尿路造影等。

1) 腹部平片：通过腹部平片可观察泌尿系统阳性结石和钙化，有时可显示肾轮廓。泌尿系统器官组织均为软组织影，缺乏自然对比，在腹部平片上显示不佳，因此腹部平片只能作为泌尿系统的初步检查。

2) 尿路造影：根据造影剂引入途径，分为排泄性尿路造影和逆行性尿路造影。

排泄性尿路造影 肾脏具有排泄含碘造影剂的能力，因此通过排泄性尿路造影，不仅能显示肾盂、肾盏、输尿管及膀胱内腔，而且可大致了解肾的排泄功能。碘过敏试验阳性及严重心、肾疾病、甲亢等禁忌使用。

逆行性尿路造影 逆行性尿路造影可清晰显示尿路内腔，适用于肾功能不佳者。

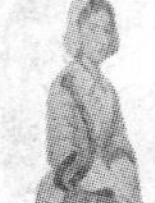

(2) 正常X线表现

1) 肾在腹部平片上,可看到位于脊柱两侧的肾脏轮廓。正常肾边缘光滑,密度均匀。肾影长12～13 cm,宽5～6 cm。其上缘约在第12胸椎上缘,下缘相当于第3腰椎下缘水平。一般右肾略低于左肾。肾的长轴自内上斜向外下,肾与脊柱之间形成的角度称为肾脊角,正常为15°～25°。尿路造影主要观察肾盏和肾盂。肾盏包括肾小盏和肾大盏。造影显示每侧肾脏有6～14个肾小盏,2～3个肾小盏合为一个肾大盏,共有2～4个肾大盏,肾大盏汇合为肾盂。肾盂多位于第2腰椎水平,正常肾盂形态有很大变异,可呈三角形、壶腹状等,上缘隆凸,下缘微凹,边缘光滑整齐。

2) 输尿管:正常输尿管全长约25 cm,上端与肾盂相连,在腹膜后沿脊柱旁向前下行,入盆腔在骶髂关节内侧走行,越过骶骨水平后先弯向外,再斜入膀胱。输尿管有三个生理狭窄,即与肾盂相连处、跨越骨盆缘处、膀胱入口处。输尿管边缘光滑,走行柔和,也可有折曲。

3) 膀胱:膀胱充盈时呈卵圆形,位于耻骨联合上方,边缘光滑整齐,密度均匀,充盈不全时顶部可以下凹。膀胱容量为200～350 ml。两个输尿管开口之间有时可见一个横行透亮带为输尿管间嵴。

4) 尿道:男性尿道开口于膀胱尿道内口,止于阴茎头尿道外口,长为13～17 cm。可分为前列腺部、膜部和海绵体部。男性尿道有3个生理狭窄,分别位于尿道内口、膜部和尿道外口,以尿道外口最窄。女性尿道较宽,较直,长为3～5 cm,形如倒置锥形。

(3) 常见疾病的X线表现

1) 尿路结石:尿路结石是泌尿系统常见疾病之一,可发生在泌尿系统的任何部位。典型的临床症状为急性发作的肾绞痛、血尿、排尿困难与继发感染等。多数结石含钙,密度较高,能在X线片上显影,为阳性结石;少数含钙少,X线平片上不能显影,称为阴性结石,需尿路造影诊断。

肾结石X线平片显示肾结石多位于肾窦部,可为单个或多个、单侧或双侧,表现为肾区圆形、卵圆形、桑椹状或鹿角状高密度影,密度可以均匀一致,也可浓淡不均或分层,边缘光滑或不光滑。结石充满肾盂或肾盏时其形态与肾盂或肾盏形态一致,呈珊瑚状或鹿角状,此为肾结石的特征性表现。尿路造影能确定结石是否在肾内,阴性结石在造影上可显示为充盈缺损。

2) 泌尿系结核:泌尿系结核多为继发性,原发灶多在肺部。结核主要侵犯肾,然后向下蔓延,引起输尿管结核、膀胱结核。病变局限于肾皮质时,大多数无临床症状。当病变达肾盂、输尿管、膀胱时可出现尿频、尿急、血尿或脓尿。X线可无异常表现,有时可见肾内钙化,钙化呈云絮状、斑点状,出现肾自截时表现为全肾钙化。尿路造影早期表现为肾小盏杯口边缘不齐如虫蚀状,当肾实质形成空洞并与肾小盏相通时,表现为肾小盏外方实质内有一团造影剂与之相连,其边缘不整齐。病变发展使肾盂、肾盏广泛破坏形成肾盂积脓时,排泄性造影常不显影,逆行性尿路造影见肾盏肾盂形成一个不规则的空腔,可波及整个肾。输尿管结核造影表现为输尿管边缘不整,粗细不均,管腔不规则,有时呈串珠状或缩短僵直。膀胱结核早期造影表现不明显,可出现轮廓模糊不清、边缘不整齐,晚期则为膀胱变形、收缩、容积变小、边缘不规则。

3) 肾癌:肾癌在肾恶性肿瘤中占85%,多发生于中老年人,男性多于女性,典型临床表现为无痛性血尿,肿瘤较大时可触及肿物。X线平片可见肾影增大,呈分叶状,或有局限性隆凸。少数肿瘤可出现钙化,呈斑点状或弧形致密影。尿路造影时由于肿瘤的压迫,可使肾伸长、狭窄和受压变形,肿瘤较大时压迫多个肾盏,可使各肾盏互相分离、移位,形成“手握球”或“蜘蛛足”样表现。肿瘤压迫和侵蚀肾盂时可造成肾盂变形出现充盈缺损,甚至移位。

4) 肾盂癌:肾盂癌好发于40岁以上男性,典型临床表现为无痛性全程血尿。病理上多为移行细胞癌,呈乳头状状生长,又称乳头状癌。肾盂癌多靠尿路造影诊断,造影显示肾盂肾盏内有

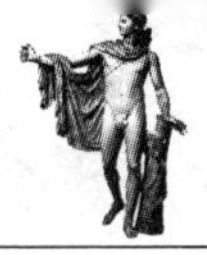

固定不变的充盈缺损，形状不规则。肾盂肾盏可有不同程度的扩张。当肿瘤侵犯到肾实质时，可使肾盏移位、变形。

5）单纯性肾囊肿：单纯性肾囊肿是一种薄壁且充满液体的囊肿，可单发或多发。临床无明显症状，如有感染可出现脓尿。尿路造影检查显示局部肾盂肾盏受压。

6）膀胱癌：主要为移行细胞癌。临床表现以血尿为主，可伴有尿痛、尿急及膀胱区疼痛。尿路造影表现为自膀胱壁突向腔内的结节状或菜花状充盈缺损，表面凹凸不平，轮廓多不规则，侵犯肌层时局部膀胱壁僵硬。

（蒋华平　韩本谊）

第二节　计算机体层成像

Hounsfiled 于 1969 年首先设计成计算机成像（computer tomography，CT）装置，CT 扫描机于 1972 年诞生。CT 不同于普通 X 线成像，它是用 X 线束对人体层面进行扫描，获取信息，经计算机处理重建形成图像。CT 图像在解剖层次及密度分辨力上明显优于传统 X 线图像，从而显著扩大了人体的检查范围，提高了病变的检出率和诊断的准确率。CT 首先开发的数字成像大大地促进了其他数字影像的发展。由于这一贡献，Hounsfiled 获得 1979 年诺贝尔物理学奖。

一、CT 的成像原理

CT 是用 X 线束对人体某部位一定厚度的层面进行多方向扫描，由探测器接收透过该层面的 X 射线并转变为可见光后，由光电转换器转换为电信号，再经模拟/数字转换器转为数字，输入计算机处理。处理后的数字矩阵经数字/模拟转换器转变为由黑到白不等灰度的小方块，即像素，并按矩阵顺序排列，形成 CT 图像。

二、CT 设备

CT 装置发展很快，性能不断提高，最初设计的 CT 设备，只能一个层面一个层面扫描，扫描时间长，一个层面的扫描时间在 4 分钟以上，图像质量差，并且只适合头部扫描。经不断改进，缩短了扫描时间，改善了图像质量，也可以进行全身扫描（但仍为层面扫描）。1989 年设计成功了螺旋 CT，后经改进发展为多层螺旋扫描，此时由层面扫描改为容积扫描，缩短了扫描时间，提高了 CT 的性能，同时，计算机软、硬件技术的发展和普及出现了许多临床应用新技术。此前，在 20 世纪 80 年代还设计出电子束 CT。

（1）普通 CT 主要有以下 3 部分　①信息采集部分，由 X 线管、探测器和扫描架组成，用于对受检部位进行扫描；②信息处理系统，将扫描收集到的人体断层信息数据进行存储运算；③图像显示和存储系统，将计算机处理、重建的图像显示在显示器上并用照相机将图像摄于照片上，数据也可存储于磁盘或光盘中。

（2）螺旋 CT　螺旋 CT 是在旋转式扫描基础上，通过滑环技术与扫描床连续平直移动而实现的。在扫描期间，床沿人体纵轴连续匀速平直移动。连续动床和连续管球旋转同时进行，使 X 线扫描在人体上描出螺旋状轨迹，故得名螺旋扫描。螺旋 CT 在 CT 发展史中是一个重要的里程碑，也是今后 CT 发展的方向。近年开发的多层螺旋 CT，进一步提高了螺旋 CT 的性能。多层螺旋 CT 可以是 2 层、4 层、8 层，乃至现在已有 320 层多层螺旋 CT 扫描仪问世。

（3）电子束 CT　其结构与普通 CT 和螺旋 CT 不同，不用 X 线管。电子束 CT 是用由电子

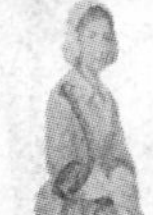

枪发射电子束轰击4个环靶所产生的X线进行扫描。电子束CT对心脏大血管检查有独到之处,扫描时间短,有利于对小儿、老年和急症患者的检查。

三、CT检查技术

普通CT扫描让患者卧于检查床上,摆好位置,选定层面厚度与扫描范围,并使受检部位伸入扫描孔内,即可进行扫描。大都用横断面扫描,层厚用5 mm或10 mm,如需要可选用薄层,如1 mm或2 mm。因为轻微的移动或活动可造成伪影,影响图像质量,因此扫描时患者要制动,胸、腹部扫描要屏气。CT检查分平扫、对比增强扫描和造影扫描。

(1) 平扫　即普通扫描。腹部检查前禁食4~8小时。上腹部检查前半小时口服2%的泛影葡胺300~600 ml,检查前追加200 ml。中腹部检查提前1小时口服2%的泛影葡胺300 ml,余同上腹部。盆腔检查前1小时需要清洁灌肠,口服造影剂方法同中腹部检查,检查时再用2%泛影葡胺600~1 000 ml保留灌肠,已婚女性患者同时放置阴道塞。检查膀胱者需等膀胱充盈尿液时再扫描。对临床疑有胆道结石、畸胎瘤者,可改为口服白开水或脂性造影剂。其他部位检查无需上述准备。

(2) 对比增强扫描　是经静脉给予水溶性碘造影剂,以增加病变组织与正常组织之间的差别,再行扫描,从而提高病变检出率的方法。

增强扫描前15分钟必须做碘过敏试验,过敏试验阳性者禁忌检查。腹部检查时于检查前4~6小时空腹,并口服1.5%~2%的泛影葡胺300~500 ml,扫描前再服200 ml,以充盈消化道,利于显示实质脏器。注射造影剂时用头皮针经肘静脉或手背静脉注入,可用手推或机械高压注射器。对比增强扫描方法有两种,①静脉滴注法:以20~30 ml/min的速度注入含碘300 mg/ml的造影剂100 ml再行扫描的方法,此方法不利于显示微细结构及微小病灶,血管显示也较差,现已很少应用。②团注法:是将一定剂量的高浓度造影剂加压快速注入静脉,然后立即行增强扫描的方法,一般要求用60%的碘造影剂80~100 ml,以每秒2 ml的速度注射。其特点是增强效果较好,节约时间,但产生副作用机会增多。团注法已取代静脉滴注法。

(3) 造影扫描　是先行器官或结构的造影,然后再作行扫描的方法。临床应用不多。例如向脑池内注入碘苯六醇或注入空气行脑池造影再行扫描称为脑池造影CT扫描,还有脊髓造影CT、胆囊造影CT等。

另外在工作中常提及高分辨力CT(high resolution CT,HRCT)是指获得良好空间分辨力CT图像的扫描技术。高分辨力CT对显示微小的组织结构、小病灶及病变的轻微变化优于普通CT扫描。

四、CT诊断的临床应用

(1) 颅脑　CT问世以来最先应用的领域就是头部,因为头部是身体中唯一含有重要器官而能在成像中保持不动的部位。头颅与中枢神经系统疾病的诊断中,CT已是首选的检查方法,完全取代了头颅平片、脑室造影和脑池造影。适用于脑血管疾病和脑肿瘤、外伤血肿、脑损伤、寄生虫病及大部分先天性畸形的定位、定性与定量诊断。尤其脑血管疾病诊断较为可靠,对脑出血的诊断率可达100%。

随着CT图像后处理技术和新的检查方法的成熟,使得CT对颅脑诊断越来越精确和全面。CT血管成像技术可以在注射造影剂后三维显示颅内的血管系统,可以取代部分DSA检查;CT的重组处理影像可以提供各种结构的空间关系,如固有血管与病变的关系、脑内病变与颅骨的关系等;CT灌注成像可以在注射造影剂后显示若干参数性信息,如局部脑血容量、局部脑血流量、

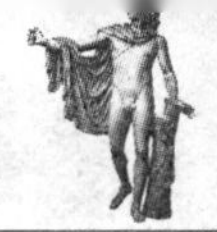

平均通过时间等，并可以伪彩显示，从而可把脑缺血性疾病的诊断提早到发病后2小时；更新的技术还可显示脑肿瘤的灌注特征；图像融合技术可以把CT影像和其他影像学信息融合在一起，如CT与MRI影像融合可兼顾CT对颅骨的显示和MR提供的高的软组织分辨力影像，CT与核医学影像融合可以同时显示形态学信息与功能性信息。CT检查可以和放射治疗的定位与计划系统结合，从而把CT得到的信息直接用于颅内肿瘤(以及其他部位肿瘤)的放射治疗计划。

(2) 胸部　胸部CT多用于鉴别诊断，如肿块的性质、病灶的数目、气管及支气管有无梗阻、纵隔内外病变以及X线胸片诊断困难的疾病。

普通CT设备由于扫描速度慢，每层采集后X线管需在机架内复位，故每次呼吸只能采集一个层面，一定程度上限制了CT在胸部的应用。螺旋CT，特别是多层面螺旋CT，实施容积性采集数据，可以一次屏气期间用很薄的层厚(如0.5 mm)扫描全肺，不仅可以提高影像的空间分辨力，而且不会像层面采集CT那样遗失信息。因而已经成为肺部疾病，特别是肿瘤的重要诊断方法。利用空间重组技术，可显示肿块的血供、边缘毛刺特征和与胸膜及相邻结构的关系等。利用现有的软件技术，可将肺内可疑的团块病变单独分离出来，作放大和三维显示，以更明确地显示团块病变的特征及作定量测量，便于定量比较。利用薄层扫描和高分辨重建技术，可以极清晰地显示肺间质病变的特征。对肺癌及纵隔肿瘤等的诊断也很有帮助。利用仿真内镜技术可以作远达七级支气管的内镜显示，且于必要时还可进一步用层面影像显示病变处支气管壁内、外的改变。利用多层螺旋CT可行低剂量全肺扫描(20～25 mA)，然后作各方向的重组，实施肺的普查，可比常规平片普查具有高的敏感性和特异性。心脏和大血管为动态器官，长期以来不是常规CT扫描的临床应用领域。电子束CT(超高速CT)是唯一具有可行心脏及大血管检查的CT设备，可以显示心腔、心壁及冠状动脉的形态学改变。多层螺旋CT可借心电、呼吸门控技术及膈肌导航门控技术在选择的时相采集心脏影像，除冠状动脉外，还可得到清晰的心腔与心肌影像。心腔的观察可以显示形态学。

(3) 腹部　腹部及盆腔疾病的CT检查应用较广泛，主要用于肝、胆、胰、脾、腹膜腔及腹膜后间隙以及泌尿和生殖系统的疾病诊断，尤其是占位性、炎症性和外伤性疾病等。

普通CT扫描(非多层螺旋CT)对腹部和盆腔脏器病变检出率与超声检查差别不大，唯CT可更直观地显示相应的形态学改变。多层螺旋CT由于具有更高的时间分辨力，可以获得各向同性体素的数据用于图像重组，因而在腹部检查中具有了更大的优势。时间分辨力的提高(可达0.5秒/层)可以在增强检查中观察到更丰富的期相改变，如肝脏的CT检查就可以把原有的“动脉期”进一步分为“动脉早期”和“动脉晚期”，从而捕捉到更多的时相依赖性信息。各向同性体素意味着采集的每个体素在3个轴向上是等长的，从而信息可作任意方向的重组处理而不失真。高时间分辨力在肝脏、胰腺和肾病变的增强扫描显示方面很有意义；各向同性体素则利于腹部、特别是盆腔器官影像的重组，充分显示各器官的空间结构关系。CT血管成像技术在腹部应用很广泛，可以应用多种重组方式显示腹部的动脉与静脉。CT血管成像技术不仅可以直接显示腹主动脉及其主要分支的形态学改变，还可以很好地显示门静脉、腔静脉、肠系膜静脉，通过各血管显影期相的分析可以得到有意义的血流动力学信息图。CT模拟仿真内镜技术可以用于整个胃肠道内部结构的观察，在病变部位可以立即获得与相应节段胃肠道垂直显示的影像，以同时观察管腔内、外的结构。

(4) 脊柱　CT检查对椎管肿瘤、椎间盘突出和椎管狭窄等疾病，有较高诊断价值。

普通CT虽可用于脊柱的检查，但主要是作横断层面显示，主要用于骨结构的观察，对椎管内的结构分辨不清。由于脊柱是纵向结构，扫描距离长；脊柱存在生理弯曲，调节扫描架角度不方便等原因，在相当长的时间内限制了CT在脊柱的检查方面的应用。因多层螺旋CT具有长距

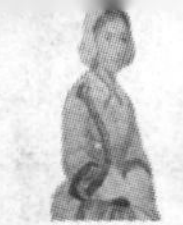

离容积性采集能力，因此可以适应脊柱的结构特征采集图像信息。基于容积采集数据的各类重组影像可克服单纯横断层面显示的不足，特别是冠状与矢状面重组影像显示脊柱全貌是以往的CT技术不可能做到的。现代的CT设备可以同时显示3个轴向的脊柱影像，以互相参考。尽管CT影像显示脊髓仍有一定限度，但脊柱的MRI影像可和其影像互补。

复杂的关节 普通的CT扫描仅以横断层面显示复杂的关节，仅可以提供局部解剖学关系的一些细节，一直以来并不是骨肌系统的首选检查方法。螺旋CT行容积性采集伴复杂的重组技术可以三维显示关节表面的全貌及各种结构间的复杂的空间关系，可以为临床提供极为直观的形态学信息，使复杂关节病变的形态学识别更加方便。目前已常规用于骨科和整形外科。

(5) 创伤 多层螺旋CT问世前，严重创伤的部位和程度的判断极为困难，一些损伤也很难及时发现，特别是内脏和大血管的损伤。多层螺旋CT为重度创伤提供了一个极为方便、有效的检查方法。在多层螺旋CT设备上，用很短的时间即可完成从头至足的完整的扫描，然后根据观察的目的，用不同的重组方式显示不同的结构，如骨骼、脏器、大血管等，并可以伪彩的方式三维地显示各种结构的空间关系，医师可以直观地了解到所有的重要损伤。除短暂的扫描时间外，整个过程不需患者参与，更不需多次搬动患者，可让医师及时地抢救患者。因此多层螺旋CT已经是重度的创伤患者的首选的检查方法，可以挽救更多的危重患者的生命。

（蒋华平）

第三节 超声成像

一、概 述

超声检查是利用超声波的物理特性和人体器官组织声学特性相互作用后产生的信息，并将信息接收、放大和处理后形成图形、曲线或其他数据，借此进行疾病诊断的检查方法。在过去的半个世纪中，超声诊断进展非常迅速。随着声学理论的深入、计算机技术的发展，使超声诊断取得了前所未有的进步。从早期的A型和M型一维超声成像及B超二维成像，演进到动态实时三维成像；由黑白灰阶超声成像发展到彩色血流显像。谐波成像、组织多普勒成像等新型成像技术和各项新的超声检查技术（如腔内超声检查、器官声学造影检查、介入超声）逐渐应用于临床。目前超声诊断已成为一门成熟的学科，不仅能观察形态，而且能检测人体脏器功能和血流状态，在临床诊断与治疗决策上发挥着重要作用，成为医学影像学中的重要组成部分。

1. *超声检查的基本原理*

(1) *超声波* 超声波是指振动频率在20 000赫兹（Hz）以上的机械波。它是相对于声波而言的，频率为20～20 000 Hz的机械波能被人耳感知，称为声波。频率低于20 Hz的机械波称次声波。超声波波长短，频率高，人耳听不到。它以纵波的形式在弹性介质内传播。医学诊断用超声波的频率为1～40 MHz。

(2) *超声波的发生*

1) 压电效应：目前，医学诊断用超声波发生装置，多采用压电晶体作为换能器。在某些晶体的一定方向上施加压力或拉力时，晶体的两个表面将分别出现正、负电荷，即机械能转变为电能，此现象称为正压电效应；把压电晶体置于交变电场中，晶体就沿一定的方向压缩或膨胀，即电能转变为机械能，此现象称为逆压电效应。

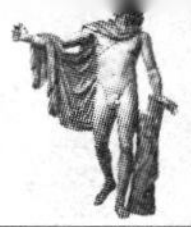

2）超声波的产生和接收：医用超声诊断仪主要由两部分组成，即主机和探头。探头即换能器，由压电晶体组成，用来产生和接收超声波。超声波的产生即是利用压电晶体的逆压电效应。当压电晶体受到仪器产生的高频交变电压作用时，压电晶体将在厚度方向上产生胀缩现象，即机械振动，产生了超声波。在人体组织中传播时，常可穿透多层界面，在每一层界面上均可发生不同程度的反射和(或)散射，这些反射或散射声波含有超声波传播途中所经过的不同组织的声学信息。超声波的接收则是利用压电晶体的正压电效应。当回声信号作用于压电晶体上，相当于对其施加一外力(机械能)，根据正压电效应晶体两边将产生携带人体组织声学信息的微弱电压信号，将这种电信号经过放大、处理之后，即能在显示屏上显示出用于诊断的声像图。

(3) 超声波传播的特点

1）束射性或指向性：超声波与一般声波不同，由于频率极高，而波长很短，在介质中呈直线传播，具有良好的束射性或指向性。这便是可用超声对人体器官进行定向探测的基础。但超声声束在远场区则有一定的扩散，远场区开始点(即与声源距离 L)与声源半径(r)及波长有关，即：$L=r^2/\lambda$。扩散声场的两侧边缘所形成的角度即扩散角(θ)，扩散角与声源直径(D)及波长(λ)有关：$\mathrm{Sin}\theta=1.22\lambda/D$。超声成像中多使用聚焦式声束，以提高图像质量。

2）反射、折射和散射：超声在介质中传播与介质的声阻抗密切相关。声阻抗(Z)为声波传递介质中某点的声压和该点速度的比值，它等于密度(ρ)与声速(C)的乘积，$Z=\rho\cdot \mathrm{C}$。两种不同声阻抗物体的接触面，称界面。超声束在具有同一声阻抗比较均匀的介质中呈直线传播。超声束传播途中遇到大于波长且具有不同声阻抗的界面时，部分声束发生折射(refraction)进入另一种介质，部分声束发生反射(reflection)。反射声束的多少与两介质间声阻抗差的大小有关，即声阻抗差越大，反射越多。发射声束的方向与入射波束和界面间夹角(即入射角)有关。如超声束波长遇到远小于声波波长且声阻抗不同的界面(如红细胞)时则会发生散射，其能量向各个方向辐射，朝向探头方向的散射波称为背向散射或后散射(backscattcr)。目前，根据背向散射积分可计算背向散射积分指数、背向散射积分心动周期变化幅度和跨壁背向散射积分梯度等，可以评价人体组织器官组织声学特性和功能状态。

3）吸收与衰减：超声在介质中传播时除了声束的远场扩散、界面反射和散射使其声能衰减外，还有介质吸收导致的衰减，包括介质的黏滞性、导热率和弛豫性。不同生物组织对入射超声的吸收衰减程度不一，主要与组织中蛋白质和水的含量有关，且在同一种组织中又随超声频率的增高而增大。

4）多普勒效应：超声束遇到运动的反射界面时，其反射波的频率将发生改变，此即超声波的多普勒(Doppler)效应。超声波频率改变的大小称为频移，频移大小这一物理特性已广泛应用于心脏、血管等活动脏器的检测。

5）非线性传播：在传统的超声成像过程中，用于超声成像的反射波频率与发射的超声频率相同，反射波的强度与发射超声波的强度成正比。实际上，超声波在组织中传播时呈非线性传播。超声波在组织中传播时形成压缩区和稀疏区，前者压力高，后者压力低，两者间的压力差引起声波传播速度的改变。这种声波传播过程中各点的传播速度不同导致波形逐渐畸变并导致谐波的产生。因此，在介质中传播的超声波除了与发射频率一样的超声波(称为基波)以外，还含有整倍于(如 2 倍、3 倍等)基波频率的波(谐波)。谐波的次数越高，频率越高，组织中衰减越大，振幅也越小，故目前可用于超声成像的多为二次谐波。这种接收和利用由超声波非线性传播所产生的二次谐波信号进行超声成像的技术叫二次谐波成像。如利用人体组织来源的二次谐波进行成像，叫自然组织谐波成像(native tissue harmonic imaging)；如利用声学造影剂来源的二次谐波进行成像，则称为造影剂谐波成像，或简称为二次谐波成像(second harmonic lmaging)。

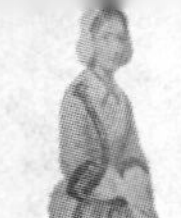

2. *超声检查的方法*

按显示回声的方式不同可以分为以下几类。

(1) A 型(amplitude modulation)*诊断法*　又称幅度调制型。此法是以波幅的高低代表界面反射信号的强弱，可探测界面距离，测量脏器径线及鉴别病变的物理特性，可用于对组织结构的定位及定性。目前，由于此法过分粗略已基本被淘汰。

(2) B 型(brightness modulation)*诊断法*　又称灰度调制型。此法是以不同亮度的光点表示界面反射信号的强弱，反射强则亮，反射弱则暗，称灰阶成像。其采用多声束连续扫描，每一单条声束上的光点连续地分布成一幅切面图像，可以显示脏器的二维图像。其图像纵轴表示人体组织深度，即界面至探头的距离，横轴表示超声束在扫描方向上的位置，反映切面图像的宽度。若扫描速度超过每秒 24 帧时则能显示脏器的实际活动状态，称为实时(real-time)显像。B 型诊断法可清晰显示脏器外形与毗邻关系及软组织的内部回声、内部结构、血管等分布情况。因此，本法是目前临床使用最为广泛、最重要、最基本的一种超声诊断法。

(3) M 型(time motion modulation)*诊断法*　此法系将单声束超声波所经过的人体各层解剖结构的回声以运动曲线的形式显示的一种超声诊断法。其图像纵轴代表回声界面至探头的距离即人体组织深度，横轴代表扫描时间，实际上属于辉度调制型。此法主要用于探测心脏，称 M 型超声心动图。本法常与扇形扫描心脏实时成像相结合使用。

(4) D 型(dopplert mode)*诊断法*　利用多普勒效应对心脏血管内血流方向、速度和状态进行显示的方式，称为多普勒显示法，此类仪器称为多普勒超声仪。根据其仪器性能及显示方式，大致可分为两类：其一为频谱型多普勒；其二为彩色多普勒血流显像(color doppler-flow imaging，CDFI)。频谱多普勒分为脉冲波多普勒和连续波多普勒两种，分别将一个取样容积或一条取样线上的多普勒频移信号以频谱的方式显示，即朝向换能器流动的血流多普勒频移信号显示在频谱图基线上方，背向换能器流动的血流多普勒频移信号显示在频谱图基线下方，频谱图的横轴和纵轴分别代表时间和频移的大小。彩色多普勒血流显像通常是用自相关技术快速处理一个切面内感兴趣区内的多点多普勒频移信号，用红、蓝、绿三色对血流多普勒进行彩色编码，并将此彩色血流信息重叠显示于同一幅二维灰阶图像的相应区域内。其中朝向探头的正向血流频移信号以红色代表，背离探头的负向血流频移信号以蓝色代表，湍流方向复杂多变，以绿色代表。速度越快者彩色越鲜亮，速度缓慢者彩色较暗淡，故由彩色的类别、亮度即可了解血流情况。彩色多普勒血流显像不仅能清楚显示心脏大血管的形态结构与活动情况，而且能直观和形象地显示心内血流的方向、速度、范围、有无血流紊乱及异常通路等，故有人称之为非损伤性心血管造影法，这是自心血管技术建立以来，在心血管疾病检查方法中最有意义的进步。

(5) *超声检查新方法*

1) 组织多普勒成像：心脏大血管腔内的红细胞运动速度较快，故其产生的多普勒频移较高且振幅较低；而心壁、瓣膜和大血管壁的运动速度相对较慢，故其产生的多普勒频移较低而振幅较高。传统的多普勒显像技术通过高通滤过器，将室壁等结构运动产生的低频移高振幅多普勒频移信号滤除，只显示心腔内红细胞运动产生的高频移低振幅多普勒频移信号。故传统的多普勒用于观察心腔及大血管内的血流情况，称为多普勒血流成像。组织多普勒成像(Doppler tissue imaging)则正好相反，这种技术采用低通滤过器，将来自心腔内红细胞运动的高频移低振幅多普勒频移信号去除，只提取来自运动心壁的低频高振幅多普勒频移信号，将其输送到自相关系统和速度计算单元进行彩色编码，通过数模转换器以二维和 M 型的显示。该方法主要用于心室壁运动的定量观察，从而评价心肌局部运动情况。

2) 彩色多普勒能量图：该技术是依据血管腔内红细胞等运动散射体的多普勒频移信号的强

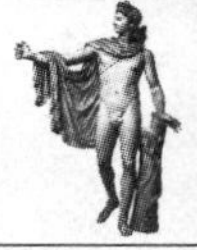

度或能量为成像参数进行二维彩色成像的一种检查方法。与普通彩色多普勒血流显像不同，彩色多普勒能量图的色彩亮度不代表速度，而代表多普勒频移信号的能量大小，与产生多普勒频移信号的红细胞数有关。该技术可单独使用，但常和声学造影技术合用，主要用于观察脏器的血流灌注情况。

3）腔内超声检查：包括经食管超声心动图、心腔内超声、血管内超声、经胃十二指肠超声、经直肠超声和阴道超声。前三者主要用于诊断心血管疾病。经胃十二指肠超声和经直肠超声分别用于胃、十二指肠和直肠及其毗邻脏器疾病的观察和诊断。经阴道超声主要用于诊断妇产科疾病。腔内超声的应用使受检查器官、组织、血管等结构显示更加清晰，可获得更加丰富的诊断信息。

4）声学造影检查：声学造影检查是将含有微小气泡的造影剂经血管注入体内，使相应的心腔、大血管和靶器官显影，为临床疾病诊断提供重要依据。包括右心系统声学造影、左心系统声学造影和心肌及实质脏器灌注声学造影。前两种方法主要用于观察心内有无右向左和左向右分流，以诊断先天性房、室间隔缺损。心肌及实质脏器灌注声学造影目前正处于研究阶段，随着新型造影剂的开发，各种新的成像方式（如二次谐波成像技术、间歇成像技术）的应用，其将成为一种无创性观察心肌供血状况、诊断心肌缺血、判断其他实质性脏器病变的方法。另外，声学造影也被用于胃、十二指肠穿孔、输尿管及输卵管狭窄的诊断等。

5）三维超声成像：由于计算机技术的进步，三维超声成像逐渐已三维超声重建向实时三维超声成像发展。新的实时三维超声成像能实时三维显示脏器的活动情况、心脏瓣膜开放等，对疾病的诊断发挥巨大的作用。

3. 超声检查前患者的准备

1）常规肝、胆囊、胆道、胰腺及消化道检查通常需空腹。必要时饮水 400～500 ml，使胃充盈作为声窗，以利于胃后方的胰腺及腹部血管等结构充分显示。胃的检查需饮水并服胃造影剂，以显示胃黏膜及胃腔。胆道造影检查前晚应避免油腻饮食，如需评价胆囊收缩功能或了解胆管有无梗阻时，则应备用脂肪餐。

2）早孕、妇科、膀胱及前列腺检查的患者于检查前 2 小时饮水 400～500 ml 以充盈膀胱，必要时作保留灌肠，以使盆腔内脏器清晰显示。

3）心脏、大血管及外周血管、浅表器官及组织、颅脑检查，一般不需特殊准备。

4）婴幼儿及检查不合作者，可予水合氯醛灌肠，待安静入睡后再行检查。

5）腹部检查 2 天内应避免行胃肠钡剂造影和胆系造影，因钡剂可能干扰超声检查。

二、超声检查的临床应用

1. 肝脏正常声像图及测量参考值

正常肝脏包膜光滑，呈强度声带，肝实质回声较均匀，回声强度高于肾实质，低于或等于胰腺实质。肝膈面呈弧形，脏面内凹或较平坦，与膈肌及毗邻脏器分界清楚。肝左叶前缘角小于 45°，右叶前缘角小于 75°。肝上界多位于第 6 肋间，平静呼吸时剑突下长度不超过 5 cm，右叶多不超过肋缘。经肝右静脉注入下腔静脉的右肋下缘斜切面图测量肝右叶最大斜径 10～14 cm。经腹主动脉长轴切面测量肝左叶，前后径不超过 5～6 cm，上下径不超过 5～9 cm。二维超声显示肝内的血管结构主要是门静脉与肝静脉，前者管壁较厚，回声较强，其主干内径小于 1.4 cm；后者管壁薄，回声弱，汇流至下腔静脉。肝动脉于肝门处可显示，其肝内分支二维超声难以显示。肝内胆管及其属支一般与门脉伴行，二维超声一般可显示胆总管 3 级分支，其内径为伴行门脉分支的 1/3 左右。

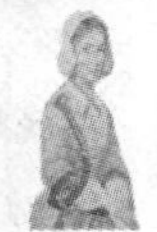

2. 肝脏异常声像图

（1）肝癌　典型的原发性肝癌有以下特点：①直接征像：肝实质内出现单发、多发的类圆形或不规则形实质性回声，其周围往往伴有低回声“晕圈”。其回声强度和分布与癌肿病理组织学改变密切相关，可为均匀或不均匀的弱回声、强回声和混合回声。肿瘤与正常肝组织一般较清晰，较大肿瘤边界呈分叶状改变。恶性程度高的肝癌，呈明显侵袭性生长，缺乏完整包膜，故境界多较模糊，较早出现门脉或肝静脉或远处转移征象，较大瘤体内往往出现大小不等的结节，呈“瘤中瘤”，往往周围见“晕圈”。在肿瘤的直接征象中，“瘤中瘤”及“晕圈”具有诊断意义。②间接征像：肝局部肿大或全肝肿大，失去正常形态，肝缘角变钝。浅表肿块呈膨胀生长引起肝包膜隆起，肝外缘变形，呈驼峰改变，为“驼峰”征，是肝癌的典型征象。肿瘤挤压肝内管状结构使其发生变形、移位、扭曲、狭窄或闭塞，为“边缘”征。肿瘤挤压邻近脏器使其变形移位。晚期病例可在门静脉或肝静脉内发现癌栓光团，胸、腹水形成时可在胸、腹腔内出现无回声区。转移性肝癌表现为在肝内出现多发的、大小及形态特征相似的强或弱回声结节。淋巴瘤、及霍奇金病的肝转移瘤多表现为低回声结节；乳腺癌、肺癌转移瘤呈“牛眼征”或“声晕样”声像图；结肠癌、胃癌、食管癌及泌尿系统癌肿肝转移灶多为高回声结节。彩色多普勒血流显像：原发性肝癌彩色血流可呈网篮状包绕肿物，也有伸向瘤内，在瘤内呈散在彩点分布，常可测出高速动脉性血流和门静脉血流。转移性肝肿瘤多数为低速血流。

（2）肝硬化　其声像图典型特点：①肝形态、大小失常，右叶、方叶萎缩，左叶及尾叶肿大或萎缩，肝各叶比例失调，少数出现全肝萎缩。肝表面高低不平，呈波浪状改变。②肝实质回声不均匀增强，光点增粗，程度不等，中晚期肝光点明显增粗，不均匀，有“浮雕”感。③肝内门静脉分支变细，扭曲，并模糊不清。④肝静脉主干变细、分支狭窄。⑤门脉高压征像：门静脉主干、脾静脉以及肠系膜上静脉扩张，侧支循环开放、脐静脉再通，脾肿大。

（3）脂肪肝　肝脏增大，肝实质表现“光亮肝”，肝轮廓不清，肝角变圆钝。肝内血管与肝实质回声水平接近，回声反差消失，致使肝内血管结构不清。

3. 胆道系统声像图

（1）正常声像图　正常胆囊切面呈梨形或椭圆形，向颈部移行逐渐变细，胆囊壁薄，光滑清晰，厚度不超过 0.3 cm，胆囊内为无回声区。后壁回声增强。正常胆囊超声测值：长径不超过 8 cm，短径不超过 4 cm，短径对胆囊大小的判断意义较大。胆总管声像图可分为上、下两段。上段位于门静脉前方，显示长度约 4 cm，与门静脉形成双管结构；下段因受肠道气体的干扰，超声不易显示。胆总管内径小于 0.6～0.8 cm。正常肝内胆管一般不显示，其内径为 2～3 mm。

（2）异常声像图

1）胆囊炎：

急性胆囊炎　单纯性胆囊炎胆囊稍大，囊壁稍厚而粗糙。化脓性胆囊炎可见胆囊增大，胆囊轮廓线模糊，厚度超过 0.3 cm，增厚胆囊壁呈强回声带，中间出现弱回声，呈现“双边影”。若胆囊内出现弥散分布的云雾状、斑点状回声，透声度降低，多伴有胆囊结石。

慢性胆囊炎　轻者声像图特征不明显，或仅有囊壁稍增厚。典型者可见胆囊增大，胆囊壁增厚，回声增强。胆囊轮廓回声模糊。腔内可见结石或由组织碎屑所致的沉积性回声图像。胆囊收缩功能减弱。

2）胆囊与胆管结石：超声检查是胆囊结石最简便、最准确的诊断方法，正确率高达 95%以上。因受胃肠气体的干扰，肝外胆管结石的超声诊断准确性略低。

胆囊结石　胆囊结石的声像图为：胆囊腔内有一个或数个形态稳定的新月形或不规则形强回声团；在强回声团后方有清晰的直线回声暗带，其宽度与结石大小一致；变换患者体位，该强回

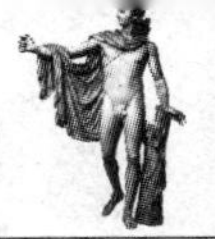

声团可随体位变动而移动。此外，胆囊充满结石时，正常胆囊的无回声区消失，仅在胆囊区呈现一个圆形或弧形强回声团，其后伴有明显的声影，有时可出现增厚胆囊壁环绕强回声结石，提示合并有胆囊炎。泥沙样结石表现为强回声，但声影不明显，变动体位可见强回声移动。胆囊壁内胆固醇结晶结石表现为胆囊壁可见 2～3 mm 大小的强回声斑点并拖有彗星尾状的强回声。

胆管结石　肝外胆管结石常引起胆道梗阻，表现为有结石的胆管近端扩张，管壁增厚，回声较强。并在管腔内发现强回声团，后方伴有声影，强回声团呈圆形、斑点状、条索状或不规则片状，主要沿左、右肝管分布。强回声团与胆管壁之间界线清晰，典型的可见细窄的无回声带包绕结石强回声团而成为“靶环样”。

4. 肾、膀胱、前列腺声像图

(1) 正常声像图

1) 肾：肾的被膜轮廓清晰光滑，呈较强回声线。肾中央偏内侧为肾窦区(包括肾盂、肾内血管及脂肪)，呈不规则密集的强回声区，其宽度约占肾断面宽度的 1/2～2/3。肾被膜与肾窦之间为肾实质，呈均匀低回声区，切面通过肾窦时为“C”形，切面未通过肾窦时为“O”形。肾正常超声测量值长 9～12 cm，宽 4～6 cm，厚 3～5 cm。

2) 膀胱：膀胱充盈时，横切面呈圆形、椭圆形或类方形，纵切面呈边缘圆钝的三角形。膀胱壁呈强回声带，一般厚为 1～3 mm，充盈时较薄且光滑整齐。膀胱内呈液性无回声区。

3) 前列腺：可经腹壁、直肠或会阴部探查。经腹壁横向探查时，前列腺呈三角形或栗子形，边缘圆钝，前列腺包膜整齐而明亮，实质呈略低回声，内有均匀分布的细小光点回声，于中央部可见强回声的尿道。其左右径、上下径和前后径分别为 4 cm、3 cm 和 2 cm。

(2) 异常声像图

1) 肾结石：肾窦区内出现单发或多发点状或团块状强回声。直径＞0.3 cm 结石后方常伴有声影。肾结石嵌顿导致肾积水时，表现为不规则无回声区。超声检查可发现 X 线平片检查阴性的结石。

2) 膀胱结石：膀胱无回声区内出现点状或团块状强回声，其后伴有声影。强回声团可随体位改变而移动。超声检查对于直径＞0.3 cm 的膀胱结石几乎都能显示，但对直径＜0.3 cm 的结石，如果数量少，无堆积，则易漏诊。

3) 肾癌：肾形态失常，表面隆起，肿块边缘不光整。小肾癌多呈高回声，大肾癌内由于出血、坏死、囊变钙化，多呈混杂回声或液性无回声区。如血管内有瘤栓，可见腔内有散在或稀疏回声；淋巴结转移时在肾动脉和主动脉周围出现低回声结节。

4) 前列腺增生症：是指前列腺径线超过正常值。前列腺增生症以前后径增大为主，严重者增生的前列腺可突入膀胱腔内。大多数患者前列腺外形规整，左右对称，也可呈分叶状，其包膜完整、光滑，无中断现象，但可增厚。多数增生的前列腺内部回声均匀；少数回声增强。与前列腺结石合并存在时，表现为沿内外腺交界处呈弧形排列的散在强回声点或强回声团，有时可伴有声影。部分病例可伴发尿潴留、肾积水、膀胱结石等。

（蒋华平）

第四节　磁共振成像

磁共振成像(magnetic resonance imaging，MRI)是利用原子核在磁场内所产生的信号经重建成像的一种影像技术。早在 1946 年美国斯坦福大学的 Block 和哈佛大学的 Purcell 就各自独立

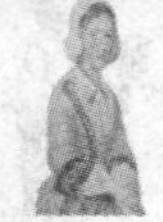

发现了物质的核磁共振现象。1973 年 Lauterbur 获得了第一幅磁共振图像，1978 年在英国取得第一幅人体头部磁共振图像，1980 年磁共振机应用于临床。MRI 的成像参数较多，只要有 1 个参数发生变化，就可在 MRI 信号上得到反映。因此，MRI 可以提供多层次诊断信息。

一、MRI 成像基本原理

当在静磁场中物质的原子核受到一定频率的电磁波作用时，在它们的能级之间发生共振跃迁，这就是磁共振现象。物质吸收电磁波能量而跃迁之后，又会释放电磁能量恢复到初始状态，如果用特殊装置接收这部分信号，就采集了磁共振信号。因此，磁共振信号产生应具备三个条件：能够共振跃迁的原子核；恒定的静磁场和能产生一定频率电磁波的交变磁场；交变磁场也称射频磁场。

氢的原子核最简单，只有单一的质子，具有最强的磁矩，最易受外来磁场的影响而发生共振跃迁，并且氢质子在人体内分布最广，含量最高，因此医用 MRI 均选用 H 为靶原子核。静磁场作用是将无序的质子磁化。人体内的每一个氢质子可被视作为一个小磁体，将人体置入在一个强大静磁场中，这些小磁体将被迫沿静磁场方向重新排列。大部分顺磁力线排列，它们的位能低，状态稳；小部分逆磁力线排列，其位能高。两者的差称为剩余自旋，由剩余自旋产生的磁化矢量称为净磁化矢量，我们将这个过程称为磁化。净磁化矢量平行于静磁场，无法单独检测出来，因此须在静磁场垂直方向上加一射频磁场，使净磁化矢量偏离静磁场，才能被检测出。与氢质子运动频率相同的射频脉冲，使之产生共振，形成横向磁化矢量。当外来射频脉冲停止后，产生的横向磁化矢量在晶格磁场（环境磁场）作用下，逐渐恢复到静磁场方向，同时以射频信号的形式放出能量，其质子自旋的相位一致性亦逐渐消失，并恢复到原来的状态。这些被释放出的射频信号被体外线圈接收，经计算机处理后重建成图像。

二、MRI 诊断的临床应用

由于 MRI 磁场对电子器件及铁磁性物质的作用，有些患者不宜行此项检查，如置有心脏起搏器的患者；颅脑手术后动脉夹存留的患者；铁磁性植入物者（如枪炮伤后弹片存留及眼内金属异物等）；心脏手术后，换有人工金属瓣膜患者；金属假肢、关节患者；体内有胰岛素泵、神经刺激器患者，以及妊娠 3 个月以内的早孕患者等均应视为 MRI 检查的禁忌证。

MRI 的多方位、多参数、多轴倾斜切层对中枢神经系统病变的定位定性诊断极其优越。在对中枢神经系统疾病的诊断中，除对颅骨骨折及颅内急性出血不敏感外，其他如对脑部肿瘤、颅内感染、脑血管病变、脑白质病变、脑发育畸形、脑退行性病变、脑室及蛛网膜下隙病变、脑挫伤、颅内亚急性血肿以及脊髓的肿瘤、感染、血管性病变及外伤的诊断中，均具较大的优势。MRI 可诊断超急性期脑梗死。MRI 不产生骨伪影，对后颅凹及颅颈交界区病变的诊断优于 CT。

MRI 具有软组织高分辨特点及血管流空效应，可清晰显示咽、喉、甲状腺、颈部淋巴结、血管及颈部肌肉。

由于纵隔内血管的流空效应及纵隔内脂肪的高信号特点，形成了纵隔 MRI 图像的优良对比。MRI 对纵隔及肺门淋巴结肿大和占位性病变的诊断具有较高的价值，但对肺内钙化及小病灶的检出不敏感。运用心电门控触发技术，可对心肌、心包病变、某些先天性心脏病作出准确诊断。MRI 可显示心脏大血管内腔，故对心脏大血管的形态学与动力学的研究可在无创的检查中完成。特别是 MRA 的应用，使得 MRI 检查在对心血管疾病的诊断方面具有良好的应用前景。

多参数技术在肝脏病变的鉴别诊断中具有重要价值。有时不需造影剂即可通过 T_1 加权像和 T_2 加权像直接鉴别肝脏囊肿、海绵状血管瘤、肝癌及转移癌。MRCP 对胰胆管病变的显示具有独特的优势。胰腺周围有脂肪衬托，采用抑脂技术可使胰腺得以充分显示。肾与其周围脂肪

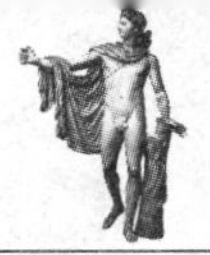

囊在MRI图像上形成鲜明的对比，肾实质与肾盂内尿液也可形成良好对比。MRI对肾脏疾病的诊断具有重要价值。MR泌尿系成像(MRU)可直接显示尿路，对输尿管狭窄、梗阻具有重要诊断价值。MRI多方位、大视野成像可清晰显示盆腔的解剖结构。尤其对女性盆腔疾病诊断有价值，对盆腔内血管及淋巴结的鉴别较容易，是盆腔肿瘤、炎症、子宫内膜异位症、转移癌等病变的最佳影像学检查手段。MRI也是诊断前列腺癌、尤其是早期者的有效方法。

MRI对四肢骨骨髓炎、四肢软组织内肿瘤及血管畸形有较好的显示效果，可清晰显示软骨、关节囊、关节液及关节韧带，对关节软骨损伤、韧带损伤、关节积液等病变，对其诊断具有其他影像学检查所无法比拟的价值，在关节软骨的变性与坏死诊断中，早于其他影像学方法。

MRI还有望于对血流量、生物化学及代谢功能方面进行研究，给恶性肿瘤的早期诊断也带来希望。

（蒋华平）

第五节 数字化X线成像技术

一、数字化X线成像

1. 基本概念

数字化X线成像是20世纪90年代逐渐发展起来的一种计算机成像方法，包括计算机X线成像(Computed Radiography，CR)和直接数字化成像(Digital Radiography，DR)。传统的X线成像是经X线透照，将影像信息记录在胶片上，在显定影处理后，影像才能于照片上显示。CR是将X线摄照的影像信息记录在影像板(image plate，IP)上，经读取装置读取，由计算机计算出一个数字化图像，复经模拟/数字(A/D)转换和数字/模拟(D/A)转换器转换，于荧屏上显示出灰阶图像。DR是由电子暗盒、扫描控制器、系统控制器、影像监视器等组成，直接将X线光子通过电子暗盒转换为数字化图像，通常采用平板探测器的影像直接转换技术。DR与CR的共同点都是将X线影像信息转化为数字影像信息，其曝光宽容度相对于普通的增感屏-胶片系统体现出某些优势：CR和DR由于采用数字技术，动态范围广，都有很宽的曝光宽容度，因而允许照相中的技术误差，即使在一些曝光条件难以掌握的部位，也能获得很好的图像；CR和DR可以根据临床需要进行各种图像后处理，如各种图像滤波，窗宽窗位调节、放大漫游、图像拼接以及距离、面积、密度测量等丰富的功能，为影像诊断中的细节观察、前后对比、定量分析提供技术支持。

2. CR和DR的性能比较

(1) 成像原理　DR是一种X线直接转换技术，它利用硒作为X线检测器，成像环节少；CR是一种X线间接转换技术，它利用图像板作为X线检测器，成像环节相对于DR较多。

(2) 图像分辨率　DR系统无光学散射而引起的图像模糊，其清晰度主要由像素尺寸大小决定；CR系统由于自身的结构，在受到X线照射时，成像板中的荧光体粒子使X线存在着散射，引起潜像模糊；在判读潜像过程中，激光扫描仪的激发光在穿过图像板的深部时产生着散射，沿着路径形成受激荧光，使图像模糊，降低了图像分辨率，因此当前CR系统的不足之处主要为时间分辨率较差，不能满足动态器官和结构的显示。

(3) DR是今后的发展方向，但就目前而言，DR电子暗盒的结构14英寸×17英寸(1英寸＝2.542 cm)由4块7.5英寸×8.0英寸所组成，每块的接缝处由于工艺的限制不能做得没缝，且一旦其中一块损坏必将导致4块全部更换，不但费用昂贵，还需改装已有的X线机设备，而CR相

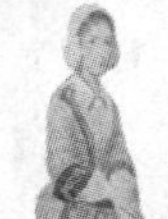

对费用较低，且多台X线机可同时使用，无需改变现有设备。

(4) CR系统更适用于X线平片摄影，其非专用机型可和多台常规X线摄影机匹配使用，且更适用于复杂部位和体位的X线摄影；DR系统则较适用于透视与点片及各种造影检查，由于单机工作时的通量限制，不易取代大型医院中多机同时工作的常规X线摄影设备，但较适用于小医疗单位和诊所的一机多用目的。事实上CR和DR系统在相当长的一段时间内将是一对并行发展的系统。

3. 数字化X线成像技术特点

数字X线机是计算机数字图像处理技术与X射线放射技术相结合而形成的一种先进的X线机。在原有的诊断X线机直接胶片成像的基础上，通过A/D转换和D/A转换，进行实时图像数字处理，进而使图像实现了数字化。它的出现打破了传统X线机的观念，实现了人们梦寐以求的模拟X线图像向数字化X线图像的转变。

1) 它最突出的优点是分辨率高，图像清晰、细腻，医生可根据需要进行诸如数字减影等多种图像后处理，以期获得理想的诊断效果。

2) 该设备在透视状态下，可实时显示数字图像，医生再根据患者病症的状况进行数字摄影，然后通过一系列影像后处理如边缘增强、放大、黑白翻转、图像平滑等功能，可从中提取出丰富可靠的临床诊断信息，尤其对早期病灶的发现可提供良好的诊断条件。

3) 数字化X线机形成的数字化图像比传统胶片成像所需的X射线计量要少，因而它能用较低的X线剂量得到高清晰的图像，同时也使患者减少了受X射线辐射的危害。

4) 由于它改变了以往传统的胶片摄影方法，可使医院放射线科取消原来的图像管理方式和省去片库房，而可采用计算机无片化档案管理方法取而代之，可节省大量的资金和场地，极大地提高工作效率。此外，由于数字化X线图像的出现，结束了X线图像不能进入医院PACS系统的历史，为医院进行远程专家会诊和网上交流提供了极大的便利。另外，该设备还可进行多幅图像显示，进行图像比较，以利于医生准确判别、诊断。通过图像滚动回放功能，还可为医生回忆整个透视检查过程。

4. 数字化X线成像的临床应用

1) 数字化的图像质量与所含的影像信息量可与传统的X线成像相媲美。图像处理系统可调节对比。故能达到最佳的视觉效果；摄照条件的宽容范围较大；患者接受的X线量减少。图像信息可由磁盘或光盘储存，并进行传输，这些都是数字化图像的优点。

2) 数字化图像与传统X线图像都是所摄部位总体的重叠影像，因此，传统X线能摄照的部位也都可以用DR成像，而且对DR图像的观察与分析也与传统X线相同，所不同的是DR图像是由一定数目的像素所组成。

3) 数字化图像对骨结构、关节软骨及软组织的显示优于传统的X线成像，还可行矿物盐含量的定量分析。数字化图像易于显示纵隔结构如血管和气管。对结节性病变的检出率高于传统的X线成像，但显示肺间质与肺泡病变则不及传统的X线图像。DR在观察肠管积气、气腹和结石等含钙病变优于传统X线图像。用数字化图像行体层成像优于X线体层摄影。胃肠双对比造影在显示胃小区、微小病变和肠黏膜皱襞上，数字化图像优于传统的X线造影。DR是一种新的成像技术，在不少方面优于传统的X线成像，但从效益-价格比，尚难以替换传统的X线成像。在临床应用上，DR不像CT与MRI那样不可代替。

（蒋华平）

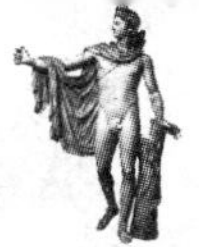

第六节 放射性核素检查

一、概述

核医学是研究核技术在医学的应用及其理论的学科，是用放射性核素诊断、治疗疾病和进行医学研究的医学学科。临床核医学可分为诊断核医学和治疗核医学两大部分。

核医学显像是显示放射性核素标记的放射性药物在体内的分布图。放射性药物根据自己的代谢特点和生物学特性，能特异地分布于体内特定的器官或病变组织，并参与体内的代谢，标记在放射性药物分子上的放射性核素由于放出射线能在体外被检测。因而核医学显像主要显示器官及病变组织代谢、功能，由于放射性药物也能选择性地分布与某一器官、组织，因而核医学显像也能反映脏器、组织的解剖结构，但图像不如 CT 清晰。科学总是不断发展，新的技术将上述反映人体器官组织解剖结构的 X 线 CT 与主要显示器官及病变组织代谢、功能的核医学显像相结合，创建了 PET/CT、SPECT/CT 图像融合新技术和图像融合联机，这样有机的结合使影像学的发展步入了新的里程。

核医学的内容除了显像外，还有器官功能测定、放射性核素治疗和体外分析法。核医学器官功能测定利用放射性药物在体内能被某一器官特异摄取、在某一特定的器官组织中被代谢或通过某一器官排出等特性。在体外测定这些放射性药物在相应的器官中摄取的速度、存留的时间、排出的速度等，就可反映器官功能状态。如甲状腺摄^{131}I 率测定。

二、甲状腺摄^{131}I 试验

(1) 原理　甲状腺具有选择性摄取和浓聚碘能力，其摄取碘的速度和数量以及碘在甲状腺的廓清时间与甲状腺的功能状态密切相关。^{131}I 与稳定碘(^{127}I)具有相同的生化性质，引入人体后，用甲状腺功能探测仪测定甲状腺部位的放射性计数率，计算甲状腺摄^{131}I 率可评价甲状腺的功能状态，即甲状腺摄^{131}I 试验(^{131}I thyroid uptake test)。

(2) 适应证及临床应用

1) ^{131}I 治疗甲状腺疾病的计量计算。

2) 甲状腺功能亢进和甲状腺功能减退症的辅助诊断，甲亢的诊断符合率达 90%左右。

3) 亚急性甲状腺炎或慢性淋巴细胞性甲状腺炎的辅助诊断。

4) 了解甲状腺的碘代谢或碘负荷情况，鉴别诊断高碘和缺碘甲状腺肿。

三、甲状腺静态显像

(1) 原理　甲状腺能特异地摄取和浓聚碘离子用以合成和储存甲状腺激素，因此碘在甲状腺内的分布状态可以反映其形态和功能。口服放射性碘后，通过观察甲状腺部位放射性分布，可判别甲状腺静态显像(thyroid static imaging)。

(2) 适应证及临床应用

1) 异位甲状腺的诊断，胸骨后甲状腺肿的鉴别诊断。

2) 了解甲状腺的位置、大小、形态及功能状态。

3) 甲状腺炎的辅助诊断。

4) 甲状腺结节的诊断与鉴别诊断。

5) 寻找甲状腺癌转移灶，评价^{131}I 治疗效果。

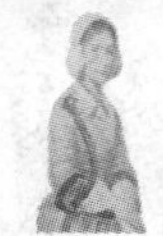

6）甲状腺术后残余组织及其功能的估计。

四、心肌显像

心血管系统核医学是核医学中发展最快、应用最广泛的领域之一，以无创伤、简便、安全的显示心肌血流、代谢和心脏功能为其特点，是现代心血管疾病与研究的重要手段。核素心肌显像是利用心肌细胞摄取、反映心肌细胞不同功能的显像剂进行的显像。在评价冠状动脉的储备功能、诊断心肌缺血、急性心肌梗死、判断心肌细胞活力、评价心脏交感神经功能状况等方面具有独特的临床价值。

（1）心肌血流灌注显像　正常或有功能的心肌细胞可选择性摄取某些显像药物，其摄取量与该区域冠状动脉血流量成正比，与局部心肌细胞的功能或活性密切相关。静脉注入该造影剂后，正常心肌显影，而局部心肌缺血、损伤或坏死时，摄取显像剂功能降低甚至丧失，则出现局灶性显像剂分布稀疏或缺损，据此可判断心肌缺血的部位、程度、范围，并提示心肌细胞的存活性（viability）。

（2）心肌代谢显像　心肌缺血后，由于缺血发生的速度、范围、程度及其侧支循环建立的不同，可能出现3种结局：①心肌坏死，病变冠状动脉的血流即使恢复，心功能也无法改善，即不可逆性心肌损伤；②冬眠心肌（hibernating myocardium），由于长期冠状动脉低灌注状态，局部心肌通过自身调节反应减低细胞代谢和收缩功能，减少能量损耗，以保持心肌细胞的存活，当血运重建治疗后，心肌灌注和室壁运动功能可完全或部分恢复正常；③顿抑心肌（stunned myocardium），指短时间内血流灌注障碍（2～20 min）引起心室功能严重受损，恢复血流灌注后，心脏功能延迟恢复，恢复时间取决于缺血时间的长短和冠脉血流的贮备功能。心肌梗死与顿抑或冬眠心肌组织有许多共性，如各种室壁运动异常、局部血流灌注减低及异常心电图等，使临床常用诊断技术如超声、冠脉造影、ECG、心肌血流灌注显像等难于准确鉴别。心肌灌注显像法仍然存在低估心肌细胞活力的问题。代谢活动的存在是心肌细胞存活的最可靠的标志。PET（正电子发射型计算机断层显像）心肌代谢显像通过示踪心肌能量代谢底物如葡萄糖、脂肪酸等进行显像，可准确、灵敏判断心肌细胞的存活性，是目前评价心肌活力最可靠的无创伤性检查方法。

原理及应用：正常生理状况下，心肌细胞维持心脏收缩和稳定离子通道所需的能量主要从脂肪酸氧化获取，游离脂肪酸供应心脏所需能量的2/3，而葡萄糖仅约1/3，尤其当空腹、血糖浓度较低时，心肌的能量几乎全部来源于脂肪酸氧化，因此，脂肪酸代谢显像清晰。但在碳水化合物饮食或葡萄糖负荷后，心肌细胞转以葡萄糖作为能量的主要来源，这种条件下心肌葡萄糖代谢显像清晰。当心肌缺血、氧供应低下时，局部心肌细胞脂肪酸氧化代谢受抑制，主要以葡萄糖的无氧糖醇解产生能量。心肌缺血病灶中脂肪酸的绝对减少、葡萄糖代谢的相对增加与坏死心肌无脂肪酸或无葡萄糖代谢的特征是心肌显像鉴别心肌是否存活的理论依据。

（3）心肌显像的临床应用

1）冠心病心肌缺血：①心肌缺血的诊断；②冠心病危险度分级；③冠心病的预测；④冠心病治疗疗效的评价。

2）心肌梗死：①急性心肌梗死的诊断；②急性胸痛的评估；③指导溶栓治疗；④早期估计预后。

3）其他心脏疾病：①心肌病；②充血性心力衰竭；③糖尿病心肌损害；④微血管性心绞痛。

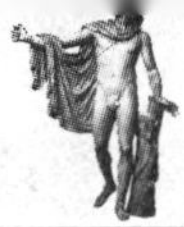

五、肾显像

1. 肾动态显像

肾动态显像(dynamic renography)包括肾血流灌注显像和肾实质功能动态显像两部分。本法既可显示双肾位置、大小与功能性肾组织形态,也能对肾血流、功能及上尿路通畅性进行定性评价和定量测定,尤其在判断肾功能方面具有敏感性高、准确性好的优点,是临床核肾脏病学的重要组成部分。

临床应用:肾动态显像在评价肾实质功能方面具有灵敏度高、简便安全和无创等特点,明显优于X线静脉肾盂造影(IVP),并且可提供相关定量参数和半定量指标。本方法已较为广泛用于评价泌尿系统疾患时的肾功能状态、非肾脏疾病对肾功能的影响,以及治疗效果的判断。尤其在判断严重肾盂积水或其他原因所致的残余肾功能,协助外科确定治疗方案中具有重要作用。

上尿路梗阻时,根据梗阻部位、程度、时间及患侧肾功能状态的不同,肾动态显像有不同的表现。

2. 肾静态显像

肾静态显像是利用缓慢通过肾脏的显像剂,随血液流经肾脏后分别由肾小管分泌或肾小球滤过,其中部分被近曲小管上皮细胞重吸收并与胞质内巯基结合,从而较长时间滞流与皮质内,通过平面显像或断层显像能够清晰显示肾皮质影像,以了解肾脏的位置、大小、形态与实质功能,并可显示占位病变。

3. 肾图

原理:静脉注射由肾小管上皮细胞分泌而不被重吸收的放射性示踪剂,立即启动专用的肾图仪连续记录示踪剂到达双肾,被肾脏浓聚和排出的全过程,并以TAC表示,称为放射性肾图(radiorenogram),简称肾图,用以评价分肾的血供、实质功能和上尿路通畅性。

六、骨显像

1. 原理和概述

放射性核素骨显像(bone imaging)在临床上的应用已有40多年的历史,是核医学显像检查中应用频率最高的,占核医学日常显像项目的1/3左右。放射性核素骨显像最主要的优点是在骨疾病的探查中,有很高的敏感性,能在X线检查和临床症状出现异常前更早地显示病变的存在。以放射性核素骨显像对恶性肿瘤骨转移的检测为例,通常能比X线和CT对骨转移肿瘤的检测早3～6个月发现异常,有的甚至提早一年发现恶性肿瘤的骨转移病灶。假阳性和假阴性率也很低。骨显像除了可显示骨的形态外,主要显示骨的代谢状态和血供情况,能非常灵敏地无创性地诊断骨骼疾病,对于多种骨骼疾病的早期诊断,具有特殊价值。

放射性核素显像是利用亲骨性放射性核素或放射性核素标记的化合物(通常被称为骨显像剂)引入人体内后聚集于骨骼,利用γ照相机、SPECT,SPECT/CT/PET或PET/CT等放射性核素显像仪器在体外探测放射性核素所发射的γ射线,通过计算机处理,从而形成骨骼的影像。

骨骼由有机物和无机物组成。骨骼各部位摄取显像剂的多少主要与局部血流灌注量、无机盐代谢更新速度、成骨细胞活跃的程度有关。当骨的局部血流灌注量和无机盐代谢更新速度增加,成骨细胞活跃和新骨形成时,可较正常骨骼聚集更多的显像剂,在图像上就呈现异常的显像剂浓聚区(称为“热区”)。当骨的局部血流灌注量和无机盐代谢更新速度减少,破骨细胞活性增强发生溶骨(lytic lesion)时,骨显像在病变区的聚集减少,呈现显像剂分布稀疏或缺损(称为“冷区”)。显像剂在骨骼的聚集可反映骨骼的血流量、代谢更新、成骨和破骨的状态,从而可对病变

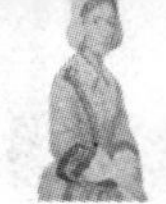

进行定位、定量及定性的诊断。

2. 骨与关节显像的临床应用

(1) 转移性骨肿瘤的早期诊断　恶性肿瘤常发生转移，在进行骨显像的肿瘤患者中，约有一半已发生骨转移(metastatic bone tumors)。最易发生骨转移的原发肿瘤有乳腺癌、肺癌、前列腺癌、胃癌、甲状腺癌、结肠癌、神经母细胞瘤等。以骨转移为首显症状的恶性肿瘤以肺癌、乳腺癌、前列腺癌等最为常见，这些癌肿中约有85%发生骨骼的转移。而且往往在骨痛发生以前已有骨转移。而无骨痛者约有31%发生骨骼的转移。放射性核素显像是诊断骨转移的一个重要工具，它可以早期探查到骨的转移病灶，而且能发现X线、CT及MRI等检查范围以外的病灶，目前已成为恶性肿瘤患者手术或其他方法治疗前后的常规检查项目。是早期诊断恶性肿瘤骨转移的首选方法，同时也是骨转移灶治疗后疗效观察的主要方法。恶性肿瘤患者有无骨转移对于疾病的分期、治疗方案的选择和预后判定等都是至关重要的。恶性肿瘤患者全身骨显像(whole body bone imaging)出现多发的、散在的异常放射性浓聚，通常为骨转移的表现。转移性骨肿瘤的好发部位为脊柱、肋骨和骨盆等，如为单个的放射性浓聚，虽可能会是恶性肿瘤骨早期转移的一个征象，但却不能明确诊断为骨转移，因为有许多良性的骨病也会出现单个的放射性浓聚，如骨纤维结构不良、活动性关节炎、多发性骨髓炎、畸形性骨炎等，应密切以随访观察。

(2) 原发性骨恶性肿瘤的诊断　原发性骨肿瘤分为良性和恶性两类，两者比例大约为1∶7。放射性核素骨显像诊断原发肿瘤的阳性率为70%～90%，可在X线或和临床症状出现异常前3～6个月显示肿瘤病灶的存在。骨显像可为临床提供原发性肿瘤的位置、范围，对判断肿瘤浸润范围意义较大，有助于手术前确定手术范围和合理选择放疗照射野及评价治疗效果，尤其是对X线平片判断较困难的部位如骨盆、胸骨等处的肿瘤价值更大。此外骨显像对原发性肿瘤疗效检测和随访都十分有意义。但骨显像在原发性骨肿瘤的检查方法中并非首选方法，因为它不能对骨肿瘤病变进行定性诊断。

总之，对原发性骨肿瘤的放射性核素显像的最终目的是尽早地诊断、准确定位和对肿瘤范围大小的确定以及治疗后的随访观察，以提高患者的生存率。

七、放射性核素检查的护理

1) 检查用药前详细询问病史、观察病情，对特殊情况，如危重患者、有过敏史、外伤史、身体内置金属和义肢部位、放疗和手术部位、消化道造瘘等进行记录。

2) 针对各检查要求详细耐心地向患者进行检查配合指导，介绍整个检查的流程，包括检查的目的和意义，显像的时间和要求，显像的体位和所需的时间，穿刺部位的按压方法等。

3) 进行必要的健康教育，介绍有关核素诊断的原理、核素代谢特点和辐射对人体、环境的影响，使患者了解检查所采用的放射性核素能量低、半衰期短，剂量安全，以解除患者和家属的紧张心理并可有效地降低辐射的影响。

4) 嘱患者做好必要的放射防护配合：

A. 注射核素后在指定休息室等候检查，避免到人群密集的场所。

B. 尿液污染衣裤应及时更换，污染皮肤用肥皂水清洗。

C. 检查后多饮水以促进核素排出；便后多冲水以减少放射性排泄物对环境的污染。

D. 检查后24小时内尽量避免近距离接触孕妇和婴儿。

E. 哺乳期妇女注射核素后1～2天与婴儿隔离，避免哺乳。

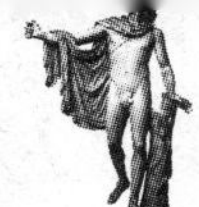

【思考题】

1）X线的特性有哪些？

2）肺部基本病变的X线表现包括哪几方面？

3）二尖瓣狭窄患者的X线特点？

4）胃及十二指肠溃疡典型的X线征像？

5）骨关节基本病变的X线表现有哪些？

6）磁共振成像与CT成像有何区别，临床应用价值如何？

7）超声检查的临床应用价值？

8）核医学显像的基本原理是什么，甲状腺、心肌、骨、肾脏正常图像有何特征，异常图像有何临床意义？

9）详细描述各种检查前的准备和注意事项。

（蒋华平）

第六章　临床实验室检查

实验室检查是运用各种物理学、化学、生物化学、分子生物学、微生物学、细胞学、免疫学及遗传学等学科的实验技术，对患者的血液、体液、骨髓、排泄物、分泌物等标本进行检测，以求获得反映机体功能状态及与疾病相关的病理变化或病因等有关资料，对协助诊断、推测预后、制订治疗方案等有其独特的作用。实验室检查与临床护理有着十分密切的关系。大部分实验室检查的标本是由护士采集，此外实验室检查的结果又可协助和指导护士观察、判断病情，作出护理诊断。因此，护士必须熟悉常用实验室检查的目的、标本采集要求、方法以及结果的临床意义。

第一节　标本的采集与处理

【教学目标】

1）熟悉实验室检查标本采集方法、正常范围和临床意义。
2）了解实验室检验项目的方法和内容。

案例 6－1

患者，男性，52 岁，肝硬化 8 年，呕血数次，头昏、心悸 2 小时。查体：神清，精神弱。皮肤黏膜无黄染，未见明显肝掌及蜘蛛痣。全身浅表淋巴结未及肿大。腹膨隆、腹壁静脉曲张，移动性浊音阳性。双下肢轻度水肿。

讨论：1）针对患者现有情况，请思考护士需为该患者采集何标本？
2）采集标本时需注意哪些问题？

标本采集是影响检验质量的最主要、最关键的环节之一。临床检验中血液、尿液、粪便等标本的检验结果可因标本采集和处理不当而发生变化，从而影响临床疾病的诊断和治疗。因此，标本的正确采集是保证检验结果准确的重要基础。

一、标本采集的原则

1. 准确性

采集各种标本均应严格按照医嘱执行。严格执行查对制度，采集前应认真核对医嘱，核对申请项目，患者姓名、床号、科室、住院号等。采集完毕及送检前应再次查对。

2. 完整性

为了保证送检标本的质量，必须掌握正确的采集方法。尽可能保持体外标本在被检者体内的生理或病理的原有状态，从而保持各种细胞、虫卵、蛋白质、葡萄糖等成分的质和量基本不变。为保持标本的完整性，需在标本采集时或采集后按实验室检查项目的特点进行相应处理。

3. 及时性

标本采集后应及时送检，不应放置过久，以免标本被污染或变质，从而影响检验结果。特殊

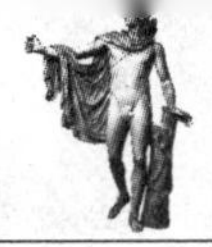

标本还需注明采集时间。

二、患者准备

患者的准备是保证送检标本质量的内在条件和前提要求。

(1) 情绪　应在患者安静状态下采集标本，如患者处于激动、兴奋、恐惧等状态下可使白细胞、血红蛋白等项目升高。

(2) 运动　剧烈运动可使 ALT、AST、LDH、CK 等项目升高，因此采血前不宜剧烈运动。

(3) 体位　体位的变化可影响检验结果，如从立位到卧位 Hb、Hct、K、Ca、ALT、AST、ALP 等项目不同程度下降。采血时尽量统一采血姿势，门诊患者推荐坐位，住院患者推荐卧位。

(4) 饮食　进食后即采集血液标本，可使血糖、血脂浓度增高；进食高蛋白或高核酸食物，可引起血中 BUN 及 UA 增高，进食高脂肪食物，可引起 TG 的大幅度增高。咖啡可使 AST、ALT、ALP、GLU 等升高。饮酒可使 GLU 降低，使 TG、GGT、HDL－CH 升高。吸烟可使儿茶酚胺、皮质醇、生长激素、血细胞比积、癌胚抗原升高，使免疫球蛋白降低。

(5) 药物　药物可使 ALT、AST、TB 等项目升高，大量服用维生素 C 可使尿液葡萄糖、隐血、亚硝酸盐、胆红素等项目呈假阴性。

三、常见标本的采集和处理

1. 血液标本

血液标本可来自于静脉、动脉或毛细血管。静脉血是最常用的标本，静脉穿刺是最常用的采血方法。毛细血管采血主要用于儿童，血气分析多使用动脉血。

(1) 种类

1) 全血标本：主要用于对血细胞成分的检查，如血细胞的分类计数和形态检查。

2) 血清标本：主要用于临床生化和免疫学检验项目的测定。

3) 血浆标本：主要用于凝血因子测定、游离血红蛋白测定和少数生化项目检查。

(2) 采血部位

1) 毛细血管采血：又称皮肤穿刺或末梢采血。主要用于仅需微量血液实验或婴幼儿，其结果代表局部的状态。一般使用采血针，在消毒后的指端或耳垂部位采集血液。不应在炎症、水肿部位采血，采血时穿刺深度要适当，切忌用力挤压。此法易发生溶血、凝血及混入组织液。

2) 静脉采血：是目前最常用的采血方法，多在肘部浅静脉、腕部静脉或手部静脉，婴幼儿在颈外静脉采血和前囟静脉。采血时应动作迅速，尽可能缩短止血带使用时间。采血所用的注射器和容器必须干燥；用止血带压迫时间最好不超过半分钟，否则将使生化结果升高或下降。抽血时避免产生大量气泡，禁止从静脉输液处及输液侧采集血液标本，防止所输液体中的药物影响有关检验结果；若用普通采血法，抽血后应取下针头，将血液沿管壁缓慢注入试管内。真空采血时双向针的一端在持针器的帮助下刺入静脉，另一端插入真空试管内，血液在负压作用下自动流入试管内。由于在完全封闭状态下采血，避免了血液外溢引起的污染，并有利于标本的转运和保存。标准真空采血管采用国际通用的头盖和标签颜色显示采血管内添加剂种类和试验用途。可根据需要选择相应的盛血试管。

3) 动脉采血法：常用于血气分析。肱动脉、股动脉、桡动脉以及其他任何部位的动脉都可以作为采血点，但多选择肱动脉和桡动脉。采得的血液标本须与空气隔绝，立即送检。

(3) 采血时间

1) 空腹采血：指在禁食 8 小时后空腹采集的标本，一般是在晨起早餐前采血，适用于大部分

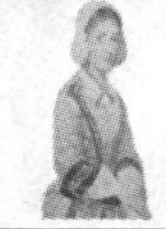

生化检查项目，如葡萄糖、胆固醇测定。其优点是可以避免饮食成分和白天生理活动对检查结果的影响，另外，同时间点的血液标本检查结果也便于比较。

2）特定时间采血：因人体生物节律在昼夜间呈周期性变化，因此在一天的不同时间采得的血液标本检查结果也不尽相同，例如激素测定。检查微丝蚴需在半夜唤醒后采血。三酰甘油、维生素D等还可有季节性变化。用药患者进行药物浓度监测时，应注意采血时药物浓度的峰值和低谷。

3）急诊采血：不受时间限制，检测单上应注明急诊和采血时间。

(4) 采集后处理

1）抗凝剂：采用全血或血浆标本时，采血后应立即将血液标本注入加有适当抗凝剂的试管中，并充分混匀，避免溶血，不能有凝块。若用肝素抗凝，则在抽血前先用肝素湿润注射器。商品化真空采血管已作抗凝处理。常用的抗凝剂有如下几种。

枸橼酸钠 能与血液中的钙离子形成络合物阻止血液凝固。3.2%枸橼酸钠，与血液比例为1∶9，用于凝血功能检测（蓝盖真空管）；3.8%枸橼酸钠与血液比例为1∶4，用于血沉测定（黑盖真空管）。

乙二胺四乙酸二钠 与血液中的钙离子形成络合物阻止血液凝固。常用于血常规检测（紫盖真空管），也可用于糖化血红蛋白、HLA-B27、淋巴细胞分化抗原（CD系列）等测定。

肝素 常用肝素锂（绿色真空管），通过加强抗凝血酶Ⅲ因子灭活丝氨酸蛋白酶，阻止凝血酶的形成从而阻止血液凝固。主要用于血气分析等项目检测。

草酸盐 与血液中的钙离子结合，形成不溶性草酸钙而起抗凝作用。常用的有草酸钠、草酸钾。

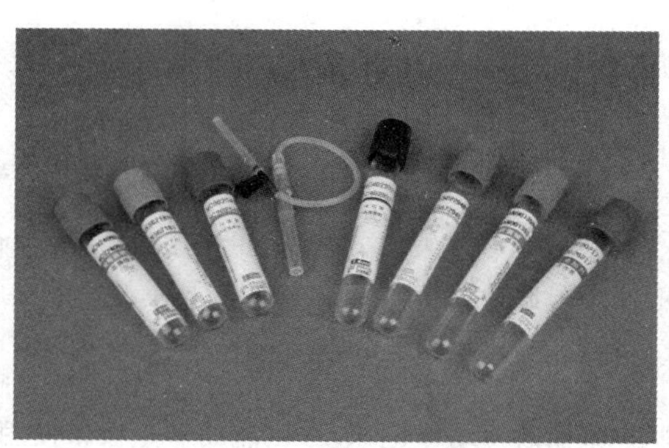

图6-1 各种真空采血试管

2）及时送检和检测：血液离体后可产生一些变化，如红细胞的代谢活动仍在继续进行，部分葡萄糖分解成乳酸，使血糖含量降低，乳酸含量增高；二氧化碳弥散，血液的pH增高；氯离子从细胞内向血浆移动等变化而影响检测结果。因此，血液标本采集后应尽快送检和检测。

3）冰浴：将血标本置于冰与水中，用以缓解各种成分的代谢变化，如血氨测定、血气分析、凝血试验等。

4）保温：将血标本保持在接近体温的环境中，如冷凝集素测定。

5）避光：血液中的某些成分遇光分解，引起测定值的降低，可用锡纸包裹或避光的容器采集血标本，如胆红素、维生素 B_{12} 测定等。

6）微生物检验的血标本：尽可能在使用抗生素前采集，血标本采集后应立即注入血培养皿

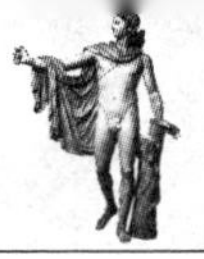

中送检，并防止污染标本。

2. 尿液标本

尿液的采集是尿液检验的关键环节之一。正确的采集、保存、送检尿标本和准确记录尿量，对保证检验结果的可靠性十分重要。因此在采集尿标本的过程中，要注意如下几个方面。

（1）容器　因各种非标本物质可干扰测定的结果，因此应使用一次性专用的有盖塑料容器、清洁干燥的大口瓶（必要时加盖）及一次性尿杯；如使用其他容器，需洗净、晾干后才能使用。尿液做细菌培养时则应使用有塞的无菌大试管。

（2）标本种类

1）晨尿：新鲜晨尿最佳，以清晨第一次尿为宜，因尿液在膀胱内存留 8 小时以上，尿液浓缩和酸化程度高，条件恒定，可获得较多的信息，如蛋白、细胞和管型等。较浓缩，便于对比。门、急诊患者亦可随机留取。

2）随机尿：患者任何时间内自然排泄的尿液标本，此类标本最适合门诊、急诊患者。但标本易受饮食、药物、运动、温度等因素的影响，有时结果不够准确。

3）餐后尿：指餐后 2 小时留取的尿液，多于午餐 2 小时后留尿。适合于糖尿病和尿蛋白阳性患者做定性检测时使用。

4）定时尿：适用于一天之内尿液成分波动较大、用随意尿标本难以确定其参考值范围的多种化学物质的检测。12 小时尿要求前一天晚上 8 时排尽余尿后，开始收集直至第 2 天早晨 8 时之内的全部尿液，主要用于尿中有形成分计数。24 小时尿标本的采集方法同 12 小时尿，主要用于蛋白、糖等化学物质的检验。

5）尿培养：留尿前应停用抗生素 5 天。留尿时先用 0.1％的新洁尔灭消毒外阴和尿道口，收集中段尿于无菌容器中，必要时可以用导尿的方法留取尿液标本，主要用于细菌培养和药物敏感试验。留尿全程应遵守无菌操作原则。

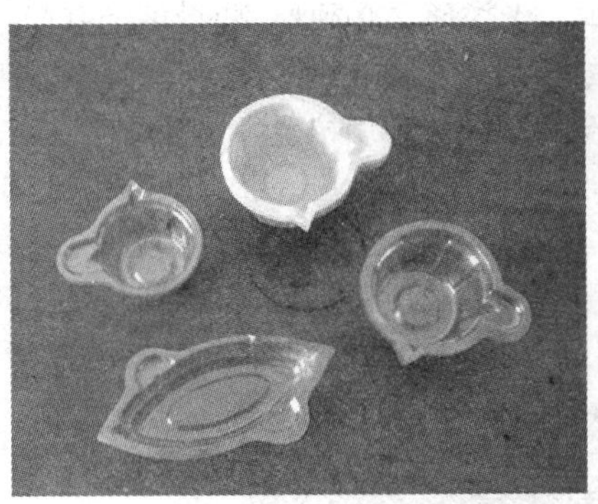

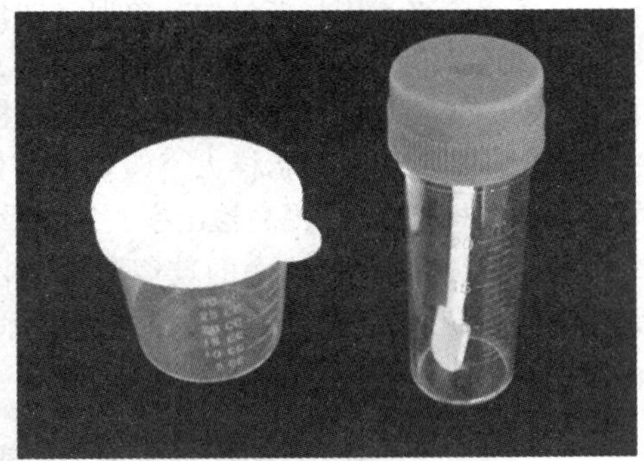

图 6－2　一次性尿杯和尿培养瓶

（3）避免污染　尿标本的采集方法多采用自然排尿法，不可混有粪便，男性患者避免混入前列腺液和精液，女性患者避免混入经血或阴道分泌物。

（4）尿液的送检

1）送检时间：从标本收集到检验完成所间隔的时间最好不要超过 30 分钟，夏天不应超过 1 小时，冬天不应超过 2 小时，以免细菌污染和原有成分改变。一般完成尿液标本收集后均应立即送检。

2）送检单：送检时应仔细核查瓶签并注明标本的种类、留取的准确时间、所加防腐剂种类等。

（5）标本保存　尿标本如不能及时检查，需作适当保存，以防各种成分分解、变质、遭受微生

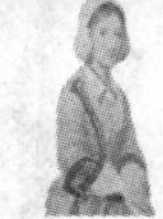

物的破坏。常用方法有冷藏法和化学法。冷藏以4℃为好，避免结冰但冷藏时间最长不得超过8小时；化学法可选用甲苯、甲醛、浓盐酸等防腐剂。防腐剂的种类及使用方法见表6-1。

表6-1　尿液防腐剂种类、添加量、使用目的及适用范围

防腐剂	添加量	目的	适用范围
甲苯	2 ml/100 ml 尿	形成薄膜阻止尿液与空气接触，保持标本中化学成分的稳定，对微生物无效	用于尿糖与尿蛋白等生化检测防腐
甲醛	1～2 ml/24 h 尿	凝固蛋白，抑制细菌生长，固定尿中有形成分	用于检出管型与细胞时防腐
福尔马林	1滴/30 ml 尿	保存尿中有形成分，但增加尿中还原物质浓度，可与尿素形成沉淀	用于保存尿液有形成分，不能用于尿糖检测，添加过量时形成沉淀干扰镜检
浓盐酸	10 ml/24 h 尿	固定尿中17-酮类固醇、儿茶酚胺等物质	用于尿17-酮类固醇、儿茶酚胺、钙等物质检测时防腐
冰醋酸	10～25 ml/24 h 尿	固定尿中5-羟色胺、醛固酮类物质	用于5-羟色胺类物质检测时防腐
碳酸钠	10 g/24 h 尿	固定尿中卟啉类物质	用于尿卟啉检测时防腐并用棕色瓶装标本

3. 粪便标本

(1) 采集方法　宜采用自然排便法留取粪便标本。无粪便又必须检测时，可经肛门指诊或采便管采集粪便，但需注明。必要时可肛拭子采取，如蛲虫虫卵检查时使用透明薄膜拭子于清晨排便前自肛门周围的皱襞外拭取标本。粪便寄生虫检验，3天前应停用抗生素，并做到三检三送。

(2) 标本量　一般留取拇指样大小(5 g)的粪便，粪便有脓血时，应在脓血及黏液处选材，外观无异常的要多点取样检查，以提高检出率。作血吸虫毛蚴孵化、计数寄生虫虫卵应留取全部粪便。

(3) 容器　必须用干燥、洁净的玻璃瓶、塑料盒，或一次性使用的涂蜡纸盒。若行细菌培养时则应采用有盖的无菌容器。细菌检查的粪便标本应收集于灭菌封口的容器内，勿混入消毒剂及其他化学药品。

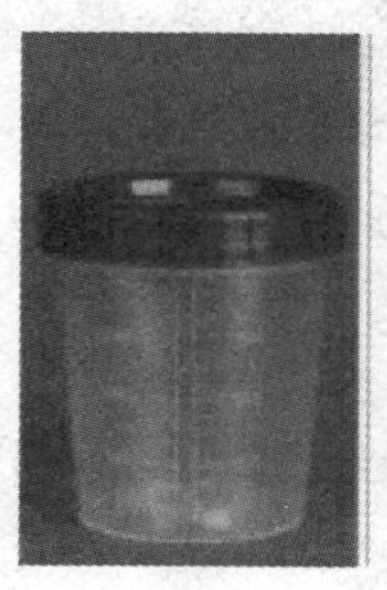

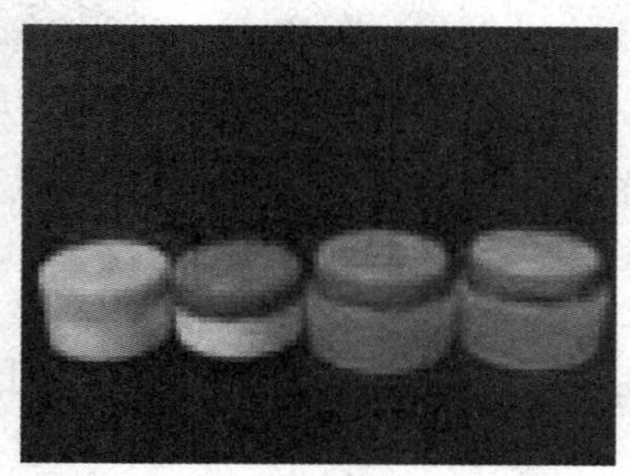

图6-3　各种粪便标本盒

(4) 排除干扰因素　粪便标本不应混入尿液和其他物质，如混入尿液可使原虫死亡，混入污

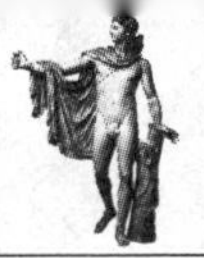

水等杂物可明显混淆检验结果。如作粪便隐血实验，患者应禁食铁剂、动物血、肝类、瘦肉及大量绿叶蔬菜3天，否则易出现假阳性。有牙龈出血者应嘱其勿下咽。

(5) 其他　若检查阿米巴滋养体，除从粪便脓血及稀便处取标本外，还应另做涂片立即送检，标本应25℃保温并在30分钟内送检。

(6) 及时送检　粪便标本采集后应尽早送检，一般不应超过1小时，以免pH改变以及消化酶作用等使粪便的有关成分分解破坏，影响检验结果的正确性。

案例6-1中患者为肝硬化患者，呕血数次，失血量较多，患者已出现头晕、心悸，护士需尽快为该患者采集血标本和粪便标本，以了解患者出血情况。此外，护士还应密切观察其病情变化。

第二节　血液检查

案例6-2

患者，男性，17岁，晨起不明原因感上腹及脐周隐痛，恶心呕吐胃内容物一次，下午2点转移至右下腹疼痛，压痛更明显。查体：腹部外观平坦，右下腹麦氏点压痛，反跳痛明显，肌紧张(+)。化验报告：血常规检查见RBC 5.15×10^{12}/L，Hb 156 g/L，WBC 16×10^{9}/L，白细胞分类：中性杆状核粒细胞15%，中性分叶核粒细胞70%，单核细胞4%，淋巴细胞11%。PLT 122×10^{9}/L。

讨论：1) 该患者可能出现了什么问题？

2) 针对患者现有症状和化验结果，请问该患者的血常规检查结果有何异常？

一、血液常规检查

血液常规检查是指对患者周围血液中红细胞和白细胞数量及质量的检验，包括红细胞计数(red blood cell, RBC)、血红蛋白测定(hemoglobin, Hb)、白细胞计数(white blood cell, WBC)及分类计数(differential count, DC)，是临床应用最广泛的检验项目之一。

近年来由于广泛应用血液学分析器，血液常规检查的项目增多，包括红细胞计数、血红蛋白测定、红细胞平均值测定及红细胞形态检测；白细胞计数及其分类计数；血小板计数、血小板平均值测定和血小板形态检测。

1. 红细胞计数和血红蛋白测定

通过红细胞计数和血红蛋白测定，发现其变化以诊断有关疾病。

〖标本采集方法〗

1) 手工法：用非抗凝毛细血管血1滴。

2) 血液分析仪法：用乙二胺四乙酸(EDTA)抗凝静脉血1 ml。

〖参考值〗

见表6-2。

表 6-2 红细胞及血红蛋白的参考值

人群	RBC($\times 10^{12}$/L)	Hb(g/L)
成年男性	4.0～5.5	120～160
成年女性	3.5～5.0	110～150
新生儿	6.0～7.0	170～200

〖注意事项〗

静脉采血时，止血带使用时间要短，否则红细胞计数和血红蛋白浓度可增高。

〖临床意义〗

血红蛋白浓度、血细胞比容和红细胞计数是贫血、红细胞增多和真性红细胞增多症的诊断和分类的重要指标。不能将红细胞计数作为唯一诊断参数，利用红细胞数量鉴别红细胞减少症和红细胞增多症，必须结合血细胞比容。

(1) 红细胞和血红蛋白增多　指单位容积血液中血红蛋白量及红细胞数高于参考值高限。多次检查成年男性血红蛋白＞170 g/L，红细胞＞6.0×10^{12}/L；成年女性血红蛋白＞160 g/L，红细胞＞5.5×10^{12}/L 时即认为增多。可分为相对性增多和绝对性增多两类。

1) 相对性增多：是由于血液浓缩使红细胞容积和血红蛋白相对增多。见于严重呕吐、腹泻、大面积烧伤、出汗过多、慢性肾功能减退、尿崩症、甲状腺功能亢进危象、糖尿病酮症酸中毒等。

2) 绝对性增多：临床上称红细胞增多症(polycythemia)，按其原因可分为生理性增多和病理性增多。

生理性增多　红细胞数目受许多生理因素影响。除年龄、性别差异外，还受不同的生活环境和习惯、体力劳动强度等影响。生理性增多见于红细胞生成素代偿性增多，如新生儿、高原居民或剧烈运动等。病理性增多见于严重的慢性心、肺疾病(如发绀型先天性心脏病、阻塞性肺气肿、肺源性心脏病)、真性红细胞增多症等。此外，不同的采血部位和时间测定结果也不同。

病理性增多　严重的慢性心、肺疾病(如发绀型先天性心脏病、阻塞性肺气肿、肺源性心脏病)引起缺氧，刺激导致 EPO 大量分泌所致。也可见于某些疾病引起的 EPO 病理性分泌增加，如肾脏疾病、恶性肿瘤等。

(2) 红细胞及血红蛋白减少　各种病理因素导致红细胞、血红蛋白低于正常参考值下限，称为贫血。

生理性减少　见于婴幼儿及 15 岁以前的儿童(红细胞及血红蛋白一般比正常成人约低 10%～20%)、妊娠中、晚期和部分老年人。

病理性减少　可由红细胞生成障碍、造血原料缺乏和利用障碍、红细胞丢失和破坏过多等原因引起。见于各种原因所致的贫血，如缺铁性贫血、再生障碍性贫血、溶血性贫血和失血性贫血等。

临床上习惯于利用血红蛋白作为衡量贫血程度的指标，Hb＜120 g/L(女性＜110 g/L)为轻度贫血；Hb＜90 g/L 为中度贫血；Hb＜60 g/L 为重度贫血；Hb＜30 g/L 为极重度贫血。当 RBC＜1.5×10^{12}/L，Hb＜45 g/L 时，应考虑输血。

2. 白细胞计数及分类计数

白细胞(white blood cell, WBC)计数是测定单位容积外周循环血液中各种白细胞的总数。白细胞分类计数(differential count, DC)是测定各种白细胞的相对百分率或绝对数量。

〖标本采集方法〗

同红细胞计数。

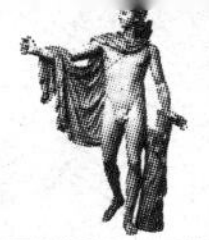

〖参考值〗

1) 白细胞计数：成人为$(4\sim10)\times10^9/L$；新生儿为$(15\sim20)\times10^9/L$；6个月～2岁为$(11\sim12)\times10^9/L$。

2) 白细胞分类计数：见表6-3。

表6-3 成人白细胞分类及参考值

细胞名称	相对值(%)	绝对值($\times10^9/L$)
中性粒细胞(N)		
杆状核	1～5	0.04～0.5
分叶核	50～70	2～7
嗜酸性粒细胞(E)	0.5～5	0.02～0.5
嗜碱性粒细胞(B)	0～1	0～0.1
淋巴细胞(L)	20～40	0.8～4
单核细胞(M)	3～8	0.12～0.8

〖临床意义〗

白细胞数高于$10\times10^9/L$称白细胞增多，低于$4\times10^9/L$称白细胞减少。白细胞数的增减主要受中性粒细胞的影响。因此，白细胞增多或减少与中性粒细胞的增多或减少有密切关系和相同意义。

(1) 中性粒细胞

1) 中性粒细胞(neutrophil, N)增多：

生理性增多 新生儿、妊娠及分娩时、高温、寒冷、饱餐、剧烈运动、劳动后、饱餐、淋浴后等，多为一过性。

病理性增多 见于急性感染，尤其是化脓性球菌引起的局部或全身性感染；严重的组织损伤或坏死，如手术、严重创伤、大面积烧伤、急性心肌梗死等；急性大出血；急性溶血；急性中毒，包括尿毒症、糖尿病酮症酸中毒、急性化学药物中毒(铅、汞、安眠药中毒)；非造血系统恶性肿瘤及急、慢性粒细胞白血病等。

2) 中性粒细胞减少：当中性粒细胞绝对值低于$1.5\times10^9/L$称为粒细胞减少症，低于$0.5\times10^9/L$称为粒细胞缺乏症。引起粒细胞减少的原因如下所述。

感染性疾病 其中病毒性感染(如病毒性肝炎、流感、巨细胞病毒等)是常见原因，也可见于革兰阴性菌感染(如伤寒、副伤寒)及原虫感染(如黑热病、疟疾)。

血液系统疾病 常见于再生障碍性贫血、粒细胞缺乏症、部分急性白血病(非白细胞性白血病)等。

物理化学因素损伤 X线、放射性核素等物理因素，化学物质如苯、汞、铅等，以及化学药物如氯霉素、磺胺类药、抗肿瘤药、抗甲状腺药物等。

其他 脾功能亢进、过敏性休克及某些自身免疫性疾病。

3) 中性粒细胞的核象变化：正常周围血液中的中性粒细胞以3叶的分叶核占多数，可见少量杆状核，不分叶或分叶过多的较少，杆状核与分叶核的正常比值为1∶13。在病理情况下，中性粒细胞的核象可发生变化，出现核左移或核右移现象(图6-1)。

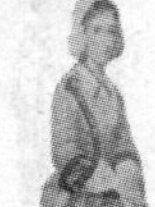

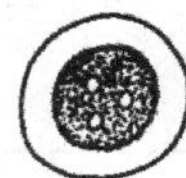 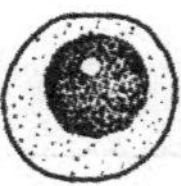 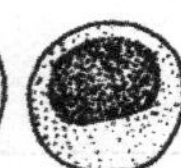 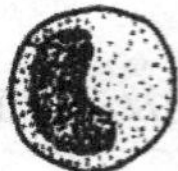 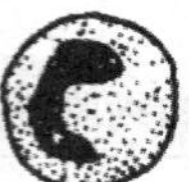 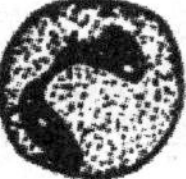 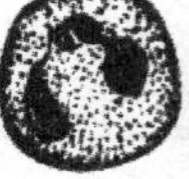 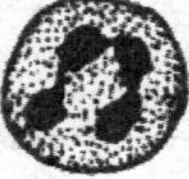 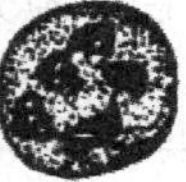

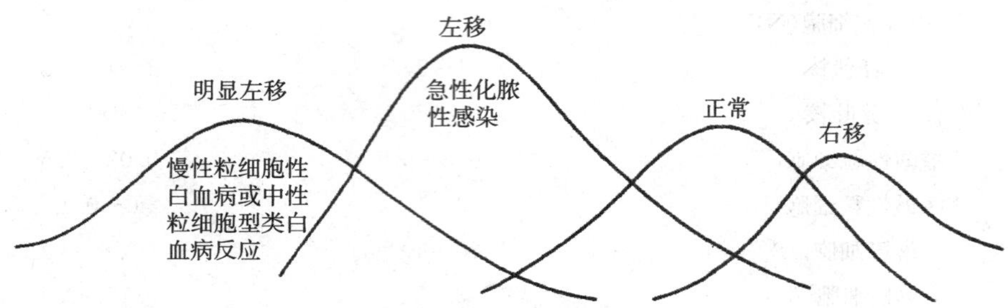

图 6-4 中性粒细胞的核象变化示意图

核左移 周围血中出现不分叶核粒细胞(包括杆状核粒细胞、晚幼粒、中幼粒、早幼粒细胞等)的百分比超过 5%时,为核左移。常见于感染(尤其是急性化脓性感染)、急性失血、急性中毒及急性溶血反应等。中性粒细胞增多伴核轻度左移,提示感染轻或处于感染早期;伴核明显左移示感染加重;中性粒细胞减少伴核左移及中毒性改变常提示感染极为严重。白血病或类白血病反应,也可出现明显核左移现象。

核右移 周围血液中 5 叶或更多分叶的粒细胞超过 3%时称核右移。主要见于造血功能减退和巨细胞贫血,以及应用抗代谢药物如阿糖胞苷等。在炎症的恢复期,可出现一过性核右移。如在疾病进展期突然出现核右移,则提示预后不良。

(2) 嗜酸性粒细胞

1) 嗜酸性粒细胞(eosinophilia, E)增多:①变态反应性疾病如支气管哮喘、药物过敏反应、荨麻疹等;②寄生虫病如血吸虫病、蛔虫病等;③皮肤病如湿疹、剥脱性皮炎、银屑病等;④血液病如慢性粒细胞白血病、淋巴瘤、嗜酸粒细胞白血病等;⑤恶性肿瘤:某些上皮细胞性恶性肿瘤,如肺癌;⑥传染病:一般传染病的恢复期及猩红热早期。

2) 嗜酸性粒细胞减少:伤寒、副伤寒初期,大手术、烧伤等应激状态及长期应用肾上腺皮质激素后。

(3) 嗜碱性粒细胞

1) 嗜碱性粒细胞(basophilia, E)增多:①过敏性疾病:过敏性结肠炎,药物、食物、吸入物超敏反应等;②血液病:慢性粒细胞性白血病、嗜碱性粒细胞白血病、骨髓纤维化等;③恶性肿瘤:尤其转移癌,其机制不清。

2) 嗜碱性粒细胞减少:无临床意义。

(4) 淋巴细胞

1) 淋巴细胞生理性增多:见于出生 1 周后的婴儿,可持续到 6~7 岁,其淋巴细胞的百分数较成人为高。

2) 淋巴细胞病理性增多:见于病毒、结核、传染性单核细胞增多症等感染性疾病及淋巴细胞性白血病、淋巴瘤、自身免疫性疾病、移植物抗宿主反应或移植物抗宿主病等。

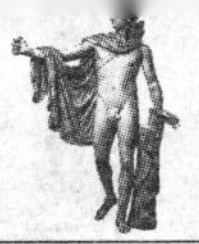

3）淋巴细胞减少：见于放射病、先天性或获得性免疫缺陷综合征、应用烷化剂及长期应用肾上腺皮质激素等。

（5）单核细胞　为胞体大，直径为 14～20 μm，呈圆形或不规则形。胞质较多，染淡蓝色或灰蓝色，内含较多的细小、灰尘样的紫红色颗粒。细胞核大，核形不规则，淡紫红色，染色质细致、疏松如网状。

1）单核细胞增多：单核细胞生理性增多，见于婴幼儿及儿童。病理性增多，见于疟疾、活动性肺结核、单核细胞性白血病、淋巴瘤、急性感染恢复期等。

2）单核细胞减少：一般无临床意义。

二、血液的其他检查

血液的其他检验主要分为贫血性疾病的血液检验与出血性疾病的血液检验两大类，每一类都包含一系列亚项目。

（一）贫血性疾病常用的检查

1. 血细胞比容

血细胞比容（hematocrit，Hct，HCT），旧称血细胞压积（packed cell volume，PCV）是指抗凝全血经离心沉淀后，每升血液中红细胞所占的容积百分比。

〖标本采集方法〗

1）血液分析仪法：EDTA 抗凝血。

2）微量毛细管法：毛细血管血或抗凝血 0.5 ml。

3）温氏法（Wintrobe 法）：抽取静脉血 2 ml，置于含双草酸盐抗凝剂的带盖试管内，充分混匀。抽血前检验试管中抗凝剂是否足够，抽血后将注射器的针头取下，使血沿试管壁缓缓注入试管，混匀时不要用力震荡。

采血时，止血带使用超过 1 分钟，血细胞比容可增加 2%～5%；抗凝剂应用不合适、标本溶血、大量输液后立即测定，均可影响测定结果。

〖参考值〗

1）微量法：男性（0.467±0.039）L/L；女性（0.421±0.054）L/L。

2）温氏法：男性：0.40～0.50 L/L（平均 0.45 L/L）；

女性：0.37～0.48 L/L（平均 0.40 L/L）。

〖临床意义〗

血细胞比容测定反映红细胞的增多或减少，它除了受血浆容量影响外，主要与红细胞的大小及数量有关。

1）血细胞比容增高：相对性增高见于各种原因引起的血液浓缩，如严重呕吐、腹泻、烧伤等，临床常以 HCT 作为计算脱水患者输液量的参考依据。绝对性增多见于真性红细胞增多症。

2）血细胞比容减低：主要见于各种原因所致的贫血。由于贫血类型不同，红细胞体积也不同，红细胞比容的减少与红细胞数减少不一定成正比，故需将红细胞计数、血红蛋白量和红细胞比容三者结合起来，计算红细胞各项平均值才有参考意义。

2. 网织红细胞计数

网织红细胞计数（reticulocyte，Ret，RET）是晚幼红细胞脱核后到完全成熟的红细胞之间的过渡型细胞，在胞质内除已合成丰富的血红蛋白外，还残存核糖体、核糖核酸等嗜碱性物质。

〖标本采集方法〗

EDTA 抗凝全血或毛细血管采血。

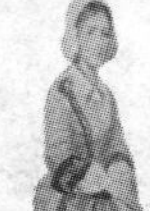

〖参考值〗参考值参见表 6－4。

表 6－4 网织红细胞正常参考值

	百分数	绝对值
成人	0.005～0.015(0.5%～1.5%)	(24～84)×10^9/L
新生儿	0.02～0.06(2%～6%)	(96～288)×10^9/L

〖临床意义〗

网织红细胞是一种未完全成熟的红细胞。网织红细胞的增减既反映骨髓红细胞的增生情况，也间接反映骨髓的造血功能。

1) 网织红细胞增多：提示骨髓红细胞增生活跃，常见于急性溶血性贫血、急性失血。缺铁性贫血和巨幼红细胞性贫血治疗有效时，如补充铁或 $VitB_{12}$ 及叶酸后，网织红细胞可迅速增多，为判断贫血疗效的指标。

2) 网织红细胞减少：提示骨髓造血功能低下，主要见于再生障碍性贫血。网织红细胞减少至 0.5%以下，其绝对值小于 15×10^9/L，可作为急性再生障碍性贫血实验室诊断依据。在骨髓病性贫血（如急性白血病等）时，骨髓中异常细胞大量浸润，使红细胞增生受到抑制，网织红细胞也减少。溶血性贫血及失血性贫血经治疗后网织红细胞逐渐降低，提示病情已得到控制，如网织红细胞持续不降，甚至更见增高，提示病情未得到控制或有所加重。

3. 红细胞形态学检查

〖标本采集方法〗

EDTA 抗凝全血或毛细血管采血。

〖参考值〗

正常红细胞为双凹圆盘形，血涂片中为圆形，大小较一致，直径为 6～9 μm，平均 7.5 μm。红细胞的厚度边缘约 2 μm，中央约 1 μm，中央淡染区占红细胞直径的 1/3～2/5，胞质内无异常结构。

〖临床意义〗

(1) 红细胞大小和染色反应的异常

1) 小红细胞(microcyte)：红细胞直径＞6 μm，细胞体积可变小，中央淡染区扩大，红细胞呈小细胞低色素性。常见于缺铁性贫血及珠蛋白生成障碍性贫血。

2) 大红细胞(macrocyte)：红细胞直径＞10 μm，见于急性溶血性贫血、急性失血性贫血及巨幼细胞贫血。红细胞直径＞15 μm 者为巨红细胞，最常见于叶酸或（和）维生素 B_{12} 缺乏所致的巨幼细胞贫血。

3) 红细胞大小不均(anisocytosis)：指红细胞大小悬殊，直径相差超过一倍以上。这种现象见于病理造血，反映骨髓中红细胞增生明显旺盛。在增生性贫血如缺铁性贫血、溶血性贫血、失血性贫血等达中度以上时，均可见某种程度的红细胞大小不均，而在巨幼细胞贫血时尤为明显。

4) 嗜多色性(polychromatic)：嗜多色性红细胞是一种刚脱核的红细胞，红细胞胞体较大，呈灰蓝色或紫灰色，其增多反映骨髓造血功能活跃，红细胞系增生旺盛。见于各种增生性贫血，尤其急性溶血性贫血。

(2) 红细胞形态异常

1) 球形细胞(spherocyte)：球形红细胞直径＜6 μm，厚度＞2.9 μm，中央淡染区消失。主要见于遗传性球形细胞增多症。涂片中此种细胞约占 20%以上时才有诊断价值。

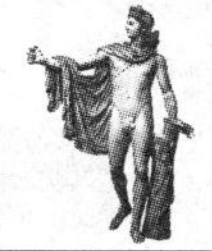

2）椭圆形细胞（elliptocyte）：红细胞常呈卵圆形或两端钝圆的长柱状等，正常人低于1%，遗传性椭圆形细胞增多症患者有严重贫血时可达15%以上，一般超过25%～50%才有诊断价值，也可见于严重贫血，最常见于巨幼细胞贫血。

3）靶形细胞（target cell）：红细胞内血红蛋白染色分布似射击靶。正常1%～2%。增多见于异常血红蛋白病，珠蛋白生成障碍性贫血，靶形细胞常占20%以上。也可见于缺铁性贫血、溶血性贫血、阻塞性黄疸、脾切除后等。

4）镰形细胞（sickle cell）：红细胞形状如镰刀，见于镰形细胞性贫血（HbS病）。

5）泪滴形细胞（dacryocyte，teardrop cell）：细胞形似泪滴状或手镜状。增多见于骨髓纤维化以及溶血性贫血、珠蛋白生成障碍性贫血等。

6）裂细胞（schistocyie）：又称红细胞形态不整、红细胞异形症。红细胞呈梨形、泪滴形、长圆形、新月形、哑铃形、盔形等不规则形态。见于微血管病性溶血性贫血，如弥散性血管内凝血、血栓性血小板减少性紫癜、恶性高血压、严重烧伤、心血管创伤性溶血性贫血等。

7）红细胞缗钱状形成（rouleaux formation）：红细胞聚集呈串状叠连成缗钱状，见于多发性骨髓瘤、原发性巨球蛋白血症等。

（3）红细胞结构异常

1）嗜碱性点彩（basophilic stippling）：红细胞内可见由变性的核糖体凝集成的含有细小嗜碱性点状物质。多见于铅中毒，也可见于骨髓增生旺盛的其他贫血，如巨幼细胞贫血。

2）染色质小体（Howell－Jolly body）：红细胞内含有一个或数个、直径为0.5～1 μm圆形紫红色小体，是核的残余物质。多见于增生性贫血、巨幼细胞性贫血、红白血病等。

3）卡波环（Cabot ring）：红细胞内出现一条很细的淡紫红色圆形或8字形线状环，可能是纺锤体的残余物或是胞质中脂蛋白变性所致。提示严重贫血、溶血性贫血、巨幼细胞贫血、铅中毒及白血病等。

4）有核红细胞（nucleated erythrocyte）：除新生儿外，正常成人外周血涂片中无有核红细胞，如出现均属病理现象。主要见于各种溶血性贫血、红白血病、髓外造血、骨髓转移癌、严重缺氧等。

（二）出血性疾病的检查

人体内存在着相当复杂的凝血和抗凝系统。正常情况下既能通过一系列凝血反应达到伤口止血、修复的目的，又能启动一系列抗凝环节维持血管通透性，防止血栓形成。其中涉及的主要因素有血管壁的构造、血小板及各种凝血因子的质与量、抗凝物质的多少等。生理情况下，两个系统保持动态平衡，从而使血液循环正常进行。其中任何环节发生障碍，即可出现出血或凝血方面的异常，其临床表现为自发性出血或轻微损伤后出血不止，称为出血性疾病。出血性疾病的检查大致包括血管、血小板、凝血因子及纤维蛋白溶解4个方面。

1．毛细血管抵抗力试验（capillary resistance test，CRT）

通过给血管加压一定时间后检验血管通透性的改变，主要反映血管壁结构功能是否正常，血小板及凝血因子对测定结果也有影响。

〖**操作方法**〗

在上臂束好血压计袖带，于肘下4 cm处用色笔画一直径为5 cm的圆圈，袖带内充气使血压计的压力指数保持在收缩压与舒张压之间，一般不超过100 mmHg，维持8分钟后解除袖带压力，再等5分钟后计算圆圈内新鲜出血点的数目。

〖**参考值**〗

正常人阴性，新鲜出血点男性<5个，女性及儿童<5个。

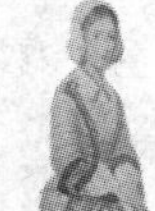

〖临床意义〗

该试验主要反映血管壁结构功能是否正常，血小板及凝血因子对测定结果有一定的影响。试验阳性提示。

(1) 毛细血管壁异常　如遗传性出血性毛细血管扩张症、过敏性紫癜、维生素C缺乏、血管性紫癜等。

(2) 血小板数量减少或功能异常　如特发性血小板减少性紫癜、再生障碍性贫血、血小板无力症等。

(3) 其他　如严重肝、肾疾病及服用大量抗血小板药物。

2. 血小板计数(platelet count, PC)

测定单位容积血液中血小板的含量，主要了解血小板生成与消耗之间的平衡变化。

〖标本采集方法〗

毛细血管采血。

〖参考值〗

(100～300)×10^9/L。

〖临床意义〗

(1) 血小板增多　血小板计数>400×10^9/L称血小板增多。见于：①骨髓增生性疾病，如慢性粒细胞白血病、真性红细胞增多症、特发性血小板增多症；②反应性增多，如急性或慢性炎症、急性失血或溶血等。

(2) 血小板减少　血小板低于100×10^9/L称血小板减少。见于：①造血功能障碍，如再生障碍性贫血、白血病、放射线损伤、骨髓纤维化等；②血小板破坏过多，如特发性血小板减少性紫癜、脾功能亢进；③血小板消耗亢进，如弥散性血管内凝血；④血小板分布异常，如脾肿大(肝硬化)、血液被稀释(输入大量库存血或血浆)等。

3. 出血时间测定(bleeding time, BT)

将皮肤刺破后，让血液自然流出到自然停止所需的时间。BT的长短反映血小板数量、功能及血管壁的结构、功能状况。

〖标本采集方法〗

用采血针在指端刺出约3 mm小伤口，从血液自然流出时开始计量，每隔30秒用干燥滤纸或棉球吸去流出的血液直至流血自然停止。注意所刺伤口不要太深，伤口切勿挤压。

〖参考值〗

WHO推荐用模板法或出血时间测定器法。参考值为(6.9±2.1)分钟，超过9分钟为异常。

〖临床意义〗

出血时间延长见于：①血小板减少(原发性或继发性血小板减少性紫癜)；②血小板功能异常(血小板无力症)；③血浆严重缺乏某些凝血因子，如血友病、弥漫性血管内凝血；④药物影响：服用抗血小板药物(阿司匹林等)、抗凝药(肝素等)和溶栓药；⑤其他：尿毒症、维生素C缺乏症、遗传性出血性毛细血管扩张症等引起的血管壁结构或功能异常。

4. 血块收缩试验(clot retraction test, CRT)

测定血液凝固后出现血凝块退缩所需要的时间，用以了解血小板的数量与功能。

〖标本采集方法〗

抽取静脉血1 ml，除去针头后将血沿试管壁缓缓注入干燥试管中，申请单上注明血液刚一接触试管壁的准确时间，即刻送检。

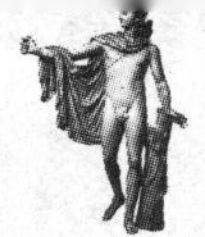

〖参考值〗

30～60 分钟开始退缩，24 小时内完全收缩。血块退缩度（析出血清量与全血量之比）48%～64%，贫血者的纠正值为 58%～97%。

〖临床意义〗

血块退缩不良见于血小板减少或功能异常，如特发性或继发性血小板减少性紫癜、血小板无力症等。

5. 凝血时间测定（clotting time, CT）

测定离体的血液发生凝固所需的时间。

〖标本采集方法〗

(1) 试管法　抽取静脉血 3 ml，除去针头后将血沿试管壁缓缓注入 3 个试管，每管 1 ml，记录即刻时间后送检。

(2) 玻片法　毛细血管采血。

〖参考值〗

试管法：4～12 分钟。

玻片法：2～5 分钟。

〖临床意义〗

CT 测定可了解内源性凝血机制有无异常，是内源性凝血系统的筛选试验之一，但是基本上被活化部分凝血活酶时间（APTT）测定所替代。

(1) CT 延长　见于血友病、严重的肝脏损害、阻塞性黄疸、弥散性血管内凝血，应用肝素、双香豆素等抗凝药物。

(2) CT 缩短　见于血液高凝状态、血栓性疾病。

6. 活化部分凝血活酶时间测定

〖标本采集方法〗

抽取静脉血 1.8 ml，注入含 0.2 ml 3.8%枸橼酸钠溶液的试管内，充分混匀。

〖参考值〗

32～43 秒，应设正常对照。患者检测结果超过正常对照 10 s 以上有意义。

〖临床意义〗

同 CT 测定，但较普通试管法 CT 测定敏感，是目前推荐应用的内源性凝血系统的筛选试验，也是监测肝素治疗的首选指标。

7. 血浆凝血酶原时间测定（plasma prothrombin time, PPT）

通常称为凝血酶原时间测定（prothrombin time, PT）。在受检者的血浆中加入组织因子和钙溶液后，测定血浆凝固所需的时间。

〖标本采集方法〗

抽取静脉血 1.8 ml，注入含 3.8%枸橼酸钠溶液 0.2 ml 的试管内充分混匀。

〖参考值〗

11～13 秒，应设正常对照。患者检测结果超过正常对照 3 秒以上有意义。为加强检测的准确性，可计算凝血酶原时间比值：即患者血浆的凝血酶原时间（秒）/正常人血浆的凝血酶原时间（秒），正常比值为（1±0.05）。此值增大提示相关凝血因子减少。

〖临床意义〗

PT 测定可助了解外源性凝血机制有无异常，是反映外源性凝血系统的筛选指标。

(1) PT 延长　见于严重肝病、阻塞性黄疸、维生素 K 缺乏、纤维蛋白溶解亢进、先天性凝血

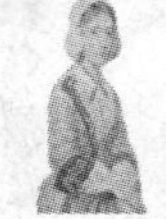

酶原或纤维蛋白原缺乏症，应用华法林、双香豆素等抗凝药物等。

(2) PT缩短　主要见于血液高凝状态，如弥散性血管内凝血早期、脑血栓形成、长期服用避孕药等。

8. 血浆鱼精蛋白副凝试验(plasma protarnine paracoagulation test，PPPT或3P试验)

检验血液中可溶性纤维蛋白单体复合物和纤维蛋白降解产物的试验。主要了解有无纤维蛋白溶解亢进现象，是原发性纤溶和继发性纤溶的鉴别试验之一。

〖标本采集方法〗

同血浆凝血酶原时间测定。

〖参考值〗

阴性。

〖临床意义〗

阳性是血管内纤维蛋白溶解的标志。主要见于弥散性血管内凝血的早期纤维蛋白溶解亢进时，后期因纤织蛋白进一步降解成更小的片段可转变为阴性。

案例6－2患者为急性阑尾炎，血常规检查结果中，RBC、Hb及PLT均正常，WBC升高，白细胞分类计数中中性粒细胞明显增高。

第三节　尿液检查

> **案例6－3**
>
> 患者，女性，40岁，发热、乏力，尿频、尿急2天。化验报告：尿常规检查：比重1.015，pH值7.0，尿蛋白(＋)，尿糖(＋)、尿胆原(＋)、胆红素(－)，红细胞5～10个/高倍，白细胞30～50个/高倍。
>
> 讨论：1) 该患者可能出现了什么问题？
>
> 2) 针对患者现有症状和化验结果，请思考该患者的尿常规检查结果有何异常？

尿液是血液经过肾小球滤过、肾小管和集合管重吸收和排泌所产生的终末代谢产物。尿液的组成和性状受到机体的代谢、泌尿系统和其他系统功能状况的影响。尿液检查不仅可以协助诊断肾脏疾病、观察治疗效果以及药物对肾脏功能的影响，而且能反映机体其他系统的功能状态。因此，尿液检查对多种疾病的诊断和病情的观察都有重要的意义。

一、一般性状检查

1. 尿量

〖标本采集方法〗

收集24小时尿量测定容积，并应加入防腐剂。

〖参考值〗

成人1 000～2 000 ml/24小时。

〖临床意义〗

尿量的多少与当日的饮水量及其他途径排出的体液量有关。尿量异常可表现为尿量增多或尿量减少。

(1) 多尿　尿量＞2 500 ml/24小时称为多尿。①暂时性多尿，见于饮水过多、应用利尿剂、

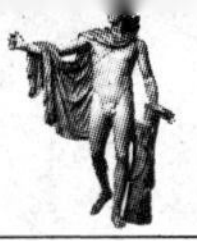

输液过多等;②病理性多尿,见于尿崩症、糖尿病、慢性肾小球肾炎、慢性肾盂肾炎后期及急性肾衰竭多尿期等。

(2) 少尿　尿量＜400 ml/24 小时或＜17 ml/小时称为少尿,＜100 ml/24 小时称为无尿。见于:①肾前性:休克、严重脱水、心衰等引起血容量减少,导致肾小球滤过率不足;②肾性:各种肾实质性病变如急性肾小球肾炎、慢性肾衰竭等;③肾后性:各种原因所致尿路梗阻,如结石、尿路狭窄、肿瘤压迫等。

2. 外观

〖标本采集方法〗

新鲜晨尿或随时尿,立即送检。

〖参考值〗

正常尿液为淡黄色至深黄色透明液体,颜色的深浅受某些食物、药物和尿量等影响。尿量多则色淡,尿量少则色深。久置尿可出现轻微混浊甚至沉淀。

〖临床意义〗

(1) 血尿　尿中含有一定量的红细胞,称为血尿。每升尿中含血量超过 1 ml,尿液外观呈淡红色、红色、洗肉水样或混有血凝块,称为肉眼血尿。如尿液外观变化不明显,离心沉淀后,镜检每高倍视野红细胞平均大于 3 个,称为镜下血尿。见于泌尿系统炎症、结核、结石、肿瘤、外伤以及血友病等血液系统疾病等。

(2) 血红蛋白尿及肌红蛋白尿　浓茶色或酱油色,由于血红蛋白和肌红蛋白出现于尿中所致。血红蛋白尿见于血型不合的输血反应、溶血性贫血、阵发性睡眠性血红蛋白尿、进食卟啉类食物色素等。肌红蛋白尿见于挤压综合征、缺血性肌坏死等。正常人剧烈运动后也可偶见肌红蛋白尿。

(3) 胆红素尿　尿液中含有大量的结合胆红素,尿液呈深黄色改变,振荡后出现泡沫也呈黄色,见于阻塞性黄疸及肝细胞性黄疸。尿液浓缩、服用呋喃唑酮、维生素 B、大黄等药物后尿色也呈黄色,但尿泡沫不黄,胆红素定性试验阴性。

(4) 菌尿或脓尿　新鲜尿液呈白色混浊(脓尿)或云雾状(菌尿)。加热或加酸不能使混浊消失。见于泌尿系统感染,如肾盂肾炎、膀胱炎、尿道炎等。

(5) 乳糜尿　尿液呈乳白色混浊,见于丝虫病及肾周围淋巴管梗阻。

3. 气味

〖标本采集方法〗

新鲜晨尿或随时尿,立即送检。

〖参考值〗

正常尿液因含有挥发性的酸性物质而呈芳香气味。久置后有氨臭味。

〖临床意义〗

新鲜尿即有氨臭味见于膀胱炎或尿潴留。糖尿病酮症酸中毒可有烂苹果味。有机磷中毒者,尿带蒜臭味。进食葱、蒜等含特殊气味的食品过多时,尿液也可出现相应的特殊气味。

4. 酸碱反应

一般采用广泛 pH 值试纸测定,精确测定时改用 pH 计测定,通常用 pH 值表示测定结果。

〖标本采集方法〗

普通膳食情况下,用清洁干燥的容器留取新鲜晨尿 100 ml,立即送检。

〖参考值〗

正常尿液 pH 值约为 6.5。波动在 4.5～8.0。

〖临床意义〗

正常尿液酸碱度受饮食的影响，肉食为主者尿偏酸性，素食者尿液偏碱性。因此，在排除干扰因素后出现的 pH 值过高或过低才称为尿液酸碱度异常。

(1) 尿酸度增高　见于酸中毒、糖尿病、高热、痛风或口服氯化铵、维生素 C 等酸性药物。低钾性代谢性碱中毒时，排酸性尿为其特征之一。

(2) 尿碱度增高　见于碱中毒、膀胱炎、肾小管性酸中毒及服用利尿剂等。

5. 比重

尿比重是指在 4℃时，同体积尿与纯水的重量比。目前尿比重测定多用尿试纸条进行筛检，其他方法有比重计法、折射仪法等，可粗略判断肾小管的浓缩和稀释功能。

〖标本采集方法〗

晨尿 100 ml。

〖参考值〗

1.015～1.025。晨尿最高，一般大于 1.020，婴幼儿尿比重偏低。

〖临床意义〗

(1) 尿比重增高　血容量不足导致的肾前性少尿、糖尿病、急性肾小球肾炎、脱水、高热等。

(2) 尿比重降低　见于慢性肾功能衰竭、尿崩症、慢性肾小球肾炎、大量饮水等。

二、化学检查

1. 尿蛋白

〖标本采集方法〗

晨尿 100 ml。

〖参考值〗

定性试验：阴性；定量试验：0～80 毫克/24 小时。

〖临床意义〗

尿蛋白质定性试验呈阳性或定量试验超过 150 mg/24 h 时称蛋白尿(proteinuria)。

(1) 生理性蛋白尿　指泌尿系统无器质性病变，尿内暂时出现蛋白质，程度较轻，持续时间短，诱因解除后消失。见于剧烈活动、发热、受寒、妊娠、精神紧张等。

(2) 病理性蛋白尿

1) 肾小球性蛋白尿：是最常见的一种蛋白尿。见于肾小球肾炎、肾病综合征等原发性肾小球损害性疾病以及糖尿病、系统性红斑狼疮、高血压等引起的继发性肾小球疾病。

2) 肾小管性蛋白尿：常见于肾盂肾炎、急性肾小管坏死、间质性肾炎、重金属(汞、镉)中毒、磺胺、氨基糖苷类抗生素等化学物质及肾移植术后。

3) 混合性蛋白尿：见于肾小球和肾小管同时受损的疾病，如肾小球肾炎或肾盂肾炎后期，全身性疾病如糖尿病、系统性红斑狼疮等引起的肾损害。

4) 溢出性蛋白尿：因血浆中出现异常增多的小分子蛋白质，经肾小球滤出过多，超过肾小管的重吸收能力所致的蛋白尿，见于溶血性贫血、挤压综合征、多发性骨髓瘤等。

2. 尿糖

正常人尿中可有微量的葡萄糖，当血糖浓度超过肾糖阈(8.96～10.08 mmol/L 或 160～180 mg/dl)时或血糖未升高但肾糖阈降低，尿中糖量会相应增加，尿糖定性试验阳性，称糖尿(glucosuria)。临床用阴性(－)与阳性(＋)表示定性试验的结果，用(＋)～(卌)表示尿糖阳性程度或大致的含量变化。

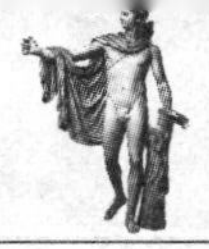

常用的方法有如下两种。

1）试纸法：该法简单方便，是目前临床最常用的方法。

2）班氏定性试验：现趋于淘汰。

〖标本采集方法〗

用晨尿、随时尿或餐后新鲜尿，立即送检。

〖参考值〗

定性：阴性；定量：0.56～5.0 mmol/L。

〖临床意义〗

（1）血糖增高性糖尿　糖尿病最为常见。其他使血糖升高的内分泌疾病如甲状腺功能亢进、嗜铬细胞瘤、Cushing 综合征、肢端肥大症等均可出现糖尿。还可见于胰腺癌、胰腺炎、肝硬化等。

（2）血糖正常性糖尿　由于肾小管病变导致葡萄糖的重吸收能力降低所致，也称肾性糖尿。见于家族性肾性糖尿、慢性肾小球肾炎、间质性肾炎或肾病综合征等。

（3）暂时性糖尿　①生理性糖尿：短时间内进食大量碳水化合物或静脉注入大量葡萄糖可引起血糖暂时性升高从而出现尿糖阳性。②应激性尿糖：颅脑外伤、脑血管意外、急性心肌梗死及精神刺激等因素，使肾上腺素或胰高血糖素分泌过多而致一过性血糖增高和糖尿。

（4）其他糖尿　肝功能严重破坏所致果糖或半乳糖性糖尿；妊娠期及哺乳期妇女产生的乳糖尿；经尿液中排出的药物，如阿司匹林、异烟肼等以及尿中含维生素 C、尿酸等物质浓度过高时，均可使尿糖定性试验试剂中的成分产生还原反应造成假性糖尿。

3. 尿酮体

酮体是脂肪代谢的产物，包括β-羟丁酸、乙酰乙酸和丙酮。血中酮体增高，尿酮体检查呈阳性的尿液称酮尿（ketonuria）。

〖标本采集方法〗

随机尿 10 ml。

〖参考值〗

定性试验：阴性。

〖临床意义〗

见于糖尿病酮症酸中毒、严重呕吐、腹泻、妊娠剧吐、子痫、高热、饥饿、禁食、酒精性肝硬化、肝硬化等。

4. 尿胆红素与尿胆原

〖标本采集方法〗

用新鲜晨尿，不使用防腐剂，需避光冷藏。

〖参考值〗

手工或尿液分析仪法：尿胆红素定性：阴性；尿胆原：阴性（尿 1：20 稀释后应为阴性）或弱阳性。

〖临床意义〗

尿胆红素和尿胆原检查在黄疸鉴别诊断中有较大价值，尿胆红素阳性见于肝细胞性黄疸或阻塞性黄疸。尿胆原阳性见于肝细胞性黄疸。

三、显微镜检查

显微镜检查指用显微镜对新鲜尿液标本中的沉渣进行镜检，寻找有无各种类型的细胞、管型

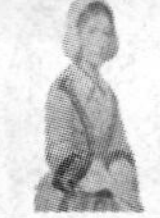

和结晶体等有形成分。现代尿液检查，增添了尿液分析仪和尿沉渣分析仪检查法，使检查更简便、快速而准确。

〖标本采集方法〗

用新鲜晨尿 10 ml。必要时，每 30 ml 尿液中加甲醛 1 滴。

〖参考值〗

1）红细胞：玻片法 0～3 个/HP；定量 0～5 个/μl。

2）白细胞：玻片法 0～5 个/HP；定量 0～10 个/μl。

3）肾小管上皮细胞：无。

4）移行上皮细胞：少量。

5）鳞状上皮细胞：少量。

6）透明管型：0～1 个/HP。

7）生理性结晶：可见磷酸盐、草酸钙、尿酸等结晶。

〖临床意义〗

（1）细胞

1）红细胞：尿沉渣镜检红细胞>3 个/HP，称为镜下血尿。多形性红细胞>80%时，称肾小球源性血尿，见于急性肾小球肾炎、急进性肾炎、慢性肾炎等；多形性红细胞<50%时，称非肾小球源性血尿，见于肾结核、肾结石、泌尿系肿瘤、急性膀胱炎、肾盂肾炎等（图 6－5）。

2）白细胞：白细胞<5 个/HP。各种肾脏疾病均可引起尿中白细胞轻度增加，泌尿系统感染时可明显增加。淋巴白细胞细胞性白血病、肾移植术后尿中可见淋巴细胞增多（图 6－5）。

3）上皮细胞：尿液中的上皮细胞来自肾至尿道的整个泌尿系统，正常尿液中可有少量扁平上皮细胞和移行上皮细胞。如出现肾小管上皮细胞则提示肾实质已有损害，见于急性或慢性肾小球肾炎、肾移植后排异反应期。出现移行上皮细胞则提示肾盂、输尿管、膀胱、尿道的炎症，大量出现应警惕移行上皮细胞癌（图 6－5）。

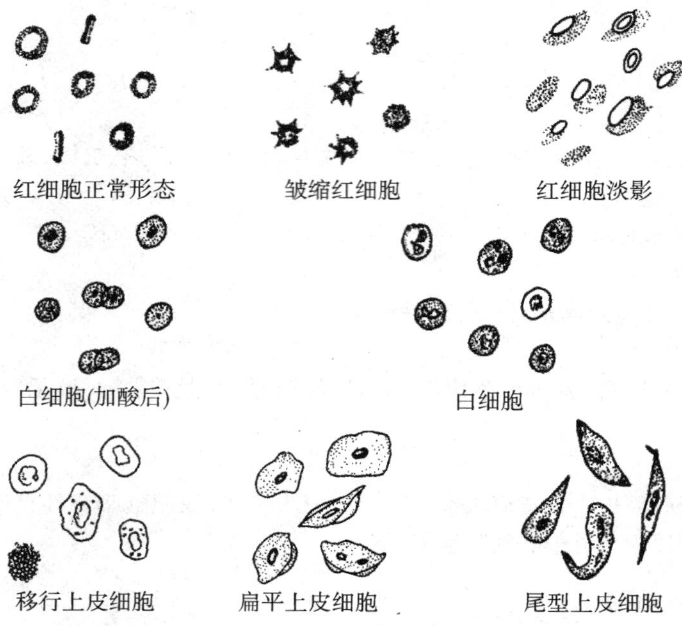

图 6－5　尿液中常见各种细胞形态示意图

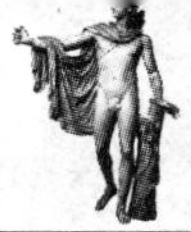

（2）管型 是蛋白质、细胞、细胞碎片等在肾小管、集合管中凝固而成的圆柱状聚体。当肾实质发生损害时有蛋白尿发生，加之尿流缓慢，局部尿液滞留，较易形成管型。常见的管型有如下几种（图6-6）。

1）透明管型：正常人清晨浓缩尿中可偶见；剧烈运动及体力劳动后、发热、麻醉、应用利尿剂时可出现一过性增多。肾病综合征、慢性肾炎、恶性高血压和心力衰竭患者可见增多。

2）颗粒管型：可分为粗颗粒管型和细颗粒管型。颗粒粗大浓密呈褐色为粗颗粒管型，多见于慢性肾小球肾炎及药物中毒所致的肾小管损伤；颗粒细小稀疏为细颗粒管型，见于慢性肾小球肾炎与急性肾小球肾炎后期。

3）细胞管型：可按其中所含细胞的种类分别称为上皮细胞管型、红细胞管型、白细胞管型等，其临床意义与尿液中相应细胞增多的意义一致。肾小管上皮细胞管型为肾实质损害的最可靠试验诊断之一；红细胞管型常见于急性肾小球肾炎、慢性肾炎急性发作；白细胞管型常见于肾盂肾炎、间质性肾炎等；混合性管型见于各种肾小球疾病。

4）蜡样管型：提示严重的肾小管变性、坏死，预后差。见于慢性肾小球肾炎晚期、肾衰竭及肾淀粉样变性等。

5）脂肪管型：见于肾病综合征、慢性肾小球肾炎急性发作及其他肾小管损伤性疾病等。

6）肾衰竭管型：见于急性肾功能衰竭多尿期。若在慢性肾功能衰竭者尿中出现，提示预后不良。

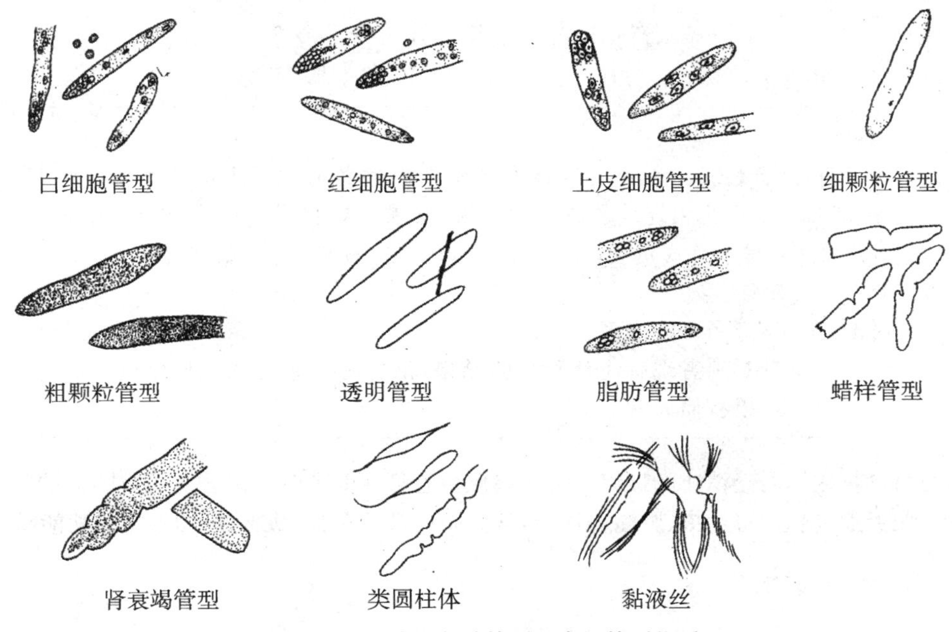

图6-6 尿液中各种管型和类似管型物质

（3）结晶体 正常尿液有时有盐类结晶体析出，大多与饮食及代谢有关。析出物的多少受该结晶体在尿液中的饱和度、尿pH和温度等因素的影响。常见的结晶体有以下几类。

1）碱性尿液中的结晶：有碳酸钙、磷酸钙、尿酸铵结晶等，加醋酸可溶解。

2）酸性尿液中的结晶：有尿酸及草酸钙结晶，亮氨酸、酪氨酸、胱氨酸结晶，胆红素结晶和胆固醇结晶。

3）其他结晶：如磺胺类药物结晶。此类结晶易在酸性尿中形成，从而诱发泌尿系统结石及肾损伤，因此用药时应嘱患者多饮水并采取碱化尿液的措施。

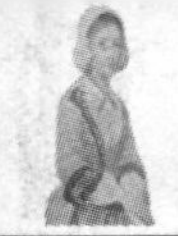

尿中常见的结晶体如磷酸盐、尿酸及草酸钙结晶一般无临床意义。若持续出现于新鲜尿中并伴有较多红细胞,应疑有结石的可能。急性肝坏死时尿液中可见亮氨酸和酪氨酸结晶。胆固醇结晶见于肾盂肾炎、膀胱炎、脓尿和乳糜尿内。尿中磺胺类药物结晶析出多时应停药。

四、尿沉渣细胞计数

〖标本采集方法〗

(1) Addis尿沉渣计数　需留取患者12小时尿,定量检验沉渣中有机物的数量,现已少用。

(2) 1小时细胞排泄率测定　准确收集晨5:30～8:30内3小时全部尿液,不加防腐剂,不必限制饮食,但患者不能大量饮水。

〖参考值〗

(1) 男性　红细胞<3万个/HP,白细胞<7万个/HP,管型<3 400个/HP。

(2) 女性　红细胞<4万个/HP,白细胞<14万个/HP,管型<3 400个/HP。

〖临床意义〗

同尿显微镜检查。

案例6-3中患者为泌尿系感染,尿常规检查尿蛋白,尿糖均应为(—),红细胞5～10个/高倍,大于3个/高倍,白细胞30～50个/高倍,大于5个/高倍。

第四节　粪便检查

> **案例6-4**
>
> 患者,男性,55岁,平时身体未发现异常,体检时发现大便隐血试验阳性,然后在1个月内连续检查7次大便,结果大致相同。化验报告:大便常规检查:棕黄色成形便,红细胞0～1/高倍,白细胞0～3/高倍,隐血试验6次为阳性。
>
> 讨论:1) 该患者可能出现了什么问题?
>
> 2) 针对患者现有症状和化验结果,请思考该患者的大便常规检查结果有何异常?

粪便由食物在体内经消化的最终产物。粪便检验可帮助了解消化道及通向肠道的肝、胆、胰等器官有无炎症、出血、寄生虫、肿瘤等病变,从而间接判断胃肠、胰腺、肝胆系统的功能状况。

一、一般性状检查

1. 量

正常人每天排便1～2次,排便量100～300 g,可随食物种类、进食量及消化器官功能情况而变化,如大量进食粗纤维食物,消化道或消化腺功能紊乱以及炎症感染时,排便量会增加,甚至显著增多。

2. 颜色与性状

正常粪便为黄褐色圆柱形软便,婴儿略呈黄色或金黄色糊便。病理情况时常有如下改变:

(1) 鲜血便　多附着于粪便表面,或排便后滴落在粪便上,呈鲜红色。见于痔疮、肛裂、直肠息肉以及直肠下部癌肿破溃。

(2) 柏油样便　为稀薄、黏稠、漆黑、发亮的黑色粪便,呈柏油状样,系上消化道出血后红细

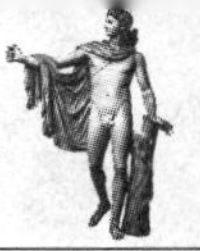

胞被胃肠液分解、破坏后形成。出血量达 50～75 ml 时即可呈暗褐色，隐血试验呈阳性或强阳性；连续柏油便 2～3 天提示出血量至少在 500 ml 以上。服用活性炭、铋剂等之后大便也可呈黑色，但无光泽且隐血试验阴性。食用大量动物血、肝、口服铁剂也可使粪便呈黑色，隐血试验阳性，应注意鉴别。

(3) 白陶土样便　粪便呈黄白色陶土状。系因粪便中粪胆素减少或缺如所致。见于阻塞性黄疸或钡餐造影术后。

(4) 脓便及脓血便　指粪便中有脓性分泌物或脓血，提示肠道下段病变。见于痢疾、溃疡性结肠炎、局限性肠炎、结肠及直肠癌等。阿米巴痢疾以血为主，血中带脓；细菌性痢疾以黏液及脓液为主，脓中带血。

(5) 米泔样便　粪便呈白色淘米水状，含黏液片块，便量大。见于霍乱、副霍乱。

(6) 黏液便　一般指肉眼黏液便，多由炎症时肠道分泌增加所致。黏液如均匀混在粪便中提示其来自小肠，来自大肠的黏液不易与粪便混合，而直肠黏液一般多附于粪便表面。黏液多呈无色黏稠状，若混有脓细胞则呈黄白色，见于各类肠炎、细菌性痢疾、阿米巴痢疾等。

(7) 糊状或汁状稀便　因感染或非感染因素刺激使肠蠕动增快及分泌增多所致，最常见于急性肠炎。假膜性肠炎可出现含有膜状物的黄色稀便，便量在 300 ml 以上。艾滋病伴肠道隐孢子虫感染时可见大量稀水便。胃炎、消化不良时可见粗糙的粥状便。胶冻样便：粪便呈胶冻状、纽带状或膜状，常见于过敏性肠炎，也可见于慢性菌痢。

(8) 细条状便　粪便常呈细条状或扁条状，多见于直肠癌及肠道狭窄。

(9) 硬结便　粪便呈球形羊粪状，干硬秘结，多见于便秘者，可同时伴有肛裂出血。

(10) 乳凝块便　见于乳儿脂肪、蛋白质等消化不良。

3. 气味

正常粪便中含有蛋白质分解产物如吲哚及粪臭素等，因而具有臭味。一般食肉者味重，素食者味轻。慢性肠炎、胰腺疾病及直肠癌溃烂继发感染时呈恶臭；阿米巴肠炎粪便呈血腥臭味；脂肪和糖类消化或吸收不良时呈酸臭味。

4. 寄生虫体

蛔虫、蛲虫、绦虫等较大虫体及片段混在粪便中肉眼可辨认，钩虫虫体常需将粪便冲洗过筛后才能看到。服用驱虫剂者应检验粪便中有无排出的虫体，特别是驱绦虫后应该仔细寻找绦虫头部，以判断驱虫效果。

二、化学检查

1. 隐血试验

隐血是指消化道少量出血，红细胞被消化破坏，粪便外观无异常改变，肉眼和显微镜不能证实的出血。隐血试验(occult blood test, OBT)是指用化学或免疫的方法来证实隐血的试验。

〖标本采集方法〗

如用常用的化学方法作隐血试验，则在试验前 3 天，指导患者避免服用铁剂、铋剂、肉类、动物血、肝类、大量绿叶蔬菜等。并连续 3 天检查。用免疫学检测法可不用控制饮食。

〖正常值〗

阴性。

〖临床意义〗

当消化道有出血时粪便隐血试验常呈阳性，可根据血量多少进一步将其分为弱阳性、阳性、强阳性几个等级，用来大致估计出血量。见于消化性溃疡、消化道肿瘤、肠息肉、肠结核、溃疡性结肠炎、钩虫病、流行性出血热、药物致胃黏膜损伤等。消化性溃疡为间歇性阳性，消化道肿瘤为持续性阳性。

案例 6－4 中患者为上消化道出血，原因待查。粪便常规检查粪便呈棕黄色成形便，无明显外观变化，隐血试验连续 6 次阳性，说明患者存在肉眼无法察觉的隐性消化道出血。

2. 胆色素检查

包括粪胆红素、粪胆原、粪胆素定性试验。

〖标本采集方法〗

新鲜粪便标本。

〖参考值〗

粪胆红素定性试验阴性；粪胆原及粪胆素定性试验阳性。

〖临床意义〗

正常粪便中无胆红素而有粪胆原和粪胆素。若肠蠕动加速，胆道中的胆红素排入十二指肠后来不及转化为粪胆原、粪胆素即排出体外，粪便呈深黄色，胆红素检验常为强阳性。胆道梗阻时，胆红素不能排入肠道，粪胆原、粪胆素缺如，两者的定性检验皆可呈阴性，粪便外观呈陶土色，部分梗阻则可能呈弱阳性。溶血性黄疸时，胆红素排入肠道数量增多，粪胆原、粪胆素的含量也会增加，粪色加深，定性检验呈强阳性。

三、显微镜检查

1. 细胞数目

正常粪便显微镜有形成分检查见表 6－5。

表 6－5　正常粪便显微镜有形成分检查

项目	参考值	项目	参考值	项目	参考值
红细胞	无	白细胞	无或偶见	吞噬细胞	无
肠黏膜上皮细胞	无	肿瘤细胞	无	淀粉颗粒	偶见
脂肪颗粒	偶见	肌肉纤维、植物细胞、植物纤维等	少见	磷酸盐、草酸钙、碳酸钙等结晶	少量
细菌	有正常菌群	寄生虫卵和原虫	无		

2. 细胞种类及临床意义

(1) 红细胞　正常粪便中无红细胞，当肠道下段炎症或出血时才能见到，如息肉、痢疾、阿米巴痢疾、溃疡性结肠炎、Crohn 病、下消化道肿瘤等。

(2) 白细胞　正常粪便中无或偶见白细胞，主要为中性粒细胞。常见于细菌性痢疾、溃疡性结肠炎。肠道炎症时白细胞增多，其数量多少与炎症轻重及部位有关但一般散在且不会大于 15 个/HP；细菌性痢疾时白细胞常满视野成堆存在。过敏性肠炎、肠道寄生虫病者粪便中白细胞主要为嗜酸性粒细胞。

(3) 吞噬细胞　正常粪便中少见，细菌性痢疾、直肠炎时多见，溃疡性结肠炎时偶见。

(4) 肠黏膜上皮细胞　正常粪便中见不到，可见于结肠炎、假膜性肠炎。

(5) 肿瘤细胞　见于大肠癌，以直肠部位最为多见，常为鳞状细胞癌或腺癌。

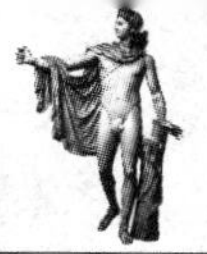

2. 食物残渣检查

正常粪便中的食物残渣系已充分消化的无定形细小颗粒，而未经充分消化的食物残渣，才可被显微镜检查所发现。

(1) 淀粉颗粒　见于腹泻、慢性胰腺炎、胰腺功能不全。

(2) 脂肪小滴　见于急慢性胰腺炎、胰头癌、腹泻、消化不良综合征等。

(3) 其他食物残渣　腹泻、肠蠕动亢进可见肌肉纤维、植物细胞及植物纤维增加。

3. 寄生虫和寄生虫卵

可从肠道寄生虫者的粪便中见到相应病原体，如阿米巴、鞭毛虫、纤毛虫、绦虫、蛔虫、钩虫、线虫等成虫虫体或虫卵。

第五节　肾功能检查

案例 6-5

患者，女性，66 岁，患糖尿病 20 年，夜尿每天 7～8 次，视物模糊，精神倦怠，睡眠差，纳差。化验报告：尿常规检查：比重 1.020，尿蛋白(卄)，尿糖(卄)。血清生化检查：血清尿素氮 10.3 mmol/L，血清肌酐201 μmol/L。

讨论：1) 该患者可能出现了什么问题？

2) 针对患者现有症状和化验结果，请思考该患者的尿常规和生化检查结果有何异常？

肾脏是排泄水分、代谢产物，以维持体内水、电解质和酸碱平衡的器官。此外，肾脏还产生一些重要的生理活性物质，如肾素和红细胞生成素等，对血压、内分泌和造血等起重要调节作用。由于肾脏有多方面的功能，且有强大的储备力，即使最敏感的检查方法也不能查出早期和轻微的肾实质损害。因此，肾功能检查的目的是了解肾脏有否广泛性的损害，借以制定治疗和护理方案；定期复查肾脏，观察其动态变化，对估计预后有一定意义，但尚无早期诊断价值。

一、肾小球滤过功能检查

1. 内生肌酐清除率测定

肌酐是肌酸的代谢产物。人体血液中肌酐有外源性和内生性两种，外源性肌酐主要来自肉类食物，内生性肌酐主要来自肌肉的分解。在严格控制饮食、外源性肌酐被排除的情况下，血浆肌酐的生成量和尿的排出量较恒定，其含量变化主要受内生性肌酐的影响，且肌酐大部分从肾小球滤过，不被肾小管重吸收，肾小管也很少排泌，故肾在单位时间将若干毫升血浆中的内生肌酐全部清除出去，称内生肌酐清除率(endogenous creatinine clearance rate, Ccr)，相当于肾小球滤过率。

〖标本采集方法〗

1) 检验前连续 3 天低蛋白饮食(＜40 g/d)，并禁食肉类，避免剧烈运动。

2) 第 4 天晨 8 时排净尿液，收集此后 24 小时尿液(次日晨 8 点尿须留取)，容器内添加甲苯 4～5 ml防腐，将尿量准确记录在化验单上，取 10 ml 送检。

3) 留尿的当天抽取静脉血 2～3 ml(抗凝或不抗凝管均可)，与 24 小时尿液同时送检。

〖参考值〗

成人：80～120 ml/min。

〖临床意义〗

(1) 判断肾小球损害的敏感指标　成人 Ccr 降低时，血清尿素氮、肌酐测定仍可在正常范围。因此，Ccr 能较早反映肾小球滤过功能是否有损害。

(2) 评估肾小球功能损害程度　根据 Ccr 一般可将肾功能分为以下 4 期。

1) 肾衰竭代偿期：Ccr 51～80 ml/min。

2) 肾衰竭失代偿期：Ccr 20～50 ml/min。

3) 肾衰竭期：Ccr 10～19 ml/min。

4) 尿毒症期或终末期肾衰竭：Ccr ＜10 ml/min。

(3) 指导治疗　Ccr＜40 ml/min 时，应限制蛋白质摄入；Ccr＜30 ml/min 时，提示噻嗪类药物治疗常无效；Ccr＜10 ml/min 时，应进行血液透析治疗。

(4) 动态观察肾移植排斥反应　肾移植术后 Ccr 应逐渐回升，如果回升后再次下降，提示可能有急性排斥反应。

2. 血清尿素氮和肌酐测定

血中尿素氮(blood urea nitrogen, BUN)是蛋白质代谢产物，其浓度取决于饮食中蛋白摄入量、组织蛋白质的分解代谢和肝功能状态；肌酐(creatinine, Cr)是肌酸的代谢产物，其浓度取决于肉类食物的摄入量和肌肉肌酸的分解量。两者经肾小球滤过随尿排出，当肾实质受损害时，肾小球滤过率降低，导致血中的尿素氮和肌酐不能从尿中排出而显著上升。因此，测定两者在血中的浓度可作为肾小球滤过功能受损的重要指标，但并非早期诊断指标。

〖标本采集方法〗

空腹静脉血 3 ml，注入干燥试管后送检。

〖参考值〗

BUN：成人为 3.2～7.1 mmol/L；婴幼儿为 1.8～6.5 mmol/L。

全血肌酐 88.4～176.8 μmol/L。

血清或血浆肌酐：男性 53～106 μmol/L，女性 44～97 μmol/L。

〖临床意义〗

(1) 增高主要见于以下几种情形

1) 肾小球滤过功能减退的疾病：如急性肾小球肾炎、慢性肾小球肾炎、严重肾盂肾炎、肾动脉硬化症、肾结核、肾肿瘤等。早期由于肾脏有较强的代偿能力，虽然肾小球滤过功能已下降，但两项检验均可正常。当肾小球滤过功能下降 1/3 以上时，血中的 Cr 开始升高；下降 1/2 以上时，BUN 升高。因此血 BUN 和 Cr 浓度的升高是反映肾实质损害的中、晚期指标。

2) 蛋白质分解或摄入过多的疾病：如消化道出血、大面积烧伤、高热、大手术后、甲状腺功能亢进、高蛋白饮食等。

3) 引起显著少尿、无尿的疾病：如大量腹水、严重脱水、心功能不全、休克、尿路梗阻等。

(2) 可根据 BUN 和 Cr 对肾功能进行分期

1) 肾功能代偿期：Ccr 开始下降，Cr＜176.8 μmol/L，BUN＜9 mmol/L。

2) 肾功能失代偿期(氮质血症期)：Ccr＜50 ml/min，Cr＞176.8 μmol/L，BUN＞9 mmol/L。

3) 尿毒症期：Ccr＜10 ml/min，Cr＞445 μmol/L，BUN＞20 mmol/L。

案例 6－5 中患者为糖尿病伴氮质血症。尿常规示糖尿、蛋白尿，糖尿病患者容易合并肾脏损害，该患者已出现血清尿素氮 10.3 mmol/L，大于 7.1 mmol/L，血清肌酐 201 μmol/L，大于 97 μmol/L，反映其肾脏功能已受损。

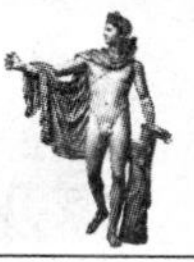

二、肾小管功能检查

1. 尿浓缩稀释试验

肾脏可调节肾远曲小管和集合管对水的重吸收，从而完成浓缩和稀释尿液的功能，实现对水平衡的调节作用。在日常或特定条件下，可通过观察尿量和尿比重的变化，来判断肾浓缩与稀释功能的方法，称为浓缩稀释试验(concentration dilution test)。

〖标本采集方法〗

(1) 3小时比重试验　正常饮食和活动，晨8时排尿弃去，此后每隔3小时排尿1次至次晨8时，并分置于8个容器中。分别测定尿量和比重。

(2) 昼夜尿比重试验　三餐如常进食，但每餐含水量不宜超过500～600 ml，此外不再进餐、饮水。晨8时排尿弃去，上午10时、12时、下午2、4、6、8时及次晨8时各留尿1次，分别测定尿量和比重。

〖参考值〗

(1) 3小时尿比重　白天排尿量应占全日尿量的2/3～3/4，其中必有一次尿比重＞1.025，一次小于1.003。

(2) 昼夜尿比重　24小时尿总量1 000～2 000 ml，晚8时至晨8时夜尿量＜750 ml，昼尿量与夜尿量之比是(3～4)∶1，尿液最高比重应＞1.020，最高比重与最低比重之差不应小于0.009。

〖临床意义〗

1) 多尿、低比重尿、夜尿增多或相对密度固定在1.010，提示肾小管浓缩功能下降，见于慢性肾炎、慢性肾盂肾炎、慢性肾衰竭、尿崩症等。

2) 少尿伴高比重尿见于血容量不足，如休克。

2. 尿渗量(尿渗透压)测定

渗量即渗摩尔数量，代表溶液中一种或多种溶质的总数量。尿渗量是指尿中全部溶质的微粒的总数量。其大小取决于离子的数量，与不能离子化的物质如蛋白质、葡萄糖对其影响很小。因此，尿渗量更能真正反映肾的浓缩和稀释功能。

〖标本采集方法〗

收集2小时尿量，记录在尿量化验单上，再送检尿液10 ml，并同时采血1 ml，分别测定葡萄糖量。

〖参考值〗

禁饮后尿渗量为：600～1 000 mOsm/(kg·H_2O)，平均800 Osm/(kg·H_2O)；血浆275～305 mOsm/(kg·H_2O)，平均300 mOsm/(kg·H_2O)；尿/血浆渗量比值为(3～4.5)∶1。

〖临床意义〗

(1) 判断肾浓缩功能　禁饮尿渗量等于血浆渗量称为等渗尿；低于血浆渗量称为低渗尿；正常人禁饮8小时后尿渗量＜600 mOsm/(kg·H_2O)，再加尿/血浆渗量比值等于或小于1，均表明肾浓缩功能障碍。见于慢性肾盂肾炎、多囊肾、尿酸性肾病等慢性间质性病变，以及慢性肾炎后期等。

(2) 一次性尿渗量检测用于鉴别肾前性或肾性少尿　肾前性少尿时，肾浓缩功能完好，故尿渗量较高；肾小管坏死致肾性少尿时，尿渗量降低。

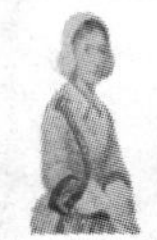

第六节　肝脏功能检查

案例 6－6

患者，男性，42 岁，5 年前曾患急性乙型肝炎，现面色晦暗，皮肤有时出现淤斑，脾大。化验报告：血常规检查：WBC 3.1×10^9/L，Hb 100 g/L，PLT 35×10^9/L，生化检查：ALT 75 U/L，总蛋白 49 g/L，清蛋白 25 g/L。

讨论：1）该患者可能出现了什么问题？

2）针对患者现有症状和化验结果，请思考该患者的血常规和生化检查结果有何异常？

肝脏是人体内最大的实质性腺体器官。其功能包括物质代谢功能及分泌、排泄、生物转化、胆红素代谢等。了解肝功能状态的实验室检查称为肝功能检查。

一、蛋白质代谢功能检查

肝脏是蛋白质代谢的重要场所。人体每天合成的蛋白质中有 40%以上是在肝脏完成的，如血浆中的白蛋白、某些球蛋白、脂蛋白、糖蛋白、各种转运蛋白、纤维蛋白原及多种凝血因子、抗凝因子和纤溶因子等均由肝脏合成。肝脏受损时，蛋白合成减少，从而使血浆蛋白的种类和数量发生相应变化，主要表现为白蛋白减少，球蛋白增高，纤维蛋白原减少等。

1. 血清总蛋白和白蛋白、球蛋白比值测定

血清总蛋白（serum total protein，TP）包括白蛋白（albumin，A）和球蛋白（globulin，G），90%以上的血清总蛋白和全部的白蛋白由肝脏合成，因此血清总蛋白和白蛋白含量是反映肝脏功能的重要指标。

〖标本采集方法〗

抽取空腹静脉血 2 ml，注入干燥试管中送检，不抗凝。

〖参考值〗

正常成人血清总蛋白：60～80 g/L，白蛋白：40～55 g/L，球蛋白：20～30 g/L，白蛋白与球蛋白的比值(A/G)：(1.5～2.5)∶1。

〖临床意义〗

（1）血清总蛋白与白蛋白增高　见于血液浓缩，如休克、严重脱水、饮水量不足。

（2）血清总蛋白及白蛋白降低　血清总蛋白<60 g/L 或白蛋白<25 g/L 称为低蛋白血症，见于以下情况：

1）蛋白质合成减少：如肝硬化、肝癌、慢性中度以上持续性肝炎等。

2）营养不良：如蛋白质摄入不足或消化吸收不良。

3）蛋白质消耗增加：如重症结核、甲状腺功能亢进、恶性肿瘤。

4）蛋白质丢失过多：如肾病综合征、严重烧伤、急性大出血等。

5）血清水分增加：如水钠潴留或静脉补充晶体液过多。

（3）血清总蛋白与球蛋白增高　血清总蛋白>80 g/L 或球蛋白>35 g/L，称为高蛋白血症。常见于慢性肝脏疾病，如慢性活动性肝炎、肝硬化、原发性胆汁性肝硬化等。

（4）白蛋白与球蛋白的比值倒置　白蛋白降低和(或)球蛋白增高均可引起 A/G 比例倒置，见于严重肝脏损害，如慢性中度以上持续性肝炎、肝硬化、原发性肝癌、M 蛋白血症等。

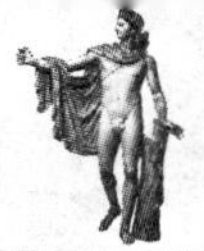

2. 血清蛋白电泳

血清中各种蛋白质的质量不同以及所带负电荷多少不同，它们在电场中泳动速度也不同，从而分离出5种蛋白。

〖标本采集方法〗

抽取空腹静脉血1 ml，注入干燥试管（不抗凝）。

〖参考值〗

醋酸纤维膜电泳法：白蛋白0.62～0.71，α_1球蛋白0.03～0.04，α_2球蛋白0.06～0.10，β球蛋白0.07～0.11，γ球蛋白：0.09～0.18。

〖临床意义〗

(1) 肝脏疾病　急性肝炎及轻症肝炎血清蛋白电泳结果可正常，慢性肝炎、肝硬化、肝细胞性肝癌可出现白蛋白和β球蛋白减少，γ球蛋白增高，在慢性活动性肝炎和肝硬化失代偿期尤为显著。

(2) M蛋白血症　如骨肉瘤、原发性巨球蛋白血症等，白蛋白浓度降低，γ球蛋白、β球蛋白升高。

(3) 肾病综合征、糖尿病肾病　由于血脂增高，可致α_2及β球蛋白增高，白蛋白及γ球蛋白降低。

(4) 炎症型　α_1、α_2及β球蛋白增高。见于各种急、慢性炎症或应激反应。

(5) 其他　结缔组织病常伴有γ球蛋白增高；先天性低γ球蛋白血症时γ球蛋白减少。

3. 血氨测定

氨主要来源于肠道，其次是肾脏和肌肉。大部分氨在肝脏被合成尿素，经肾脏排出体外。当肝脏受损时，合成尿素减少，血氨增高。

〖标本采集方法〗

抽取静脉血2 ml（抗凝管或专用血氨测定瓶），15 min内送检。

〖参考值〗

波氏直接显色法（全血）：1 000～1 500 ng/L。

离子交换树脂波氏显色法（血浆）：240～700 ng/L。

〖临床意义〗

(1) 生理性增高　见于剧烈运动、高蛋白饮食后。

(2) 病理性增高　见于肝性脑病、重症肝炎、尿毒症、休克等。

二、胆红素代谢试验

大部分胆红素来自衰老、破坏的红细胞，小部分来自幼红细胞在骨髓的原位分解，还有极少量由肌红蛋白等非血红蛋白物质分解产生。此胆红素未经肝脏处理，难溶于水，不能由肾脏排出，称为游离胆红素（unconjugated bilirubin，UCB）或间接胆红素。间接胆红素与白蛋白结合运至肝后，与葡萄糖醛酸结合成为可溶于水的胆红素，能由肾脏排出，称为结合胆红素（conjugated bilirubin，CB）或直接胆红素，随胆汁排入肠道，在肠道细菌的作用下还原成尿胆原，随粪便排出体外。部分尿胆原经肠道重吸收入门静脉，其中大部分被肝细胞摄取再氧化为直接胆红素排至胆汁中，形成胆红素的肠肝循环，部分从门静脉入体循环，经肾自尿中排出。当胆红素来源、摄取、转化、排泄出现异常时，血中胆红素会增高，可出现黄疸。临床常利用胆红素代谢试验来判断黄疸的类型，寻找黄疸的病因。

1. 血清胆红素测定

〖标本采集方法〗

空腹静脉血2 ml，注入干燥试管（不抗凝）。标本切勿溶血，及时送检。

〖参考值〗

血清总胆红素(STB)：1.7～17.1 μmol/L；血清结合胆红素(CB)：0～6.8 μmol/L；血清非结合胆红素(UCB)：1.7～10.2 μmol/L。

〖临床意义〗

(1) 判断有无黄疸及黄疸的程度

1) 隐性黄疸：血清总胆红素 17.1～34.2 μmol/L。

2) 轻度黄疸：血清总胆红素 34.2～171 μmol/L。

3) 中度黄疸：血清总胆红素 171～342 μmol/L。

4) 重度黄疸：血清总胆红素＞342 μmol/L。

(2) 推断黄疸的病因

1) 完全性梗阻性黄疸：总胆红素＞342 μmol/L。

2) 不全性梗阻性黄疸：总胆红素可达 171～265 μmol/L。

3) 肝细胞性黄疸：总胆红素可达 17.1～171 μmol/L。

4) 溶血性黄疸：总胆红素＜85.5 μmol/L。

(3) 判断黄疸类型

1) 阻塞性黄疸：血清总胆红素及结合胆红素升高。

2) 溶血性黄疸：血清总胆红素及非结合胆红素升高。

3) 肝细胞性黄疸：血清总胆红素、结合胆红素、非结合胆红素三者都增高。

2. 尿内胆红素及尿胆原测定

〖标本采集方法〗

1) 留取新鲜晨尿 20～30 ml，置于干燥清洁的容器中送检。尿胆原检验最好取晨尿，如果做定量检测则须留 24 小时尿液。

2) 尿胆原易在空气中氧化，棕色容器较适宜，容器最好加盖并立即送检。

3) 做检查时应注意避免饱餐、饥饿、运动等生理因素影响，避免使用磺胺类、普鲁卡因、苯唑青霉素等药物。

〖参考值〗

①尿内胆红素定性：阴性；②尿胆原定性：阴性或弱阳性；③尿胆原定量：0～6 μmol/24 h。

〖临床意义〗

(1) 尿内胆红素阳性　见于胆石症、胰头癌、胆管肿瘤、病毒性肝炎等。

(2) 尿胆原的改变

1) 尿胆原增多　见于：①肝细胞受损，如病毒性肝炎、药物或中毒性肝损害等。②循环中红细胞破坏增加，如溶血性贫血、巨幼细胞贫血。③肠道对尿胆原重吸收增加，如肠梗阻、顽固性便秘等。

2) 尿胆原减少　见于：①胆道梗阻：如胆石症、胰头癌、胆管癌等。②新生儿及长期使用广谱抗生素，肠道细菌缺乏或受到药物抑制，致尿胆原生成减少。

(3) 判断黄疸类型

1) 阻塞性黄疸：尿胆原含量减低，尿胆红素强阳性。

2) 肝细胞性黄疸：尿中尿胆原可中度增加，尿胆红素常呈阳性。

3) 溶血性黄疸：尿中尿胆原明显增加，尿胆红素阴性。

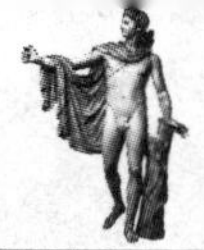

三、血清酶学检查

肝脏是人体含酶最丰富的器官，这些酶在肝细胞中产生、储存、释放或灭活。当肝脏发生实质性损害时，肝细胞功能下降可使其中部分酶的生成亢进或抑制。肝细胞变性坏死或细胞膜通透性改变，可使部分酶逸出入血。胆道病变可影响某些酶的排出。一些激活剂或抑制剂可改变某些酶的活性。因此通过检验血清酶的变化可了解肝脏病变情况及其程度。

1. 血清转氨酶测定

转氨酶是氨基转移酶的简称。血清中的转氨酶有20多种，作为肝功能检验的转氨酶主要有两种。

1）丙氨酸氨基转移酶（alanine aminotransferase，ALT）主要存在于肝细胞质中，其次是骨骼肌、肾脏、心肌等组织中，肝细胞稍有损伤，血清中ALT即增高，是最敏感的肝功能检测指标。

2）天门冬氨酸氨基转移酶（aspartate aminotransferase，AST）在心肌中含量最高，其次是肝脏、骨骼肌和肾脏组织中。

〖标本采集方法〗

抽取空腹静脉血3 ml，注入干燥试管（不抗凝）。采血前应避免剧烈运动，避免标本溶血。

〖参考值〗

ALT：速率法（37℃）10～40 U/L；终点法（赖氏法）5～25卡门单位；AST：速率法（37℃）10～40 U/L；终点法（赖氏法）8～28卡门单位；ALT/AST≤1。

〖临床意义〗

（1）急性病毒性肝炎　ALT与AST均可升高，但以ALT升高更明显，阳性率可达80%～100%，为病毒性肝炎的重要检测指标。急性重症肝炎，病程初期转氨酶升高，以AST升高更明显，如在症状恶化时，黄疸进行性加重，转氨酶反而降低，即“胆酶分离”现象，提示大量肝细胞坏死，预后较差。急性肝炎恢复期，如转氨酶不能恢复正常或再上升，提示肝炎转为慢性。急性肝炎恢复期，如转氨酶活性不能降至正常或再上升，提示肝炎转为慢性。

（2）慢性病毒性肝炎　转氨酶轻度上升或正常，若AST升高较ALT显著，提示慢性肝炎进入活动期。

（3）肝硬化　转氨酶轻度上升或正常，以AST＞ALT多见。

（4）其他肝病　肝癌、脂肪肝、药物性肝炎、酒精性肝病等，转氨酶可轻度增高或正常，且ALT/AST＜1。

（5）胆汁淤积　转氨酶可轻度增高或正常。

（6）其他疾病　急性心肌梗死、肺梗死、肾梗死、骨骼肌疾病、休克等转氨酶可轻度增高。

2. 血清碱性磷酸酶测定

碱性磷酸酶（alkaline phosphatase，ALP）主要分布在肝脏、骨骼、肾、小肠及胎盘中，血清中的ALP大部分来源于肝脏和骨骼。胆道疾病时，由于ALP生成增加而排泄减少致血清ALP升高。因此ALP的检测常作为肝胆疾病和骨骼系统疾病的检查指标之一。

〖标本采集方法〗

抽取空腹静脉血3 ml，注入干燥试管（不抗凝）。采血前应避免剧烈运动，避免标本溶血。

〖参考值〗

磷酸对硝基苯酚速率法（30℃）：成人40～110 U/L；儿童＜250 U/L。

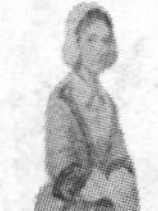

〖临床意义〗

(1) 肝胆疾病　各种肝内、外胆管梗阻时，胆汁排出不畅、毛细胆管内压力增高时，ALP 产生增加或排泄障碍，从而导致血中 ALP 升高，其增高程度与梗阻程度和持续时间成正比且先于黄疸出现。见于胰头癌、胆道结石、原发性胆汁性肝硬化、肝内胆汁淤积、肝炎等。

(2) 鉴别黄疸的类型

1) 胆汁淤积性黄疸：ALP 和血清胆红素明显升高，转氨酶轻度增高。

2) 肝细胞性黄疸：血清胆红素中度增高，转氨酶活性很高，ALP 正常或稍高。

3) 溶血性黄疸：胆红素增高，转氨酶和 ALP 正常。

(3) 骨骼疾病　如佝偻病、骨软化症、纤维性骨炎、骨折愈合期等，血清 ALP 升高。

(4) 生理性增高　见于生长中儿童和妊娠中晚期的妇女。

3. 血清 γ-谷氨酰转移酶测定

γ-谷氨酰转移酶(γ-glutamyl transferase, GGT)旧称 γ-谷氨酰转肽酶(γ-glutamyl transpeptidase, γ-GT)主要来自肝细胞和肝内胆管上皮。肝、胆疾病时，当肝胆细胞合成亢进或胆汁排出受阻，GGT 可升高。

〖标本采集方法〗

抽取空腹静脉血 3 ml，注入干燥试管(不抗凝)。采血前应避免剧烈运动，避免标本溶血。

〖参考值〗

γ-谷氨酰-3-羧基-对硝基苯胺法(37℃)：男性 11～50 U/L，女性 7～32 U/L。

〖临床意义〗

(1) 胆道阻塞性疾病　GGT 升高的幅度与梗阻性黄疸的程度相平行，梗阻程度越重，持续时间越长，GGT 越高。

(2) 原发性或继发性肝癌　肝癌细胞合成 GGT 使血清中的 GGT 显著升高，且升高的幅度与癌组织大小成正相关。因此，对 GGT 的动态观察，有助于判断疗效和预后。

(3) 肝炎及肝硬化　急性肝炎时，GGT 中度增高；慢性肝炎、肝硬化在非活动期 GGT 可正常，若出现 GGT 攀升是慢性肝炎、肝硬化病情恶化的标志。

(4) 急、慢性酒精性肝炎、药物性肝炎　GGT 升高幅度常超过 AST 和 ALT 升高幅度。

(5) 其他　脂肪肝、胰腺炎、胰腺肿瘤、前列腺肿瘤等 GGT 也可轻度增高。

4. 单胺氧化酶测定

单胺氧化酶(monoaminoxidase, MAO)是一种含铜的酶，大部分存在于肝细胞线粒体内，能促进结缔组织形成，其增高程度与肝脏结缔组织增生密切相关。因此，测定 MAO 能反映肝脏纤维化的程度。

〖标本采集方法〗

抽取空腹静脉血 3 ml，注入干燥试管(不抗凝)。

〖参考值〗

速率法(37℃)：0～3 U/L。

〖临床意义〗

(1) 肝脏疾病　急性肝炎 MAO 基本正常；重症肝炎因肝细胞广泛坏死，线粒体中的 MAO 释放入血可致 MAO 升高；50%以上活动性肝炎病例 MAO 活性增高；大多数重症肝硬化 MAO 升高；少数肝癌也会出现 MAO 升高，可能与伴有肝硬化有关。

(2) 肝外疾病　慢性充血性心力衰竭、糖尿病、甲状腺功能亢进、系统性硬化症等 MAO 亦可升高。因这些器官中含有 MAO 或因心功能不全引起心源性肝硬化，MAO 可升高。

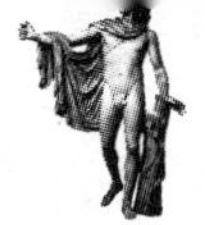

四、病毒性肝炎标志物检测

现已确定的肝炎病毒有甲型肝炎病毒（HAV）、乙型肝炎病毒（HBV）、丙型肝炎病毒（HCV）、丁型肝炎病毒（HDV）、戊型肝炎病毒（HEV）、庚型肝炎病毒（HGV）和输血传播病毒（TTV）共7种，分别由对应的病毒引起。其中乙型肝炎病毒流行最广，对人类健康威胁最大，也是目前研究得比较清楚的一种类型。其次是甲型肝炎病毒。所以重点介绍这两种病毒性肝炎血清标志物的检测。血中有无其标志物是诊断肝炎、确定其病变类型、判断其发展预后的重要指标。

1. 甲型肝炎病毒标志物检测

甲型肝炎病毒属小RNA病毒科，主要在肝细胞内复制，然后通过胆汁从粪便中排出。甲型肝炎病毒主要通过粪口传播，感染甲型肝炎病毒后形成一个抗原抗体系统，通过检测甲型肝炎病毒抗原（HAVAg）、抗HAV-IgM和抗HAV-IgG 3种血清标志物来帮助诊断甲型肝炎。

〖标本采集方法〗

静脉血3 ml。

〖参考值〗

阴性。

〖临床意义〗

(1) HAVAg阳性　见于大多数甲型肝炎患者，是甲型肝炎患者早期感染的依据，于发病前2周可从患者的粪便中排出。

(2) 抗HAV-IgM　出现较早，是甲型肝炎早期感染的标志，于发病后1～2周内出现，2周后最高，3个月后逐渐减少，12个月后转阴，此抗体阳性可诊断为急性甲型肝炎。

(3) 抗HAV-IgG　出现较晚，是甲型肝炎恢复期感染的标志，是一种保护性抗体。此抗体阳性表示曾经感染过HAV或注射过甲肝疫苗。

2. 乙型肝炎病毒标志物检测

乙型肝炎病毒属DNA病毒科，由包膜和核心两部分构成，包膜上有乙型肝炎病毒表面抗原（HBsAg），核心有乙型肝炎病毒核心抗原（HBcAg）、乙型肝炎病毒e抗原（HBeAg）和环状双股DNA、DNA聚合酶（DNAP）。

乙型肝炎病毒主要通过血液途径传播，也可由性接触传播和母婴传播。机体感染乙型肝炎病毒后，产生3对抗原抗体系统，包括乙型肝炎病毒表面抗原及表面抗体（抗-HBs）、乙型肝炎病毒核心抗原及核心抗体（抗-HBc）、乙型肝炎病毒e抗原及e抗体（抗-HBe）。其中核心抗原全部存在于肝细胞核中，释放时其周围因被HBsAg包裹很难直接测定。所以临床只对标志物中的其他两对半进行检验。

〖标本采集方法〗

由于乙型肝炎是一种主要通过血行播散的传染病，因此静脉抽血时除须特别注意无菌操作的各项环节外，还要严格执行消毒隔离制度，所用过的注射器及污染物必须严格消毒处理后方可丢弃，同时还要防止医源性交叉感染。

(1) 乙型肝炎病毒表面抗原　抽取静脉血3 ml，注入干燥试管中送检，不抗凝。

(2) 其他乙型肝炎抗原或抗体的单项检验　原则上同乙型肝炎病毒表面抗原，但只需抽血2 ml即可。

(3) 全部乙型肝炎病毒标志物　原则上同乙型肝炎病毒表面抗原，但需抽血4 ml。

〖参考值〗

均为阴性。

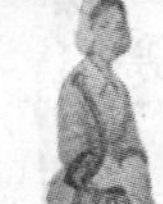

〖临床意义〗

(1) HBsAg 阳性　HBV 感染的指标，见于急性乙型肝炎潜伏期和急性期，发病时达高峰。发病后 3 个月不转阴，则易发展成慢性乙型肝炎或肝硬化。还可见于肝癌和慢性 HBV 携带者。HBsAg 本身不具有传染性，但因常与 HBV 同时存在，临床上常作为传染性标志之一。

(2) 抗-HBs 阳性　是一种保护性抗体，对 HBsAg 有一定中和作用。可因隐性感染 HBV、急性乙型肝炎恢复后产生，是机体对 HBsAg 产生免疫力的标志，也是乙型肝炎好转康复的标志。一般在发病后 3～6 个月才出现，可持续多年。注射乙型肝炎疫苗、抗-HBs 免疫球蛋白者，抗-HBs 可呈现阳性反应。

(3) HBeAg 阳性　是 HBV 复制和传染性强的指标，表明乙型肝炎处于活动期。若持续 HBeAg 阳性，表明肝细胞损害严重，易转变成慢性乙型肝炎、肝硬化或肝癌。若转为阴性，表示病毒停止复制。孕妇阳性，可引起垂直传播，致 90%以上的新生儿呈 HBeAg 阳性。

(4) 抗-HBe 阳性　常继 HBeAg 之后出现在血液中，一般认为是机体 HBV 复制减少的标志，传染性可能较前减弱，大部分乙肝病毒被消灭，但并非无传染性。肝炎急性期出现阳性易进展成慢性乙型肝炎；慢性活动性肝炎出现阳性者可进展为肝硬化；HBeAg 与抗-HBe 阳性，且 ALT 升高时可进展为原发性肝癌。

(5) HBcAg 阳性　一般情况下在血清中不易检测到游离态。阳性提示血清中 HBV 含量较多，复制活跃，传染性强，预后较差。

(6) 抗-HBc 阳性　是 HBcAg 的抗体，是 HBV 对肝细胞损害程度的标志，也可反映 HBV 的复制情况。一般见于慢性肝炎及 HBV 长期携带者、HBsAg 及抗-HBs 阴性的乙型肝炎。抗-HBc 可分为 IgM、IgG、IgA 3 型。抗-HBc-IgM 既是乙型肝炎近期感染指标，也是 HBV 在体内复制的指标，并提示血液有传染性；抗-HBc-IgG 提示 HBV 既往感染的指标。

(7) HBV-DNA 测定　HBV-DNA 阳性是诊断急性乙型肝炎病毒感染的直接依据，表明病毒复制及具有传染性。

乙型病毒性肝炎标志物 5 项检验结果综合判断见表 6-6。

表 6-6　乙型病毒性肝炎标志物 5 项检验结果综合判断

序号	HBsAg	抗-HBs	HBeAg	抗-HBe	抗-HBc	临床意义
1	－	－	－	－	－	过去和现在均未感染 HBV
2	－	＋	－	－	－	病后或接种乙肝疫苗后获得免疫
3	－	＋	－	＋	＋	HBV 感染恢复期
4	－	－	－	－	＋	曾有 HBV 感染，未产生抗-HBs
5	－	－	－	＋	＋	曾有 HBV 感染或急性感染恢复期
6	＋	－	－	－	－	急性 HBV 感染早期或 HBV 携带者
7	＋	－	－	－	＋	急性 HBV 感染早期，慢性 HBV 携带者
8	＋	－	－	＋	＋	急性 HBV 感染趋向康复，俗称“小三阳”，弱传
9	＋	－	＋	－	＋	急性或慢性 HBV 感染，俗称“大三阳”，强传

五、甲种胎儿球蛋白测定

甲胎蛋白(alpha fetoprotein, AFP)是胎儿早期由肝脏合成的一种糖蛋白，出生后不久即转

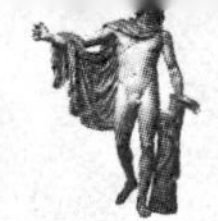

为阴性或含量甚微。当肝细胞或生殖腺胚胎组织发生恶变时，原已丧失合成AFP能力的细胞又重新开始合成。AFP在原发性肝癌时增加，测定血中AFP的浓度对肝癌及滋养细胞恶性肿瘤诊断有重要价值。

〖标本采集方法〗

抽取空腹静脉血3 ml，注入干燥试管中送检，不抗凝。

〖参考值〗

定性：阴性；定量：成人<25 μg/L。

〖临床意义〗

(1) 原发性肝癌　AFP明显增高，当AFP定性法阳性或定量法>300 μg/L，并持续1个月以上时原发性肝癌可能性较大，但约18%的原发性肝细胞癌患者AFP不升高。

(2) 病毒性肝炎和肝硬化　AFP不同程度升高，但多在300 μg/L以下，呈一过性，持续升高应警惕有癌变的可能。

(3) 睾丸癌、卵巢癌、畸胎瘤等生殖腺胚胎肿瘤　血中AFP的含量也可升高。

(4) 其他　孕妇妊娠3～4个月后，AFP开始上升，7～8个月达高峰，但不超过400 μg/L，分娩后3周左右恢复正常。

案例6-6中的患者为肝硬化伴脾功能亢进。血常规检查WBC、Hb、PLT均减少，ALT 75 U/L，大于40 U/L，总蛋白为49 g/L，小于80 g/L，白蛋白为25 g/L，小于40 g/L。

第七节　临床常用生化检验

案例6-7

患者，男性，68岁，患十二指肠溃疡，因进食后频繁呕吐、呼吸困难就诊。化验报告：血气和电解质检查：pH值为7.55，$PaCO_2$ 57 mmHg，PaO_2 63.9 mmHg，HCO_3^- 52.6 mmol/L，Na^+ 141 mmol/L，K^+ 2.5 mmol/L，Cl^- 72 mmol/L。

讨论：1) 该患者可能出现了什么问题？

2) 针对患者现有症状和化验结果，请思考该患者的检查结果有何异常？

一、血清电解质测定

人体体液中的主要电解质有钾、钠、氯、钙、镁、磷、碳酸盐等。这些电解质对维持细胞的正常功能和代谢、水电解质酸碱平衡及细胞内外的渗透压起着重要作用。测定血清中钾、钠、氯、钙、镁等电解质的含量可以反映其他部位电解质的情况，但不能反映它们的全部情况，尤其是细胞内液中电解质情况。检测血清钾、钠、氯等电解质的浓度后，一定要密切结合病史及临床表现综合判断其临床意义。

1. 血清钾

钾离子是细胞内的主要阳离子，只有少量的钾离子存在于细胞外液中，血清钾实际反映了细胞外液中钾离子的浓度变化。某些病理情况下可出现血清钾的异常。

〖标本采集方法〗

1) 抽取空腹静脉血3 ml(单项测定时应为2 ml)，注入干燥试管中，及时送检，不抗凝。

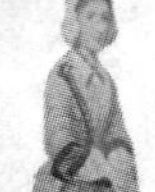

2）测定前应尽量避免引起电解质非自然因素改变，如大量饮水，剧烈运动，服用利尿剂等。

〖参考值〗

3.5～5.5 mmol/L。

〖临床意义〗

（1）血清钾增高　血清钾＞5.5 mmol/L 为高钾血症。常见于以下几种情况。

1）钾摄入量过多：食入或注入大量钾盐，超过肾脏排钾能力可致血清钾升高，如输入大量库存血、静脉误推氯化钾或静滴氯化钾过速等。

2）体内钾排出减少：急性、慢性肾衰竭肾脏排钾功能障碍、肾上腺皮质功能减退所致肾脏排钾能力下降、长期应用抗醛固酮类药物或保钾利尿剂所致的钾潴留等。

3）细胞内钾外移：严重烧伤、挤压综合征、溶血、胰岛素缺乏、代谢性酸中毒、洋地黄中毒等均可致细胞内钾外流或重新分布引起血清钾增高。

（2）血清钾降低　血清钾＜3.5 mmol/L 为低钾血症。常见于以下几种情况。

1）钾摄入量不足：长期低钾饮食或禁食后补钾不足、酒精中毒、营养不良、吸收障碍等。

2）体内钾排出过多：频繁呕吐、长期腹泻、胃肠引流或胃肠功能紊乱所致胃肠道丢钾过多；服排钾利尿剂以及醛固酮增多症所致的肾脏排钾增多。

3）细胞外钾内移：代谢性碱中毒、胰岛素注射过量、心功能不全或肾性水肿等，因细胞外钾内流加速及重新分布，或因细胞外液过度稀释导致低钾血症。

2. 血清钠

人体内的钠离子44％存在于细胞外液，是细胞外的主要阳离子，9％存在于细胞内，47％存在于骨骼中。骨骼内的钠大部分不能用于交换。钠主要来源于食物，血清中钠多以氯化钠的形式存在，绝大部分经肾脏或随消化液排出，小部分随汗液排出。正常人通过饮食可获得足够的钠，一般不会缺失，只有病理状态下才会出现异常。需要注意的是血清钠通常只反映细胞外液水钠平衡的情况，与人体总钠量可能并不一致。

〖标本采集方法〗

同血清钾测定。

〖参考值〗

135～145 mmol/L。

〖临床意义〗

（1）血清钠增高　血清钠＞145 mmol/L 为高钠血症。常见的原因如下所述。

1）水丢失过多：大量出汗、长期呕吐、腹泻所致脱水、大面积烧伤、糖尿病性多尿及胃肠引流等。

2）水摄入不足：长时间无水摄入、进食困难及术后禁食者静脉输液量不足等。

3）钠摄入过多：食入或输入大量含钠液体伴有肾功能不全时，心肺复苏时输入过多的碳酸氢钠。

（2）血清钠降低　血清钠＜135 mmol/L 为低钠血症。主要原因如下所述。

1）钠丢失过多：严重呕吐、腹泻、胃肠引流、广泛性炎症、大面积烧伤等，多因治疗时只注意补水但未充分补盐而引起；尿毒症或糖尿病合并代谢性酸中毒、服用大剂量利尿剂、慢性肾上腺皮质功能减退时尿钠排出过多也可致低钠血症；浆膜腔穿刺抽液过多等也是钠丢失过多的原因之一。

2）钠摄入不足：饥饿、长期低钠饮食、营养不良及不恰当的输液。

3）细胞外液稀释：心功能不全、急性或慢性肾功能不全、肝硬化低蛋白血症、长期使用激素治疗等所致的水钠潴留；补充过量液体亦可致稀释性低钠。

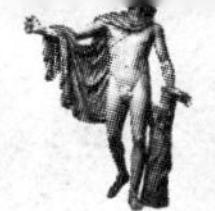

4）消耗过多：多见于肺结核、肿瘤、肝硬化等慢性疾病。由于细胞内蛋白质分解消耗，细胞内液渗透压降低，水分从细胞内渗透到细胞外，导致血钠减低。

3. 血清钙

人体内的钙99%以上存在于骨骼中，仅1%左右存在于血液中。钙主要来自膳食，由小肠上段吸收，其吸收程度受肠道pH及钙溶解度影响，随粪、尿而排出体外。钙代谢主要受维生素D及甲状旁腺激素的调节。钙的吸收、调节、排泄发生障碍，均可引起血清钙异常。

〖标本采集方法〗

同血清钾测定。

〖参考值〗

血清钙(总钙)：2.25～2.58 mmol/L；离子钙：1.10～1.34 mmol/L。

〖临床意义〗

(1) 血清钙增高　血清钙>2.58 mmol/L为高钙血症。主要原因如下所述。

1）溶骨作用增强：见于原发性或继发性甲状旁腺功能亢进、原发性或转移性骨髓瘤、急性骨萎缩等。

2）肠道吸收钙增加：见于大量服用维生素D、溃疡病长期应用碱性药物治疗。

3）摄入过多：见于大量饮用牛奶、静脉补钙过多。

4）排出减少：见于肾功能减退等。

(2) 血清钙降低　血清钙<2.25 mmol/L称为低钙血症，多见于婴幼儿。主要原因如下所述。

1）成骨作用增强：原发性甲状旁腺功能减退、甲状腺切除术、甲状腺癌放射治疗等引起的甲状旁腺损伤，以及恶性肿瘤骨转移。

2）维生素D缺乏：见于婴幼儿生长期维生素D补充不足、阳光照射不足或消化不良、阻塞性黄疸、妊娠后期等情况导致的体内维生素D缺乏，可同时伴有血磷降低。

3）摄入不足或吸收不良：长期低钙饮食、乳糜泻。

4）其他：慢性肾小球肾炎、肾病、尿毒症导致的远曲小管性酸中毒；新生儿低血钙、代谢性碱中毒离子钙减少引起的手足抽搐等。

4. 血清氯

血清氯离子是血浆中的主要阴离子，在血浆中多以氯化钠形式存在，红细胞内多以氯化钾形式存在。人体内的氯化物主要分布在细胞外，在细胞内的含量仅是细胞外的1/2。氯离子具有调节机体酸碱平衡、渗透压及水电平衡的作用。氯化物主要来源于膳食中的盐，经肾脏排出体外。正常人血清氯的浓度基本恒定，其异常多伴随水电及酸碱平衡的失调。

〖标本采集方法〗

同血清钾测定。

〖参考值〗

95～105 mmol/L。

〖临床意义〗

(1) 血清氯化物增高　血清氯化物>105 mmol/L为高氯血症，见于以下几种情况。

1）摄入过多：长期高盐饮食、静脉输入过多NaCl、$CaCl_2$、NH_4Cl等。

2）排出减少：急、慢性肾衰少尿期、尿路梗阻、心力衰竭等所致的肾脏排氯减少。

3）呼吸性碱中毒：过度换气，排出过多CO_2，血HCO_3^-减少，血氯代偿性增高。

(2) 血清氯化物降低　血清氯化物<95 mmol/L为低氯血症，见于以下情况。

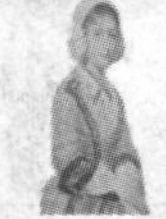

1）氯丢失过多：严重呕吐、腹泻、胃肠造瘘或引流等丢失大量含氯消化液而引起的血清氯化物降低；慢性肾上腺皮质功能减退、慢性肾衰竭、大量使用噻嗪类利尿剂、严重糖尿病等均可导致氯化物经尿排出增加而出现低氯血症。

2）氯摄入不足：长期饥饿、营养不良、低盐治疗等。

案例 6－7 中的患者为代谢性（低钾低氯）碱中毒。因患者进食后频繁呕吐，丢失大量胃酸，胃酸的主要成分为盐酸，故丢失大量 H^+ 和 Cl^-。pH 值为 7.55，提示患者出现代谢性碱中毒，另外 K^+ 2.5 mmol/L，＜3.5 mmol/L，Cl^- 72 mmol/L，＜95 mmol/L。

5. 血清磷测定

机体中的磷 70%～80%以不溶性磷酸钙的形式存在于骨骼中，其余的磷绝大多数以有机磷的形式构成组织细胞的磷脂、核酸等成分参与人体的物质代谢，很少一部分以无机磷的形式存在于血浆中，构成血液重要的缓冲系统。饮食中磷在小肠吸收，肠道 pH 降低有利于磷的吸收。血清磷与钙的乘积为一常数（以 mg/dl 计算，乘积是 36～40），血磷降低则血钙相对升高，反之亦然。两者的平衡对维持人体正常生理功能起着重要作用。

〖标本采集方法〗

同血清钾测定。

〖参考值〗

0.97～1.61 mmol/L。

〖临床意义〗

（1）血清磷增高　血清磷＞1.61 mmol/L 为升高。

1）内分泌疾病：见于原发性或继发性甲状旁腺功能减退所致的尿磷排出减少。

2）排出减少：见于肾功能减退导致磷酸盐排出减少。

3）吸收增加：见于摄入过多维生素 D。

4）其他：见于剧烈活动、多发性骨髓瘤、骨折愈合期、尿毒症并发代谢酸中毒及 Addison 病、急性肝坏死、白血病等。

（2）血清磷降低　血清磷＜0.97 mmol/L 为降低。

1）摄入不足或吸收障碍：饥饿、恶病质、吸收不良、活性维生素 D 缺乏、长期应用含铝制剂等。

2）丢失过多：大量呕吐、腹泻、血液透析、肾小管酸中毒、应用噻嗪类利尿剂等。

3）转入细胞内：静脉注射胰岛素或葡萄糖、碱中毒、急性心肌梗死、过度换气综合征等。

4）其他：乙醇中毒、甲状旁腺功能亢进症、糖尿病酮症酸中毒等。

二、血糖测定

1. 空腹血糖测定

血糖指血液中葡萄糖含量。通常膳食摄入的葡萄糖在小肠吸收，主要在肝内代谢、合成及分解，再经血液送至各组织利用贮存。正常人葡萄糖的分解与合成处于动态平衡状态，因此血糖基本保持稳定。空腹血糖（fasting blood glucose，FBG）是诊断糖代谢紊乱的最常用的和最重要的指标。空腹血糖易受肝脏功能、内分泌激素（如胰岛素、胰高血糖素、肾上腺及肾上腺皮质激素等）、神经因素和抗凝剂等多种因素的影响，且不同的检测方法，其结果也不尽相同。

〖标本采集方法〗

患者晚餐后不再进食，禁烟；次晨抽取空腹静脉血 1 ml，注入干燥试管中送检，不抗凝。亦可注入含抗凝剂的试管，混匀后送检。

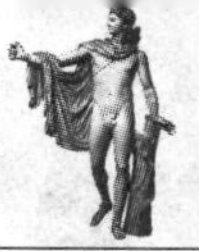

〖参考值〗

葡萄糖氧化酶法：3.9～6.1 mmol/L；邻甲苯胺法：3.9～6.4 mmol/L。

〖临床意义〗

(1) FBG增高 FBG＞7.0 mmol/L为血糖增高。可根据其FBG增高的情况及程度进行分类：FBG 7.0～8.4 mmol/L为轻度增高；FBG 8.4～10.1 mmol/L为中度增高；FBG＞10.1 mmol/L为重度增高。当FBG超过肾糖阈值(8.96～10.08 mmol/L或160～180 mg/dl)可出现尿糖定性阳性。

1) 生理性增高：见于餐后1～2小时、高糖饮食、剧烈运动、情绪激动及胃倾倒综合征等。

2) 病理性增高：①各型糖尿病。②内分泌疾病：如甲状腺功能亢进、巨人症、肾上腺皮质功能亢进、肢端肥大症、嗜铬细胞瘤等。③应激性因素：如颅内压增高、颅脑损伤、中枢神经系统感染、心肌梗死、大面积烧伤、急性脑血管病等。④药物影响：如泼尼松、噻嗪类利尿剂、口服避孕药等⑤肝脏和胰腺疾病：如严重的肝病、坏死性胰腺炎、胰腺癌等。⑥其他：高热、脱水、呕吐、腹泻、麻醉和缺氧等。

(2) FBG减低 FBG＜3.9 mol/L为血糖减低，当FBG＜2.8 mol/L时称为低糖血症。

1) 生理性减低：见于剧烈运动后、饥饿、妊娠期、哺乳期。

2) 病理性减低：①胰岛素过多：如胰岛功能亢进、胰岛细胞瘤、胰腺癌、胰岛素及降糖药使用过量等。②对抗胰岛素的激素分泌不足：如生长激素及肾上腺皮质激素缺乏。③肝糖原代谢不足、贮存缺乏、异生障碍：如急性肝炎、肝坏死、肝癌、心力衰竭所致的肝淤血、急性酒精中毒和药物毒物引起的肝脏损害等。④其他：严重营养不良、恶病质等消耗性疾病；胃大部切除术后引起的倾倒综合征也常于餐后出现低血糖。

2. 口服葡萄糖耐量试验

葡萄糖耐量试验(glucose tolerance test, GTT)是让患者口服或注射一定量葡萄糖后，间隔一定时间测定血糖浓度。它是检测葡萄糖代谢功能的试验，主要用于诊断症状不明显或血糖升高不明显的可疑糖尿病。GTT有口服葡萄糖耐量试验(oral glucose tolerance test, OGTT)和静脉葡萄糖耐量试验(intravenouse glucose tolerance test, IVGTT)，现多采用WTO推荐的75 g葡萄糖标准OGTT。

〖标本采集方法〗

1) 受试前3天正常饮食(每日碳水化合物摄入量＞150 g)，受试前晚餐后禁食或禁食10～16小时。

2) 受试前8小时内禁止吸烟、饮酒或咖啡等刺激性饮料；停用胰岛素及肾上腺皮质激素类药并卧床休息，注意避免剧烈运动和精神紧张。

3) 试验时将75 g葡萄糖溶于200～300 ml温开水中，嘱患者一次饮完，或进食100 g馒头。如有消化道疾病可改用静脉注射50%葡萄糖50 ml替代口服葡萄糖。于摄入葡萄糖前及服糖后0.5小时、1小时、2小时及3小时各抽取静脉血1 ml并收集相应时间点尿标本5次。

〖参考值〗

FBG 3.9～6.1 mmol/L；摄糖0.5～1小时后血糖达高峰(一般在7.8～9.0 mmol/L)，峰值小于11.1 mmol/L；2小时血糖＜7.8 mmol/L；3小时血糖降至空腹水平。静脉注射葡萄糖后血糖应在0.5小时上升达高峰，峰值11.2～14.0 mmol/L，1.5小时后降至空腹水平，2小时恢复注射前水平。各次尿糖均为阴性。

〖临床意义〗

正常人口服或注射一定量的葡萄糖后血糖会暂时升高，升高的血糖通过神经体液的反馈调节，使胰岛素分泌增加，从而促进血糖在肝与组织中合成糖原并加以贮存，在较短的时间内回降至空腹水平，以保持体内糖代谢的动态平衡，这种现象称为人体的耐糖现象。病理情况下，患者口服或注射一定量的葡萄糖后血糖急剧升高，但迟迟不能恢复到空腹水平或延迟恢复到空腹水平，有时即使血糖升高不显著也不能及时回降至原来水平，称为糖耐量降低。临床上常用其作为衡量体内糖代谢功能是否健全的重要指标，凡峰值过高或恢复正常水平迟缓均为糖耐量减低。

(1) 诊断糖尿病　①FBG>7.0 mmol/L；②OGTT 血糖峰浓度>11.1 mmol/L，2 小时血糖>11.1 mmol/L；③具有临床症状，随机血糖>11.1 mmol/L，且伴有尿糖阳性。

(2) 糖耐量减低　①FBG<7.0 mmol/L；②OGTT 血糖峰浓度>11.1 mmol/L，2 小时血糖 7.8～11.1 mmol/L。常见于 2 型糖尿病、肢端肥大症、甲状腺功能亢进、肥胖症及皮质醇增多症。

(3) 其他　空腹血糖减低，服糖后血糖上升不明显，2 小时后仍处于低水平，则可使葡萄糖耐量曲线低平，呈现平坦型糖耐量曲线。见于胰岛 B 细胞瘤、甲状腺功能亢进、腺垂体功能减退症及肾上腺皮质功能亢进等。

三、血清脂质和脂蛋白测定

血清脂质包括胆固醇、三酰甘油、磷脂和游离脂肪酸。该检测不仅可以诊断脂质代谢紊乱和有关疾病外，还可帮助诊断肝硬化、肾病综合征、吸收不良综合征等。

血清脂蛋白是血浆脂质与蛋白质结合的复合物，是脂类在血液中存在、转运及代谢的主要形式。

1. 血清总胆固醇

总胆固醇(total cholesterol, TC)包括游离胆固醇(free cholesterol, FC)和胆固醇酯(cholesterol esterase, CE)两部分。血液中的胆固醇仅有不到 20%是从食物中摄取的，其余均由机体自身合成，肝、肠、肾、骨髓及内分泌腺等均是合成场所。胆固醇主要随胆汁从粪便排出体外。由于血液与组织内的胆固醇经常不断地交换，因此血清胆固醇水平基本能够反映胆固醇的摄取、合成及转运情况。

【标本采集方法】

1) 素食或低脂饮食 3 d。

2) 抽取空腹静脉血 2 ml，注入干燥试管中送检，不抗凝。

【参考值】

1) 合适水平：<5.20 mmol/L。

2) 边缘水平：5.23～5.69 mmol/L。

3) 升高：>5.72 mmol/L。

【临床意义】

(1) 总胆固醇增高

1) 心血管疾病：冠状动脉粥样硬化性心脏病、动脉硬化等。

2) 内分泌及代谢性疾病：甲状腺功能减退、糖尿病等。

3) 肾脏疾病：肾病综合征等。

4) 肝胆疾病：肝肾综合征、胆结石、胆总管阻塞等。

5) 应用某些药物：如糖皮质激素、阿司匹林、口服避孕药等。

6) 其他：长期吸烟、饮酒、高脂饮食、过度肥胖、妊娠期、极度精神紧张等。

(2) 总胆固醇降低

1) 严重肝病：急性肝坏死、肝硬化等使肝脏合成胆固醇能力下降。

2) 严重贫血：再生障碍性贫血、溶血性或缺铁性贫血所致骨髓合成胆固醇能力下降。

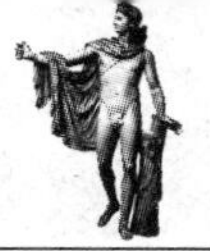

3）内分泌疾病：甲状腺功能亢进致胆固醇分解加速。

4）应用某些药物：如雌激素、甲状腺激素、钙拮抗剂等。

5）其他：长期素食、严重营养不良等致胆固醇摄入不足。

2. 血清三酰甘油

三酰甘油（triglyceride，TG）是由甘油和3个脂肪酸形成的酯，是人体能量贮存的重要形式，又称中性脂肪。三酰甘油来自膳食，但更多由肝、脂肪组织及小肠的合成。主要存在于前β脂蛋白和乳糜微粒中，直接参与胆固醇及胆固醇酯的代谢，也是动脉粥样硬化的危险因素之一。

〖标本采集方法〗

与血清总胆固醇标本采集方法相同。空腹时检测的主要是自身合成的三酰甘油。

〖参考值〗

0.56～1.70 mmol/L。

〖临床意义〗

（1）三酰甘油增高　见于冠状动脉粥样硬化性心脏病、动脉粥样硬化症、原发性高脂血症、阻塞性黄疸、肾病综合征、重症糖尿病、甲状旁腺功能减退、肥胖、痛风、长期饥饿、高脂饮食等。

（2）三酰甘油减低　见于严重肝病、肾上腺皮质功能减退症及甲状腺功能亢进症等。

3. 血清脂蛋白

血清脂蛋白由不同含量的胆固醇、三酰甘油、磷脂等成分与蛋白质结合而成，是脂类在血液中运输的主要形式。超高速离心法根据其密度不同可分为4种：乳糜微粒（chylomidron，CM）、极低密度脂蛋白（very low density lioprotein，VLDL）、低密度脂蛋白（low density lipoprotein，LDL）、高密度脂蛋白（high density lipoprotein，HDL）。

〖标本采集方法〗

与血清总胆固醇标本采集方法相同。

〖参考值〗

1）乳糜微粒：阴性。

2）电泳法：VLDL　0.13～0.25；
LDL　0.50～0.60（2.07～3.12 mmol/L）；
HDL　0.30～0.40（1.03～2.07 mmol/L）。

〖临床意义〗

当体内胆固醇及三酰甘油等脂类含量增高时，血液中运输血脂的脂蛋白也相应增高，故高脂血症和高脂蛋白症多是一致的。目前将测定血中总胆固醇及三酰甘油的含量作为高危人群普查血脂的筛选项目，如需进一步分析，再做血清脂蛋白测定。

（1）LDL增高　其增高水平与冠心病成正相关，可用于判断发生冠心病的危险性。其他如肾病综合征、甲状腺功能减退等LDH也可增高。

（2）LDL减低　见于甲状腺功能亢进、肝硬化、吸收不良以及低脂饮食和运动。

（3）HDL增高　增高与冠心病成负相关，对预防动脉粥硬化、冠心病的发生有重要作用。慢性肝炎、原发性胆汁性肝硬化等也可使HDL增高。

（4）HDL减低　见于动脉粥样硬化、急性感染、糖尿病、慢性肾衰竭以及雄激素、孕酮等药物影响。

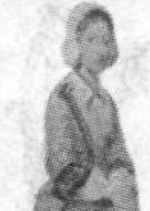

【思考题】

1）血、尿、粪标本采集的方法和注意事项有哪些？
2）简述红细胞计数参考值及临床意义。
3）简述中性粒细胞参考值及临床意义。
4）简述网织红细胞参考值及临床意义。
5）简述尿量检查参考值及尿量异常的临床意义。
6）简述异常尿色检查及临床意义。
7）简述常见的异常性状粪便及临床意义。
8）如何根据Ccr判断肾小球损害程度？
9）简述乙型肝炎病毒标志物检测结果及临床意义。
10）简述血清总胆固醇参考值及临床意义。
11）简述血清三酰甘油参考值及临床意义。
12）简述血糖参考值及临床意义。
13）简述口服糖耐量试验的方法。

（朱文娟）

第七章　护理病历书写

【教学目标】

1）掌握护理病历的概念。

2）掌握书写护理病历的基本要求。

3）熟悉护理病历的格式。

4）熟悉护理记录。

护理病历是住院患者医疗文件记录中的重要组成部分，是护理程序各个步骤的文字记录，它记载了患者治疗护理的过程，反映了患者病情演变和护理质量，对确保患者安全具有重要的法律效应。

书写护理病历是临床护士护理患者的重要依据，是临床医师诊断与治疗患者的必要参考资料，也是评定护理工作质量的依据，并为未来的护理科学和方法学的研究提供临床资料，需要时可为医疗诉讼提供法律佐证。因此每个护理人员都必须以认真负责的精神，实事求是的科学态度，娴熟的书写技能，认真采集和书写护理病历。

第一节　书写护理病历的基本要求

1）严肃认真、完整全面地收集患者资料。

病历中各个项目要按要求全面填写，避免遗漏。

2）客观如实地反映病情，重点突出，层次分明。

护理病历必须真实客观地反映患者的健康状况、所采取的护理措施等。记录患者的主诉和临床观察的资料应客观真实，不带有自己的主观判断和结论，对于主观资料要防止主观臆断而造成资料真实性偏差，如患者诉说“住院后心里着急，担心家里瘫痪在床的老伴无人照顾”，可在情绪状态一栏选择“焦虑”，并且用原话描述。对于客观资料可用医学术语描述，语言简洁，书写清楚。

3）书写时文字通畅，字迹清楚，不得随意修改或粘贴。

4）各种记录必须按规定格式内容及时书写。

护理病历应按规范的格式和要求及时书写，要使用规范的医学术语以及公认的缩写，记录要清楚，语言要简练，表达要准确，避免使用模糊不清、难以衡量的词，如尚可、稍差、欠佳等。

5）各种记录末尾必须清楚地签上记录者的全名，并注明日期、时间，以备查考。

第二节　护理病历的格式及主要内容

护理病历在格式上不但体现了医学的生物-心理-社会医学模式，还突出了以患者为中心，以解决问题为导向的护理程序基本要求。目前我国护理病历的书写主要限于住院患者，规范的护理病历包括护理病历首页（入院评估表）、护理诊断项目表、护理病程记录和健康教育指导。

一、护理病历首页（入院评估表）

护理病历首页是患者入院后第一次进行的系统的健康评估记录，它是一种事先印制好的评

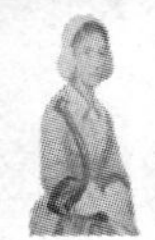

估表格，是以相应的护理理论框架为指导而设计，用以指导护士收集和记录患者的入院资料，它资料项目全面，不仅可提示护士在收集资料时以避免遗漏，而且还可省略了大量文字叙述，大大缩短了护士书写护理病历的时间。这种评估表必须以人的要求为框架而设计，常见的评估表有以 Gordon 的人的 11 种功能健康形态为理论依据，也有以人类 9 种反应形态为依据，还有的是以人类基本需要为依据，以及以人的生理、心理、社会形态为依据，但所有这些都是有组织地按照一定顺序编排的，以便护士有效全面地收集资料。

入院评估表分两部分，基本资料评估与患者需要评估，前者是对患者的性别、年龄、民族、籍贯、职业、文化程度、婚姻状况、工作单位、联系人、入院日期、入院方式、生命体征、身高体重、过敏史等项目记录，后者则对饮食、睡眠、活动运动、排泄、认知感觉、情绪、家庭等其他专项记录，必要时辅以简单的描述。而入院经过则必须简单扼要地描述患者的主诉与现病史，一般包括起病情况、症状特点、伴随特点、病情改变等。

入院评估表一般要求在患者入院后 24 小时内完成(表 7－1)。

二、护理诊断项目表

护理诊断项目表是适应系统化整体护理产生的，可代替责任制护理阶段的计划护理单。护理计划单是护理人员为患者在住院期间所制定的护理计划及其效果的系统记录，其内容包括开始时间、护理诊断/合作性问题、护理目标、护理措施、停止时间和效果评价(表 7－2)。

由于在护理计划单使用过程中存在重复书写大量常规护理措施的问题，影响护士将更多的时间和精力用于对患者的直接护理。系统化整体护理模式下不再对每个患者制定护理计划，而是对每类疾病制定出标准护理计划(每种疾病针对护理诊断所制定的护理措施都存在于标准护理计划中，可供参考)，既省时又方便实用，减轻了护士书写护理计划单的负担，随之护理计划单也被“护理诊断项目表”代替。护理诊断项目表的内容只包括：开始时间、护理诊断/问题、护理目标、问题解决时间、效果评价等部分，其中省略了书写量最大的护理措施部分。

护理诊断项目表记录频度原则有问题就记录，有改变就评估。如某一问题长期保持不变时，需重新提出护理诊断(表 7－3)。

三、护理记录单

护理病程记录是执行护理计划、实施护理措施后填写的，记载着患者动态性、连续性病情变化及对护理措施的反应、评价和根据病情调整护理计划的建议。护理记录单有关内容要与医疗病历相吻合，不能有出入，以免引起法律纠纷。护理病程记录的书写要求重点突出，简明扼要，保持记录的连续性、系统性、针对性，能反映出护理效果。

1. *首次护理记录(入院护理记录)*

患者入院后护士通过与患者或家属交谈询问病史、护理查体、查阅门诊病历及检查结果等方式，收集与患者疾病相关的资料。记录患者入院第一天的情况，包括：①患者一般情况、心理状态；②目前的主要症状、体征及有关辅助检查结果；③治疗原则及诊疗方案；④当天要解决的护理问题及所采取的护理措施；⑤入院宣教情况。首次护理记录要求必须在当日(夜)负责护士下班前完成，书写时要求重点突出，简明扼要。

2. *一般护理记录单*

护理记录内容包括：患者及家属对护理的需求(包括生物、心理、社会等方面的健康需求)；护理措施；病程中出现的新的护理问题(须反映家庭、社会、环境对患者身心健康的影响)；护理措施实施后，患者、家属对护理效果的反馈；护理部主任、护士长、总责任护士查房时对病情和护理问题的分析以及护理措施意见，记录时应具体，并写明查房者的职务及全名。护理记录内容要真实，前后记录要全面、系统和连贯。一般要求一级护理患者每天一次，二级护理患者每周二次，三级护理患者每周一次，在某一健康问题基本解决时记录一次。记录频率根据问题的严重性和病情变化而定。

目前部分医院采用患者住院评估表和护理记录单的方式。患者住院评估表是护士每天都要对患者评估填写的，用来评价患者每天的情况。实施系统化整体护理的护士每天要对患者全身情况重新评估，再订目标、措施，评价结果，依此程序护理患者(表 7－4)。住院评估表是指在患者入院后，护士必须依据患者病情，在要求的时限内反复评估患者，以掌握患者对护理要求的改变。住院评估表分为两部分，前者是认知感觉、情绪心理、活动运动、自理能力、营养代谢、排泄、睡眠、安全等患者状态栏，每一栏目中的每一项对每一种状态均有一个数字代号，便于护士描述。如认知感觉栏中的语言沟通一项，1＝正常、2＝困难、3＝失语。对特殊项目应加上简单的描述，如约束：1＝无、2＝有、部位______。评估者在1、2行中填写评估日期与班次，以下则以每一项目的数字代号如数填入相应的空格。后者是护士依据前面的患者住院评估情况而应给予患者的常规护理项目，包括护理级别、口腔护理、协助进食、鼻饲护理、洗头、床上沐浴、翻身拍背、导管护理、灌肠、换药、超声雾化吸入、降温护理等项目，如有其他可按实际给予的护理项目，自行填写在以下空行中。操作项目的记录以在相应空格内打勾为准(表 7－4)。

护理记录单则多采用 PIO 的形式记录，故又称 PIO 记录单。P 为 problem(问题)的缩写，指护理诊断或合作性问题；I 为 intervention(措施)的缩写，指所执行的护理措施；O 为 outcome(结果)的缩写，指实施护理措施后患者的反应，即对护理措施效果的评价。PIO 记录单既表现了以解决患者问题为中心的记录程序，又可以将患者在任何时间出现的问题及时记录下来(表 7－5)。

3. 转科记录

患者住院期间出现其他科情况时需转入他科治疗。转入其他科时，原科室护士必须写转出记录，内容包括主要病情、护理诊断、护理措施及效果、转科理由、注意事项及签名。接收科护士必须写转入记录，转入记录内容与首次护理记录相似。

4. 出院小结及指导

出院小结是一种总结性评价护理质量的方法。在患者出院前有必要回顾患者入院以来的全部护理工作：是否完整地执行了护理程序，护理目标是否达到，患者目前健康状况如何。出院指导针对患者的心理、疾病情况，给予必要的指导，使患者出院后能适应康复期间的需要。出院指导主要内容包括饮食、休息、活动、服药、功能锻炼、心理卫生、就诊及随访护理。

四、健康教育计划

健康教育计划是一项教育干预。制定健康教育计划，首先要评估患者的健康需要，即评估患者需要我们解决哪些健康问题，其次要分析造成患者健康问题的原因或危险因素是什么？再次要分析和确定影响健康相关行为的因素。

健康教育的内容涉及促进患者健康和恢复有关的知识与技能，主要包括：①避免有关的诱发因素，如：风心病的患者避免上呼吸道感染，室内保持通风，及时增减衣服等；②合理用药的知识，包括按时按量用药的必要性、给药途径、药物正常反应和异常情况的处理等；③康复指导：伤残患者康复期，要在护理人员指导下进行功能锻炼，恢复伤残肢体的外观和功能；④保持健康的心理、行为和生活方式：包括科学的饮食、锻炼、休息、睡眠、心理调节等；⑤交代复诊时间。健康教育形式可采用讲解、示范、模拟、提供书面或视听材料等多种形式。

为了做好健康教育，可根据不同疾病的特点，将患者及其亲属需要了解和掌握的有关知识和技能分别编制成标准健康教育计划，护士可参照标准健康教育计划为患者提供健康教育。

标准健康教育计划单可让患者了解自己健康状况，与医护人员进行有效的、有目的的合作，是患者恢复健康的重要环节，因而对患者进行有关的健康知识教育是必要的护理活动。根据中国内、外科患者主要医疗护理活动的不同，标准健康教育计划分为两种：一为内科标准健康教育计划，主要有入院宣教、疾病指导、药物指导、检查指导、康复及出院指导等；另一为外科标准健康教育计划，主要有入院宣教、术前指导、术后指导、康复及出院指导等。

标准健康教育计划单使用时，必须做一项，记录一次。记录方法依次为指导日期填写，教育对象(患者还是家属)的选择打勾，以及实施教育的护士签名。鉴于许多健康教育非一次能够完成，因此在右边的记录栏中重复了指导日期、对象、签名3项，以便对一个项目反复教育，让患者或家属真正理解(表7－6、表7－7)。

表7－1　患者入院评估表

一般资料

姓名______性别______年龄______科别______病区______床号______住院号______

职业________民族________籍贯________婚姻________信仰________文化程度________

费用：公费________自费________入院时间________________________资料收集时间________

联系人________关系________家庭地址________联络方式________

入院方式：门(急)诊　步行　扶行　轮椅　平车　　入院处置：沐浴　更衣　未处置

入院介绍：住院须知、对症宣教、饮食、作息、探陪、卫生、物品保管

入院医疗诊断：____

入院原因：____

____

既往史：无/有________药物依赖：无/有________

过敏史：无/有(药物 青霉素、食物________其他 ________)

生活及自理程度__________________________________

饮食：正常/异常________嗜好：面食　米　杂粮　肉食　鱼　蔬菜　咸　甜　辣

体重：无改变/增加/减少________ Kg/________月　原因________________________

睡眠：正常/异常________小时/天　症状：入睡困难　多梦　易醒　失眠　辅助药物：无/有________

排泄：大便：正常/异常____便秘____　辅助药物____无小便____：正常/异常________

自理：正常/障碍(全部/部分________)　活动：自如/改变________

吸烟：无/有(________年________支/日)　饮酒：无/偶尔/经常(________年________两/日)

心理与社会

舒适：疼痛：无/有(部位 ________)　其他：________

情绪：镇静　紧张　焦虑　沮丧　易激动　忧伤　恐惧________

对疾病了解：无/有了解知识一般

兴趣爱好：音乐　体育　绘画　跳舞　看书　其他________

家庭对患者健康需求：很重视　满足　不能满足　忽视　需要外援________

单位/社区支持：无/有(经济　物质　人力　精神________)

护理体检

体温________℃　脉搏________次/分　呼吸________次/分　血压________ mmHg

身高________ cm　体重________ Kg

神志：清楚　恍惚　模糊　昏迷　表情：正常　淡漠　痛苦
瞳孔：等大　等圆　不等大　散大　缩小　对光反射：存在　迟钝　消失
五官功能：正常　失明　左/右　失聪　左/右　失语
全身营养状况：良好　中等　肥胖　消瘦　恶病质
皮肤及黏膜：正常/水肿　黄染　苍白　发绀　破损(部位/大小________)
主要护理诊断/问题：________________

签名：

表 7-2　护理计划单

姓名	科别	病区	床号	住院号	诊断

开始时间
护理诊断
护理目标
护理措施
签名：
停止日期
效果评价
签名：

表 7-3　护理诊断项目表

姓名	科别	病区	床号	住院号	诊断

开始时间
护理诊断
护理目标
签名：
停止日期
效果评价
签名：

表 7-4　患者住院评估表

姓名　　科别　　病区　　床号　　住院号　　诊断

项目 \ 班次 \ 日期							
认知感觉	意识：1＝清醒，2＝烦躁，3＝嗜睡，4＝昏迷，5＝痴呆						
	语言沟通：1＝正常，2＝困难，3＝失语						
	视觉：1＝正常，2＝弱视，3＝失明						
	听觉：1＝正常，2＝弱听，3＝失聪						
	舒适：1＝正常，2＝眩晕，3＝疼痛　部位________						

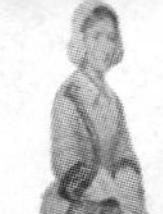

（续表）

项目 \ 班次 \ 日期						
情绪心理	1=稳定，2=淡漠，3=忧郁，4=烦躁，5=焦虑，6=恐惧					
活动运动	循环：1=正常，2=胸闷，3=心悸，4=胸痛，5=发绀					
	呼吸：1=正常，2=气急，3=咳嗽，4=咳痰，5=咯血，6=辅助呼吸					
	活动水平：1=正常，2=偏瘫，3=截瘫，4=全瘫					
	卧位：1=自由体位，2=强迫体位，3=半卧位，4=绝对卧床					
自理能力	进食：1=自理，2=部分自理，3=不能自理					
	个人卫生：1=自理，2=部分自理，3=不能自理					
	行走：1=自理，2=部分自理，3=不能自理					
	入厕：1=自理，2=部分自理，3=不能自理					
	上下床：1=自理，2=部分自理，3=不能自理					
营养代谢	饮食类型：1=普食，2=半流，3=流汁，4=治疗，5=禁食，6=鼻饲					
	食欲：1=正常，2=亢进，3=减退					
	皮肤黏膜：1=正常，2=黄染，3=水肿，4=皮疹，5=破损，6=其他					
排泄	排尿：1=正常，2=多尿，3=少尿					
	排便：1=正常，2=便秘，3=腹泻，4=便血，5=失禁，6=其他					
	引流：1=无，2=有，部位________					
	伤口：1=正常，2=感染					
睡眠	睡眠/休息：1=正常，2=异常，3=辅助					
安全	约束：1=无，2=有，部位________					
	床栏：1=无，2=有，部位________					

（续表）

项目 \ 日期 / 班次						
常规护理	1）护理级别					
	2）口腔护理					
	3）协助进食					
	4）鼻饲护理					
	5）洗头					
	6）床上沐浴					
	7）翻身、拍背					
	8）导管护理					
	9）灌肠					
	10）换药					
	11）超声雾化吸入					
	12）降温护理					
责任护士签名						

表 7－5　护理记录单

姓名　科别　病区　床号　住院号　诊断

日期	时间	护理记录及签名
2009－10－11	08:50	患者高热 2 天，诊断为肺炎住院，咳嗽时胸痛，肺炎性质不详，已用 2 天青霉素
		1P：体温过高：39.5℃，表现为脸红，皮肤触之热
		1I：①遵医嘱静脉输入红霉素 1 g，Bid，②酒精擦浴，头敷冷毛巾，③每 4 小时测体温
		2P：有体液不足的危险：与高热及入量少有关
		2I：①保证今日静脉输入液体 2 000 ml，②鼓励患者喝果汁水 2～4 杯
		③记出入量　赵×
	16:00	O：患者未再发热，体温 36.8℃小便量正常　赵×

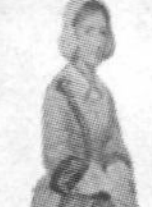

表 7－6　内科标准健康教育计划表

姓名　　科别　　病区　　床号　　住院号　　诊断

项目	教育内容	指导日期	对象		签名	指导日期	对象		签名
			患者	家属			患者	家属	
入院宣教	1）介绍自己、主管医生、护士长的姓名								
	2）介绍病区环境，呼叫器使用								
	3）介绍有关制度（作息、探视、陪客、安全、物品保管）								
疾病指导	1）有利于疾病康复的心理指导								
	2）导致或诱发本疾病的主要因素								
	3）本疾病的症状及特点								
	4）预防本疾病发展的相关措施								
	5）饮食注意点								
	6）活动及功能锻炼								
药物指导	1）向患者解释疾病的主要治疗								
	2）主要药物的名称及用法								
	3）服药时的注意事项								
	4）静脉用药的目的、注意点及滴速								
	5）特殊药物的注意事项								
检查指导	1）有关本疾病常规检查的目的及注意事项								
	2）本疾病特殊检查的目的及注意事项 项目________ 项目________								
康复及出院指导	1）预防疾病的自我保健知识								
	2）饮食								
	3）康复期相关治疗的注意事项								
	4）功能锻炼								
	5）指导患者建立良好的健康行为								
	6）出院后随访的有关注意事项								

表 7－7　外科标准健康教育计划表

姓名　　　　科别　　　　病区　　　　床号　　　　住院号　　　　诊断

项目	教育内容	指导日期	对象		签名	指导日期	对象		签名
			患者	家属			患者	家属	
入院宣教	1）介绍自己、主管医生、护士长的姓名								
	2）介绍病区环境，呼叫器使用								
	3）介绍有关制度（作息、探视、陪客、安全、物品保管）								
术前指导	1）有利于疾病康复的心理指导								
	2）术前各项准备的配合								
	3）术前特殊检查的目的、注意事项 项目________ 项目________								
	4）术前示范训练：咳嗽、咳痰、床上排尿								
	5）其他								
术后指导	1）术后进食的时间及种类								
	2）卧位选择的目的及配合								
	3）床上活动的目的、注意点								
	4）下床活动的目的、时间、注意点								
	5）各类导管目的及注意点								
	6）特殊功能锻炼的方法与步骤								
	7）指导伤口的管理方法								
	8）特殊治疗的目的及注意事项								
康复及出院指导	1）心理与疾病的关系								
	2）饮食种类及注意事项								
	3）带管出院的注意事项								
	4）康复期相关治疗的注意事项								
	5）功能锻炼								
	6）指导患者建立良好的健康行为								
	7）出院后随访的有关注意事项								
	8）其他								

（胡兰英）

附　护理病历举例

附表-1　患者入院评估表

一般资料

姓名王×　性别男　年龄69岁　科别内　病区18　床号1810　住院号123456

职业退休　民族汉　籍贯江苏扬州　婚姻已婚　信仰无　文化程度初中

费用：公费√　自费　入院时间2009-10-20　15:00　资料收集时间2009-10-20　16:00

联系人王×　关系父子　家庭地址××××××　联络方式××××

入院方式：门(急)诊　步行　扶行√　轮椅　平车　入院处置：沐浴　更衣√　未处置

入院介绍：住院须知√、对症宣教√、饮食√、作息√、探陪√、卫生√、物品保管√

入院医疗诊断：支气管哮喘

入院原因：间断气喘10年，加重1个月，呼吸困难2天

既往史：无√/有______　药物依赖：无√/有______

过敏史：无/有√(药物√青霉素　食物______　其他______)

生活及自理程度______

饮食：正常√/异常______　嗜好：面食　米√　杂粮　肉食　鱼　蔬菜　咸　甜　辣

体重：无改变√/增加/减少______kg/______月　原因______

睡眠：正常√/异常______小时/天　症状：入睡困难　多梦　易醒　失眠　辅助药物：无/有______

排泄：大便：正常/异常√便秘　辅助药物无　小便：正常√/异常______

自理：正常/障碍√(全部/部分√协助行走、入厕等)　活动：自如√/改变______

吸烟：无√/有(______年______支/日)　饮酒：无√/偶尔/经常(______年______两/日)

心理与社会

舒适：疼痛：无√/有(部位______)　其他：______

情绪：镇静√　紧张　焦虑　沮丧　易激动　忧伤　恐惧______

对疾病了解：无/有√了解知识一般

兴趣爱好：音乐　体育　绘画　跳舞　看书√　其他______

家庭对患者健康需求：很重视　满足√　不能满足　忽视　需要外援______

单位/社区支持：无/有√(经济√　物质　人力　精神______)

护理体检

体温36.5℃　脉搏88次/分　呼吸26次/分　血压130/80 mmHg　身高170 cm　体重65 Kg

神志：清楚√　恍惚　模糊　昏迷　　表情：正常√　淡漠　痛苦

瞳孔：等大√　等圆√　不等大　散大　缩小　　对光反射：存在√　迟钝　消失

五官功能：正常√　失明　左/右　失聪　左/右　失语

全身营养状况：良好√　中等　肥胖　消瘦　恶病质

皮肤及黏膜：正常√/水肿　黄染　苍白　发绀　破损(部位/大小______)

主要护理诊断/问题：①低效性呼吸形态：与严重喘息有关②活动无耐力：与严重喘息有关③便秘：与年老、活动量少有关

签名：李×

附表-2　护理诊断项目表

姓名　王×　**科别**　内　**病区** 18　**床号**　1810　**住院号**　123456　**诊断**　支气管哮喘

开始时间	护理诊断	护理目标	签名	停止日期	效果评价	签名
2009-10-20	低效性呼吸形态：与严重喘息有关	患者1周内喘憋症状缓解	李×	10-27	患者喘憋症状缓解，呼吸稳	李×
	活动无耐力：与严重喘息有关	患者1周内掌握活动量和活动时间	李×	10-27	患者掌握正确的活动量和活动时间	李×
	便秘：与年老、活动量少有关	患者3天内便秘解除，大便保持通畅	李×	10-23	患者便秘解除，大便成形	李×

附表-3　患者住院评估表

姓名　王×　**科别**　内　**病区**　18　**床号**　1810　**住院号**　123456　**诊断**　支气管哮喘

项目 \ 日期 / 班次		10-20	10-21	10-23	10-25	10-27
		白	白	白	白	白
认知感觉	意识：1＝清醒，2＝烦躁，3＝嗜睡，4＝昏迷，5＝痴呆	1	1	1	1	1
	语言沟通：1＝正常，2＝困难，3＝失语	1	1	1	1	1
	视觉：1＝正常，2＝弱视，3＝失明	1	1	1	1	1
	听觉：1＝正常，2＝弱听，3＝失聪	1	1	1	1	1
	舒适：1＝正常，2＝眩晕，3＝疼痛　部位________	1	1	1	1	1
情绪心理	1＝稳定，2＝淡漠，3＝忧郁，4＝烦躁，5＝焦虑，6＝恐惧	1	1	1	1	1
活动运动	循环：1＝正常，2＝胸闷，3＝心悸，4＝胸痛，5＝发绀	2	2	2	1	1
	呼吸：1＝正常，2＝气急，3＝咳嗽，4＝咳痰，5＝咳血，6＝辅助呼吸	1	1	1	1	1

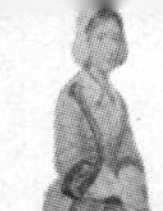

（续表）

项目		日期 10-20	10-21	10-23	10-25	10-27
	班次	白	白	白	白	白
活动运动	活动水平：1＝正常，2＝偏瘫，3＝截瘫，4＝全瘫	1	1	1	1	1
	卧位：1＝自由体位，2＝强迫体位，3＝半卧位，4＝绝对卧床	1	1	1	1	1
自理能力	进食：1＝自理，2＝部分自理，3＝不能自理	1	1	1	1	1
	个人卫生：1＝自理，2＝部分自理，3＝不能自理	1	1	1	1	1
	行走：1＝自理，2＝部分自理，3＝不能自理	2	2	1	1	1
	入厕：1＝自理，2＝部分自理，3＝不能自理	2	2	1	1	1
	上下床：1＝自理，2＝部分自理，3＝不能自理	1	1	1	1	1
营养代谢	饮食类型：1＝普食，2＝半流，3＝流汁，4＝治疗，5＝禁食，6＝鼻饲	2	2	1	1	1
	食欲：1＝正常，2＝亢进，3＝减退	1	1	1	1	1
	皮肤黏膜：1＝正常，2＝黄染，3＝水肿，4＝皮疹，5＝破损，6＝其他	1	1	1	1	1
排泄	排尿：1＝正常，2＝多尿，3＝少尿	1	1	1	1	1
	排便：1＝正常，2＝便秘，3＝腹泻，4＝便血，5＝失禁，6＝其他	2	2	1	1	1
	引流：1＝无，2＝有，部位________	1	1	1	1	1
	伤口：1＝正常，2＝感染					
睡眠	睡眠/休息：1＝正常，2＝异常，3＝辅助	1	1	1	1	1
安全	约束：1＝无，2＝有，部位________	1	1	1	1	1
	床栏：1＝无，2＝有，部位________	2	2	2	2	2

（续表）

项目 \ 日期/班次		10－20	10－21	10－23	10－25	10－27
		白	白	白	白	白
常规护理	1）护理级别	1级	1级	2级	2级	2级
	2）口腔护理					
	3）协助进食	√	√			
	4）鼻饲护理					
	5）洗头					
	6）床上沐浴					
	7）翻身、拍背					
	8）导管护理					
	9）灌肠					
	10）换药					
	11）超声雾化吸入					
	12）降温护理					
责任护士签名：		李×	李×	李×	李×	李×

附表-4　护理记录单

姓名　王×　**科别**　内　**病区**　18　**床号**　1810　**住院号**　123456　**诊断**　支气管哮喘

日期	时间	护理记录及签名
2009－10－20	16:00	患者，69岁，因“间断气喘10年，加重1个月，呼吸困难2天”而入院，入院时由家属扶行。患者喘息严重，伴哮鸣音，行走、入厕等需扶行，另患者平日活动量少，有便秘史。入院后对患者及家属进行住院须知、饮食、作息、探陪、卫生、物品保管、病区环境等介绍，并通知医生。 1P：低效性呼吸形态：与严重喘息有关 1I：①将床头抬高，取半卧位，②观察记录患者的呼吸频率、深度、节律，有无发绀和呼吸困难，③遵医嘱给予抗炎、平喘药物，④指导患者缩唇腹式呼吸。 2P：活动无耐力：与严重喘息有关 2I：①指导患者正确的活动量及时间，②协助患者行走、入厕等，③嘱患者活动量较大时要请护士协助，防止过劳。 3P：便秘：与年老、活动量少有关 3I：①嘱患者每日饮水不少于1 500 ml，②饮食中增加纤维素含量，指导多食香蕉和蜂蜜，③指导患者床上活动。 李×
10－21	16:00	1O：患者喘息减轻，无胸闷症状。 2O：患者在床上能进行主动活动，自我感觉好。 3O：患者能按要求进食，每日饮水量达1 500 ml以上。 李×

（续表）

日期	时间	护理记录及签名
10－23	16:00	1O：患者偶有喘息，精神较好。 2O：患者能下床室内自行行走，并能自己控制活动量不以疲劳为主。 3O：患者解成形便1次。 李×
10－27	16:00	1O：患者无喘息，呼吸平稳。 2O：患者已在走廊行走，生活完全自理，无不适症状，患者心情开朗。 李×
10－28	16:00	患者病情平稳，明日出院，对患者作出院指导。出院时按时服药；生活规律，注意气候变化，避免着凉感冒；注意休息，避免劳累；保持心情舒畅；加强营养，增强体质。 李×

附表-5　内科标准健康教育计划表

姓名　王×　**科别**　内　**病区** 18　**床号**　1810　**住院号**　123456　**诊断**　支气管哮喘

项目	教育内容	指导日期	对象		签名	指导日期	对象		签名
			患者	家属			患者	家属	
入院宣教	1）介绍自己、主管医生、护士长的姓名	2009－10－20	√	√	李×				
	2）介绍病区环境，呼叫器使用	10－20	√	√	李×				
	3）介绍有关制度（作息、探视、陪客、安全、物品保管）	10－20	√	√	李×				
疾病指导	1）有利于疾病康复的心理指导	10－20	√	√	李×				
	2）导致或诱发本疾病的主要因素	10－20	√	√	李×				
	3）本疾病的症状及特点	10－20	√	√	李×				
	4）预防本疾病发展的相关措施	10－20	√	√	李×				
	5）饮食注意点	10－20	√	√	李×				
	6）活动及功能锻炼	10－20	√	√	李×				

（续表）

项目	教育内容	指导日期	对象		签名	指导日期	对象		签名
			患者	家属			患者	家属	
药物指导	1. 向患者解释疾病的主要治疗	10－20	√	√	李×				
	2. 主要药物的名称及用法	10－20	√	√	李×				
	3. 服药时的注意事项	10－20	√	√	李×				
	4. 静脉用药的目的、注意点及滴速	10－20	√	√	李×				
	5. 特殊药物的注意事项	10－20	√	√	李×				
检查指导	1. 有关本疾病常规检查的目的及注意事项	10－20	√	√	李×				
	2. 本疾病特殊检查的目的及注意事项 项目________ 项目________								
康复及出院指导	1. 预防疾病的自我保健知识	10－28	√	√	李×				
	2. 饮食	10－28	√	√	李×				
	3. 康复期相关治疗的注意事项	10－28	√	√	李×				
	4. 功能锻炼	10－28	√	√	李×				
	5. 指导患者建立良好的健康行为	10－28	√	√	李×				
	6. 出院后随访的有关注意事项	10－28	√	√	李×				

（胡兰英）

参 考 文 献

［1］ 陈文彬，潘祥林. 诊断学［M］. 北京：人民卫生出版社，2008.
［2］ 吕探云. 健康评估［M］. 北京：人民卫生出版社，2004.
［3］ 刘成玉. 健康评估［M］. 2 版北京：人民卫生出版社，2006.
［4］ 阳　晓. 临床综合技能训练指南［M］. 长沙：中南大学出版社，2005.
［5］ 尹志勤. 健康评估［M］. 北京：清华大学出版社，2006.
［6］ 章绍清. 健康评估［M］. 安徽：安徽科学技术出版社，2009.
［7］ 王红梅. 内科护理学实践指导［M］. 上海：第二军医大学出版社，2007.
［8］ 齐季民，容如江. 诊断学［M］. 上海：第二军医大学出版社，2005.
［9］ 齐季民，容如江. 内科学［M］. 上海：第二军医大学出版社，2005.
［10］ 尤黎明. 内科护理学［M］. 北京：人民卫生出版社，2007.
［11］ 蔡小红. 健康评估［M］. 江苏：江苏科学技术出版社，2007.
［12］ 刘潮临. 健康评估［M］. 北京：高等教育出版社，2008.